대한민국 신약개발 성공전략

대한민국 신약개발 성공전략

지 은 이 최유나·이형기 외 2명

펴 낸 날 1판 1쇄 2022년 5월 16일

대표이사 양경철
편집주간 박재영
진   행 배혜주
편   집 강지예
디 자 인 박찬희

발 행 처 ㈜청년의사
발 행 인 이왕준
출판신고 제313-2003-305(1999년 9월 13일)
주   소 (04074) 서울시 마포구 독막로 76-1(상수동, 한주빌딩 4층)
전   화 02-3141-9326
팩   스 02-703-3916
전자우편 books@docdocdoc.co.kr
홈페이지 www.docbooks.co.kr

ISBN 978-89-91232-86-0 (03510)

책값은 뒤표지에 있습니다.
잘못 만들어진 책은 서점에서 바꿔드립니다.

대한민국
신약개발 성공전략

최유나 · 이형기 외 2명 지음

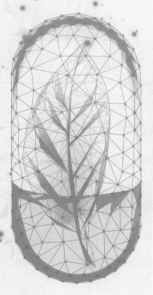

청년의사

CONTENTS

1부

국내 신약개발 경험 및 환경 개괄

4부

Expedition: 신약 접근성 강화, 환자가 애타게 기다린다

한국이 주도하는 신약개발 앞에
'K'자를 붙일 그날을 기다리며

벌써 2년 반이 지났다. 하지만 이 책의 서문을 쓰는 2022년 5월, 코로나19 팬데믹은 아직도 현재 진행형이다. 어느 누구도 코로나19 팬데믹이 이렇게 오래 지속하리라 예상하지 못했다. 당연히 팬데믹이 우리네 삶과 사회에 미친 영향이 막대하다.

신약개발 분야도 예외는 아니었다. 이 책의 저자 중 한 명인 원정현과 내가 쓴 논문[1]에서도 강조했지만, 공공 영역과 민간 분야가 전방위로 협력하고 의약품 규제기관이 적절한 지침을 제시함으로써 백신과 신약의 개발 기간이 줄었다. 그 결과 코로나19 팬데믹이 발발한 지 1년이 지나기도 전에 수 개의 백신이 성공적으

---

1 Won JH, Lee H. "Can the COVID-19 Pandemic Disrupt the Current Drug Development Practices?". *Int J Mol Sci* 2021;22(11):5457.

로 개발됐다. 글로벌 제약사인 머크와 화이자도 팬데믹의 게임체인저가 될 가능성이 큰 경구용 치료제를 개발해 FDA의 긴급사용승인을 받았다.

한국에서도 국내 회사가 항체치료제를 자체 개발하는 성과를 올렸다. 하지만 항체치료제는 중등증 이상의 입원 환자에게만 투여할 수 있어서 제한적이고, 따라서 매출액에 반영된 시장의 반응은 시큰둥하다. 한편, 또 다른 국내 회사가 개발 중인 백신이 3상 임상시험 중인데, 허가를 받더라도 화이자나 모더나의 백신에 맞설 글로벌 경쟁력을 확보하기는 힘들다는 시각이 지배적이다.

지금까지 한국은 자동차, 반도체, 스마트폰, 가전제품과 같은 하드웨어 산업에서 성공적으로 글로벌 리더십을 확보했다. 어디 그뿐인가? 최근에는 대중음악이나 영상 같은 콘텐츠 분야에서도 한국의 성장세가 놀랍다. 하지만 앞서 예로 든 것처럼, 왜 신약개발 분야에서는 한국이 영 맥을 못 출까? 이 책이 답하려는 첫 번째 질문이다.

평가가 박하기는 하지만 한국이 신약개발 분야에서 거둔 성과가 아주 없지는 않았다. 지난 20여 년 동안 국내에서 총 35개의 신약이 개발됐다. 문제는 이들 중 글로벌 신약의 반열에 올라 상업적 성공을 거둔 사례가 하나도 없다는 사실이다.

국내 제약기업이 독자적으로 신약을 개발할 자본과 역량이 부족했기에 지금까지 한국 정부는 제네릭 약가를 높게 보전해주는 방식으로 제약산업을 육성해왔다. 따라서 글로벌 신약보다는 내수용 제네릭을 위주로 제약산업이 발전했다. 그 결과 국내 제약기업의 연구개발 집약도(매출액 대비 연구개발 투자비 비율)는 글로벌 상위 제약사의 절반에도 못 미치는 8.9%에 불과하다. 글로벌과 대비해 한국 제약시장의 규모가 작다는 점까지 고려하면 연구개발 투자비의 절대 금액은 더 초라하다.

물론 정부가 신약개발 지원에 손을 놓고 있던 것은 아니다. 정부의 지원 덕분에 최근에는 기업뿐만 아니라 대학과 연구소, 바이오벤처에서도 신약 후보물질 발굴에 관한 관심이 높아졌다. 한 통계에 따르면, 2020년 기준으로 국내 제약기업은 559개의 신약 후보물질을 대상으로 활발히 연구를 진행하는 중이다. 뿐만 아니라 국내 제약기업이 해외 제약사에 신약 후보물질을 기술이전하는 경우도 늘었고, 해외 규제기관에 직접 허가를 신청하는 신약의 수도 증가했다.

하지만 아직 대부분의 국내 파이프라인이 개발 초기 단계에 머물러 있다. 더군다나 언제까지 해외 제약사에 기술을 이전하는 방식으로는 국내 제약산업의 지속적인 성장을 담보하기 어렵다. 후기 임상시험까지 자체 진행할 수 있는 자본과 경험, 역량을 확보해 글로벌 블록버스터 신약을 개발하고 시장에서 성공 스토리를 써야 한다. 과연 어떻게 신약개발의 성공 스토리를 쓸 것인가? 이 책이 답하려는 두 번째 질문이다.

앞서 소개한 대로 코로나19 팬데믹 이전에는 생각도 못 할 빠른 속도로 백신과 신약을 개발한 이면에는 혁신의 가치를 최고로 삼는 제약 선진국의 비즈니스 생태계가 자리한다. 모든 산업은 연구개발부터 생산, 허가, 가격 결정, 유통을 아우르는 이해 당사자가 서로 밀접하게 연결돼 역동적인 관계를 형성하는데, 이를 '비즈니스 생태계'라고 부른다.

사회가 혁신의 가치에 상응하는 값을 제대로 쳐주지 않는다면 신약개발 의욕이 생겨날 리 없다. 그러나 그동안 한국은 약가 통제에 매달려 신약에 담긴 혁신의 가치를 보상하는 데 인색했다. 물론 건강보험의 재정 건전성을 염려하는 정부가 약가 억제 정책에 의존하려는 심정은 이해할 수 있다. 하지만 신약개발의 무임승차자에 해당하는 제네릭의약품에 상대적으로 고가의 약가를 허용하거나, 약효나 안전성이 입증되지 않았고 경제적 효용도 검증받지 않은 첩약과 같은 의료서비스에 급여를 인정하는 정책은 명백한 모순이다.

어떻게 하면 건강보험의 재정 건전성을 해치지 않으면서 환자가 혁신 신약을 더 빨리 사용할 수 있도록 도울 수 있을까? 이 책이 답하려는 세 번째 질문이다.

이 책은 모두 5부로 구성됐다. 1부에서는 신약개발의 과정을 개괄하고 신약개발이 왜 중요하며 국내 신약개발은 어떤 특징을 갖는지 정리한다. 2부와 3부에서는 신약개발을 후보물질 발굴 및 비임상연구에 해당하는 탐색 단계_Exploration_와 신약 임상시험에 해당하는 활용 단계_Exploitation_로 각각 나누어 한국의 신약개발 역량과 자원을 파악한다. 아울러 그동안 정부가 펼쳐온 신약개발 지원 정책을 요약한다. 4부에서는 신속하게 신약을 허가하고 보험급여를 하려면, 즉 환자의 신약 접근성을 높이려면_Expedition_ 어떻게 제도를 개선해야 할지 고민하고 해외 사례를 살펴본다. 마지막으로 결론에 해당하는 5부에서는 한국의 신약개발 비즈니스 생태계가 선순환하기 위해 어떻게 바뀌어야 하는지를 정리한다.

부록에는 2006년에 '약과 건강사회포럼'에서 발표한 보고서[2]와 2021년《한국경제》신문에 기고한 칼럼[3]을 실었다. 특히 2006년 보고서에서는 내가 미국에 체류할 당시 정부가 실시를 예고한 〈약제비 적정화 방안〉이 왜 문제인지를 상세히 논증했다. 이 보고서를 통해 이 책이 출간되기까지 다양하게 지원해주신 미래건강네트워크 문옥륜 대표(당시 서울대학교보건대학원 교수)와 연결된 인연

---

2   이형기. 〈의약품 정책의 중심은 제품이 아니라 환자다(〈약제비 적정화 방안〉에 드러난 국내 약가 정책의 문제점 고찰)〉. 약과 건강사회포럼. 2006.12.19.

3   이형기. 〈[칼럼] 신약개발이라는 단어 앞에 K자를 붙이려면〉.《한국경제》. 2021.11.11.

이 있다. 한편《한국경제》신문의 칼럼은 이 책의 결론이라 할 만해 부록에 포함했다.

이 책은 미래건강네트워크의 지원을 받아 수행한 두 건의 프로젝트 보고서[4,5]에 기반을 두었다. 미래건강네트워크는 국민의 건강권 향상과 관련 분야의 발전에 필요한 보건의료 정책을 제시하고자 2020년 4월에 설립된 싱크탱크로 의료계, 정계, 관계, 미디어 및 법률 분야의 전문가가 참여한다.

이 두 건의 프로젝트에는 현재 서울대학교 융합과학기술대학원 석박통합과정(응용바이오공학과)에 재학 중인 최유나가 큰 역할을 담당했다. 최유나는 10년 넘게 글로벌 제약사 의학부에서 근무하며 보건의료 전문가의 의학적 통찰을 수집하고 '미충족 의료수요'를 파악해 제약회사와 연구자가 적절한 과학적 근거를 생산하도록 지원하는 의학 커뮤니케이션 전문가로 활약했다. 현재는 환자가 최적의 치료를 더 일찍 받을 수 있도록 신약의 연구개발, 허가 및 급여와 관련된 규제 의사 결정에 의료 빅데이터를 활용하는 방법을 연구하고 있다.

한편, 두 번째 프로젝트에는 같은 대학원 석박통합과정 분자의

---

4   최유나, 이형기. 〈환자의 신약 접근성을 강화하기 위한 정책 제안〉. 2020.

5   최유나, 홍예솔, 원정현, 이형기. 〈신약개발을 위한 제약바이오산업 생태계 분석과 정책 제안〉. 2021.

학및바이오제약학과에 재학 중인 홍예솔과 원정현이 도움을 줬다. 홍예솔 역시 10여 년 동안 글로벌 제약사에서 근무하며 여러 신약이 국내에 출시되는 과정을 지휘했다. 현재는 실사용 의료데이터real-world data를 이용해 신약개발 과정을 효율화하고 환자의 예후를 개선하는 방법에 관심을 갖고 연구 중이다. 원정현은 학부 시절 글로벌 제약사에서 약 일 년 동안 인턴으로 근무했으며, 현재는 신약개발, 규제과학, 의료 빅데이터 연구를 진행하는 중이다. 나는 이들의 지도교수로서 제약업계와 신약개발의 현장 경험을 겸비한 최유나, 홍예솔, 원정현이 튼실한 이론을 토대로 이 책이 제시한 문제점을 발견하고 적절한 해결책을 제시해가는 과정을 경이롭게 지켜보았다.

이 책이 출간되기까지 여러 분의 도움을 받았다. 무엇보다 다양한 피드백과 의견을 제안해주신 미래건강네트워크의 문옥륜 대표(서울대학교보건대학원 명예교수), 강진형 이사(가톨릭대학교 서울성모병원 교수), 신언훈 이사(전 SBS 교양국 국장), 최영현 이사(한국복지대학교 특임교수, 전 보건복지부 기획조정실장), 유남영 감사(변호사)에 고마움을 전한다. 선뜻 출간을 승인해주신 청년의사 양경철 대표, 박재영 편집주간께도 같은 감사의 마음을 전한다.

전례 없이 빠른 속도로 코로나19 백신과 치료제 개발에 성공한 제약 선진국에 비해 한국은 자본력도, 개발의 토대가 될 만한 기

초과학 기술력도, 산업계-대학-연구기관의 협력 경험도 모두 부
족하다. 하지만 이 책에서 제시한 정책 방향이 제대로 실현될 수
있다면, 한국이 주도하는 신약개발이라는 단어 앞에 'K'자를 붙일
날이 곧 오리라 확신한다.

2022년 5월
공저자와 기여저자를 대표해서 **이형기**

공저자: **최유나**
기여저자: **홍예솔, 원정현**

제약바이오산업을 견인하는 데
큰 역할을 할 수 있기를

2019년 말에 발발한 코로나19 팬데믹이 3년 차를 맞이하고 있습니다. 우리 일상을 송두리째 허물어뜨린 사회체계의 위기는 백신으로 그 해결의 실마리를 찾아가고 있는 것으로 보입니다. 하지만 코로나 백신을 비롯한 신약개발의 중요성이 날로 커져감에도 불구하고 국산 신약의 개발은 코로나 항체검사 키트 활용 수준에 머무르며 여전히 걸음마 단계에서 벗어나지 못하고 있다는 점은 우리가 풀어야 할 숙제로 남아 있습니다.

이러한 상황을 고려할 때 이형기 교수팀이 진행한 〈신약개발을 위한 제약바이오산업 생태계 분석과 정책 제안〉 연구는 매우 시의 적절하게 국산 신약개발의 현황과 나아갈 방향을 제시합니다. 연구에서 도출된 결과들이 민-관-학이 연계한 신약개발의 비즈니스 생태계 조성, 더 나아가 한국 제약바이오산업의 발전에 이

바지할 수 있기를 진심으로 바랍니다.

　신약 하나가 개발되어 환자가 치료받게 되기까지 여러 복잡한 단계를 거쳐야 하는데, 이 책에서는 이를 기초연구에서 후보물질 발굴 및 전임상연구 과정*Exploration*, 임상시험 단계*Exploitation*, 신약 접근성에 해당하는 단계*Expedition*로 나누었습니다. 또한 각 단계를 기업부터 대학, 연구소, 정부 기관 및 여러 이해 당사자가 공동의 목표를 가지고 협력해 가치를 창출해가는 비즈니스 생태계의 관점에서 분석하고 앞으로 나아가야 할 방향을 제시해 의약 관계 전문가는 물론, 제약 분야에 관심 있는 일반 독자들에게도 매우 유익합니다.

　신약개발은 다양한 분야의 학문이 공조해서 하나의 작품을 만들어내는 오케스트라와 같습니다. 의료인이자 우리나라 보건의료 정책의 발전을 염원하는 동료로서, 흔치 않은 귀한 분야에서 개척자의 길을 걷고 있는 이형기 교수의 행보를 응원합니다. 이형기 교수팀의 행보가 향후 우리나라 보건의료 분야에서 다제학문 간 협력을 증진하고 제약바이오산업을 견인하는 데 큰 역할을 할 수 있기를 기대합니다.

2022년 5월, 신록으로 물든 봄의 끝자락에서
서울대학교 명예교수 및 미래건강네트워크 대표 **문옥륜**

1부

국내 신약개발 경험 및 환경 개괄

'신약'이란 이미 허가된 의약품과는 화학구조나 본질 조성이 전혀 새로운 신물질 의약품 또는 신물질을 유효성분으로 함유한 복합제제 의약품이다. 신약 하나가 허가를 받기까지 평균적으로 약 10년에서 15년의 연구개발 기간과 48억 달러(한화 약 5조 7천억 원) 이상의 연구개발 비용이 소요된다. 신약개발의 성공 확률은 5,000~10,000분의 1 수준으로 매우 낮지만, 신약개발에 성공하면 약 20여 년 동안 신약 특허권을 독점할 수 있다. 따라서 신약개발은 대표적인 고위험·고수익 *high-risk & high-return* 사업에 속한다.

신약을 연구개발하여 생산, 판매하는 모든 과정을 포괄하는 제약바이오산업은 의학, 화학, 생명공학, 약리학과 같은 여러 분야의 과학기술이 집약된 산업이다. 또한 연구개발 및 임상시험부터 생산, 허가, 급여와 약가 결정, 유통, 처방에 이르기까지 다른 산업에 비해 정부의 엄격한 규제를 받는 산업이기도 하다. 따라서 제약바이오산업은 산업의 어느 한 부분만 발전시킨다고 공동으로 진화하기 힘들기 때문에 다른 어떤 산업보다도 '비즈니스 생태계'의 관점으로 접근해야 한다.

국내 제약바이오산업은 글로벌 신약보다는 내수용 제네릭을 위주로 비즈니스 생태계가 형성돼, 국내 제약바이오기업의 R&D 집약도는 글로벌 상위 제약사의 절반에도 못 미치는 수준이다. 이러한 낮은 R&D 집약도를 반영하듯, 국내 제약회사가 개발한 신약은 2021년 6월 기준으로 총 34개(허가 이후 취소된 1개 품목 제외)에 불과하며, 국내에서 처방되는 대부분의 신약은 아직까지 글로벌 제약회사의 제품이다. 한국에서 개발된 신약 중 FDA 또는 EMA 에서 허가받은 사례는 개량신약과 바이오시밀러를 제외하면 5개 에 불과하다.

그러나 최근 국내 제약회사의 글로벌 오픈 이노베이션을 통한 기술이전_license out_이 늘어나면서, 2020년 한 해 동안 국내 제약바 이오기업 기반의 후보물질 기술이전은 총 17건으로 11조 원이 넘 는 실적을 달성했다. 또한 정부는 국내 제약산업을 한국의 성장 동력으로 육성하고자 '제약산업 육성·지원 종합계획'을 수립했다. 2013~2017년 동안 1차 종합계획이 시행됐고, 현재 2018~2022년 에 해당하는 2차 종합계획이 진행 중이다. 2차 종합계획은 '신약 개발 R&D 강화, 인력양성, 수출 지원, 제도 개선'이라는 4대 목표 를 세웠다. 특히 신약개발의 성공률을 높이기 위해 파이프라인 발 굴을 위한 연구지원을 대폭 늘리고, 신약 파이프라인이 상용화로 이어질 수 있도록 기술이전 또는 창업을 통한 사업화 지원에 중점 을 두었다. 종합계획에 포함된 정부의 신약개발 전략의 대표적인 예로는 신약 파이프라인 발굴 연구 및 사업화 지원사업인 '국가신 약개발사업', 혁신형 제약기업에 연구개발 지원과 세제 감면 혜택 을 주는 '혁신형 제약기업 인증제도', 인프라 구축과 사업화 지원 사업인 '바이오클러스터'가 있다.

이 책의 1부에서는 신약개발이 우리 사회에서 어떤 의미를 가 지는지 알아본 후 한국의 신약개발 역사와 최근 동향, 그리고 정 부의 전반적인 신약개발 지원 정책을 살펴보겠다.

1장

왜 신약을
개발해야 하는가?

≫ 신약개발의 과정[1]

신약은 이미 허가된 의약품과는 화학구조 또는 본질 조성이 전혀 새로운 신물질 의약품 또는 신물질을 유효성분으로 함유한 복합제제 의약품이다.[2] 신약개발은 기초연구 및 후보물질 발굴 연구, 비임상연구, 임상시험 단계를 순차적으로 거쳐 허가 검토 및 승인 단계로 진행된다(그림 1-1).

신약개발 과정은 크게 기초연구, 후보물질 발굴 연구 및 비임상연구가 포함되는 탐색 단계*Exploration*와 탐색 단계에서 얻은 기

---

1 식품의약품안전처 의약품통합정보시스템의 '의약품 개발 및 허가 과정'을 기반으로 작성했다.
2 〈약사법〉 제2조제8호.

초 지식을 활용하여 발전시키는 임상시험 및 허가 단계를 일컫는 활용 단계Exploitation로 구분하기도 한다. 또는 기초연구 및 후보물질 발굴 단계를 뜻하는 발견 단계Discovery와 비임상연구와 임상시험을 포함하는 개발 단계Development로 신약개발 과정을 구분하기도 한다.

이 책에서는 후술할 한국의 신약개발 비즈니스 생태계의 구성을 고려하여 신약개발 과정을 크게 탐색 단계Exploration와 활용 단계Exploitation로 나누고, 정부의 규제와 관련된 허가와 급여 등재 과정은 환자의 신약 접근성 신속화 단계Expedition로 구별하여 기술하고자 한다.

기초연구 및 후보물질 발굴 단계에서는 질병에 관한 연구를

그림 1-1. 일반적인 신약 연구개발 과정 [출처: 식품의약품안전처]

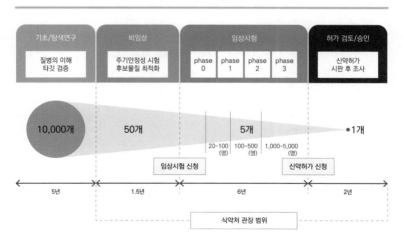

바탕으로 질병의 원인을 규명한 후, 치료가 가능하다고 예측되는 치료 타깃(질병)을 선정한다. 이후 치료 타깃에 치료 효과를 발휘하리라 기대되는 신약 후보물질을 발굴한다. 신약 후보물질은 새로운 물질을 만들거나, 기존 물질의 구조를 변경해 최적화 *optimization* 하는 작업을 거친다.

다음 단계는 선정된 신약 후보물질을 대상으로 진행하는 전임상(비임상)시험이다. 전임상시험 단계에서는 신약 후보물질을 사람에게 투여하기 전에 동물 대상으로 신약 후보물질의 부작용, 독성, 효과 등을 시험한다.

전임상(비임상)시험에서 사람을 대상으로 시험을 실시해도 안전하고 유효하다고 입증되면 임상시험이 진행된다. 임상시험의 정의는 '의약품 등의 안전성과 유효성을 증명하기 위해 사람을 대상으로 해당 약물의 약동·약력·약리·임상적 효과를 확인하고 이상반응을 조사하는 시험'을 말한다.[3] 임상시험 의뢰자는 규제당국[4]에 임상시험계획 *Investigational New Drug, IND* 을 승인받은 후 임상시험을 실시해야 한다. IND의 승인을 받기 위해서는 개발 계획, 임상시험자자료집 *Investigator's Brochure* [5], 임상시험용 의약품 관련 제

---

3 생물학적 동등성시험을 포함한다. (제2조제15호)

4 한국 식품의약품안전처, 미국 식품의약품청(Food and Drug Administrations, FDA), 유럽의약품청(European Medicines Agency, EMA)이 의약품 규제 당국의 예이다.

5 〈의약품 임상시험 계획 승인에 관한 규정〉에 따르면 임상시험자자료집(Investigator's Brochure)은 임상시험 의뢰자가 임상시험자에게 제공하는 임상시험용 의약품에 대한 임상 및 비임상 정보의 체계적 정리자료를 말한다.

조 및 품질에 관한 자료 등을 준비해 규제 당국에 제출해야 한다.

임상시험은 크게 1상 임상시험, 2상 임상시험, 3상 임상시험으로 구분한다. 각 임상시험의 정의를 명확하게 규정할 수는 없지만, 일반적으로 임상시험에 참여하는 피험자의 수와 임상시험을 수행하는 목적에 따라 구분한다.

1상 임상시험은 대체로 개발 중인 약이 사람에게 안전한지 여부를 입증하기 위해 소규모(약 20명에서 100명 정도)의 건강한 사람을 대상으로 시험한다. 1상 임상시험을 수행하기 전에 0상 임상시험(탐색적 임상시험, Exploratory IND studies)이 진행되기도 한다. 0상 임상시험은 매우 제한된 용량의 의약품을 인체에 투여해 치료나 진단의 목적을 갖지 않는 임상시험으로, 마이크로도즈 임상시험[6]이 그 예이다.

2상 임상시험(치료적 탐색 임상시험)은 100~200명의 환자를 대상으로 진행한다. 개발 중인 약이 예측되는 작용 기전에 따라 체내에서 작용하는지, 즉 개발 중인 약의 약효와 유효성을 검증하고 부작용도 평가한다. 2상 임상시험 단계에서 3상 임상시험에 돌입하기 위해 개발 중인 약의 최적 용량과 투여 방법도 결정한다.

1상 및 2상 임상시험의 결과, 개발 중인 약의 유효성과 안전성이 어느 정도 확립되면 3상 임상시험(치료적 확증 임상시험)을 진

---

6   안전한 극소량의 신약개발 후보물질을 사람에게 투여해 몸속 동태를 관찰하여 임상시험 성공률을 높여주는 임상시험이다.

행한다. 3상 임상시험은 최소 수백 명에서 수천 명까지의 환자를 대상으로 진행되는 대규모 임상시험으로, 개발 중인 약의 유효성과 안전성에 관한 확고한 증거를 수집하기 위해 실시한다. 개발 단계의 마지막 단계이며, 개발 중인 약의 효능, 효과, 용법, 용량, 사용상 주의 사항 등 약의 처방정보전문*full prescribing information*에 포함될 사항들을 결정한다. 3상 임상시험이 성공적으로 끝나면 개발자(기업 및 연구자)는 임상시험자료집[7] 등 신약허가에 필요한 서류를 준비해 규제 당국에 신약의 허가를 신청한다.

이처럼 신약 하나를 개발하기 위해서는 오랜 시간과 높은 비용이 소요된다. 기초 및 탐색 단계의 신약 후보물질은 신약개발 과정을 거쳐 약 10,000개 중에서 1개만이 규제 당국의 승인을 받아 환자가 이용할 수 있게 되는데, 기초 및 탐색 단계부터 신약 하나가 허가를 받기까지 평균적으로 약 10~15년의 시간과 48억 달러(약 5조 7천억 원)의 연구개발 비용이 소요된다.

---

7 〈약사법〉 제2조제10호에 따르면 임상시험자료집(clinical data package)이란 의약품의 약동학, 약력학, 용량 반응, 안전성·유효성, 시판 후 사용 경험에 대한 정보 및 증례기록서와 개별 환자 목록 등에 관한 정보가 포함된 국내외 임상시험 성적에 관한 자료를 말한다.

» 신약개발의 중요성

지난 70년 동안 개발된 신약 덕분에 인류는 수많은 난치병을 정복했고, 평균 수명도 10년 이상 늘어났다. 1990년대와 2000년 대에는 고혈압, 당뇨, 고지혈증, 우울증과 같은 질병의 증상 완화를 목적으로 하는 '일차 약제*primary drug*'가 개발돼 환자의 삶의 질을 많이 개선했다. 뿐만 아니라 여러 일차 약제는 소위 '블록버스터급 약물'[8]로 키워져 제약회사의 대형화에 기여했으며 제약산업의 성장을 이끌었다.

그러나 2010년대 이후에는 일차 약제보다는 특정한 조건을 만족하는 질병과 환자에게 사용하는 약물을 의미하는 '전문 약제 *specialty medicine*'로 그 수요가 옮겨가는 중이다(그림 1-2). 일차 약제와 달리 전문 약제는 증상의 완화보다는 질병의 진행을 구조적으로 억제하거나 생존율을 높여준다. 규제 당국도 더 이상 단순히 '효과적이고 안전하다'는 것만을 입증해서는 신약의 허가를 내주지 않는다. 기존의 치료법보다 '더' 효과적이고 안전함을 입증하거나, 기존에는 치료법이 없던 질환을 치료하는 최초*First-in-class* 혁신 신약이어야 허가받기에 유리하다.

이처럼 신약개발의 초점이 일차 약제에서 전문 약제로 이행되면서 '미충족 의료수요*Unmet medical needs*'가 있는 질환의 치료제로

8　연 매출액 10억 달러 이상을 기록하는 약물을 블록버스터급 약물이라 한다.

그림 1-2. 블록버스터급 약물의 처방 의사 유형과 임상적 특성 [출처: Pierre Jacquet, et al. "The New Face of Blockbuster Drugs". *In vivo: The business & medicine report*. 2011.]

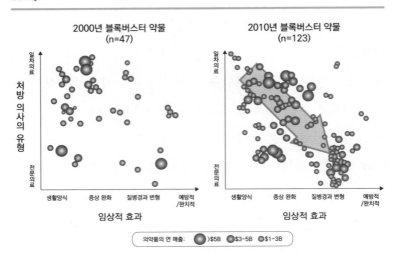

개발된 신약의 허가 가능성이 높아졌다. 미충족 의료수요라는 용어의 통일된 정의는 없다. Vreman 등은 문헌고찰을 통해 미충족 의료수요를 정의한 16개 사례를 분석한 결과, 공통적으로 이용 가능한 치료, 이용 가능한 치료의 적절성과 질병의 중증도 및 부담이라는 요소가 미충족 의료수요 정의에 많이 포함된다고 보고했다. 요컨대 '질병이 위중하지만 치료법이 없거나 적절치 않은 경우'가 미충족 의료수요에 해당해 신약개발의 수요가 높다.

미국 식품의약국*Food and Drug Administration, FDA*은 2014년에 발표한 가이던스(지침)를 통해 미충족 의료수요를 다음과 같이 정의하고,

심각한 질환 또는 생명을 위협하는 질환에서 이 조건을 만족할 경우 신속허가심사*Fast Track*를 적용하기로 했다.

미국 FDA에서 정의하는 미충족 의료수요(Unmet medical needs)[9]

1) 이용 가능한 치료법이 없는 경우

2) 이용 가능한 치료법이 있더라도 새로운 치료법이 다음에 해당하는 경우

　(a) 이용 가능한 치료법이 영향을 미치지 못하는 질환의 중대한 결과에 효과가 있음.

　(b) 이용 가능한 치료법과 비교했을 때 질환의 중대한 결과에 개선된 효과가 있음.

　(c) 기존 치료법에 독성을 보이거나 반응하지 않는 환자에게 효과가 있음.

　(d) 이용 가능한 치료법과 결합해 사용하지 못하는 다른 중요한 치료법과 함께 효과적으로 사용 가능함.

　(e) 이용 가능한 치료법으로 인해 발생할 수 있는 심각한 독성 또는 덜 심각하지만 심각한 질환의 치료 중단을 야기하는 독성을 피하거나 해로운 약물의 상호작용 가능성을 줄일 수 있음.

　(f) 이용 가능한 치료법과 유사한 안전성과 효능을 보이지만, 심각한 결과의 개선을 기대할 수 있는 복약 순응도 개선과 같은 문서화된 이점이 있음.

　(g) 의약품 부족과 같이 새롭게 부상하거나 예상되는 공중보건의 요구를 해결할 수 있음.

9　FDA Guidance for Industry: Expedited Programs for Serious Conditions - Drugs and Biologics.

한편, 현재 사용 가능한 치료제의 공헌도와 만족도를 기준으로 미충족 의료수요를 파악하기도 한다. 일본 의약산업정책연구소는 일본 내 처방의를 대상으로 60개 질환의 '치료제의 공헌도'와 '치료 만족도'를 주기적으로 설문 조사하는데, '치료제의 공헌도'와 '치료 만족도'가 모두 50% 이하인 질환을 미충족 의료수요가 큰 질환으로 정의한다.

　미충족 의료수요가 큰 대표적인 질환은 암(악성신생물)이다. 암은 지난 수십 년간 변동 없는 국내 사망 원인 1위이며, 인구가 고령화되면서 암 사망률은 매년 가파르게 증가한다(그림 1-3). 특히 발생률이 높은 위암, 폐암, 간암, 췌장암은 원격 전이됐을 경우 5년 생존율이 10%에도 미치지 못할 정도로 미충족 의료수요가 크다. 따라서 현재 전 세계 제약바이오산업에서 신약의 연구개발이 가장 활발한 치료 분야는 항암제다.

그림 1-3. 국내 사망 원인 추이 [출처: 통계청. 〈2020년 사망원인통계 결과〉. 2021.]

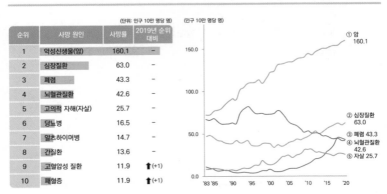

순위	사망 원인	사망률	2019년 순위 대비
1	악성신생물(암)	160.1	–
2	심장질환	63.0	–
3	폐렴	43.3	–
4	뇌혈관질환	42.6	–
5	고의적 자해(자살)	25.7	–
6	당뇨병	16.5	–
7	알츠하이머병	14.7	–
8	간질환	13.6	–
9	고혈압성 질환	11.9	↑(+1)
10	패혈증	11.9	↑(+1)

희귀질환 역시 미충족 의료수요가 크다. 희귀질환은 환자 수가 일정 규모 이하(낮은 유병률[10])이면서 적절한 치료 방법과 치료약이 충분히 개발되지 않아 미충족 의료수요가 발생한다. 희귀질환의 치료제는 대상 환자 수가 적어 수익성이 보장되지 않으므로 신약개발에서 자주 소외된다. 그래서 희귀질환 치료제는 '고아 약*orphan drug*'으로 불린다.

한국에서는 2016년 〈희귀질환관리법〉이 시행되면서 유병인구가 2만 명 이하거나 진단이 어려워 유병인구를 알 수 없는 질환을 희귀질환으로 정의하고, 대상이 되는 질환을 지정 공고한다. 질병관리청이 보고한 〈2020년 희귀질환자 통계 연보〉에 따르면 2020년 1월 1일 기준 보건복지부 공고 희귀질환은 총 1,014개이다. 그중 2020년에 691개 희귀질환에 신규 환자가 등록했으며, 2020년 연간 희귀질환 신규 발생자 수는 52,069명이었다. 치료약 없이 고통받는 희귀질환 환자가 꽤 많음을 알 수 있다.

미충족 의료수요가 큰 질환은 희귀질환과 암 이외에도 많다. 예를 들어 앞에서 소개한 일본 의약산업정책연구소의 2019년 설문조사에서, 조사 대상 60개 질환 중 미충족 의료수요가 크다고 평가된 질환은 췌장암, 당뇨병성 신경병증, 혈관성치매, 알츠하이머, 근위축성 측삭경화증, 다발경화증, 섬유근통, 특발성 폐

---

10   유병률이란 일정 기간의 조사대상자 중에서 새 환자뿐만 아니라 계속해서 질환을 앓고 있는 사람을 포함해 아팠던 사람의 비율이다. [출처: 보건복지부. 〈국민건강영양조사〉.]

그림 1-4. 일본에서 실시한 질환별 치료 만족도와 치료제의 공헌도 설문조사 결과 [출처: Seigo Kimura, et al. "Current Status and Challenges Associated with CNS-Targeted Gene Delivery across the BBB". *Pharmaceutics* 2020;12(12):1216.]

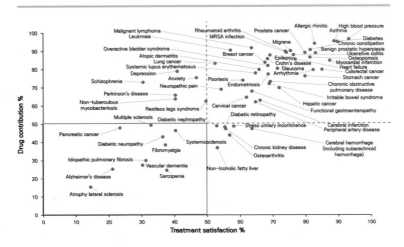

섬유화증, 근감소증*Sarcopenia*, 전신경화증의 10개 질환이었다(그림 1-4). 일본은 이 설문조사 결과를 바탕으로 미충족 의료수요가 큰 질환의 치료제 개발 상황을 계속 분석했다. 그 결과, 미충족 의료 수요가 큰 질환의 치료제로 개발 중인 물질은 일본 내 20개 제약 기업 파이프라인의 7%(10개 질환, 20품목)에 불과해, 파이프라인 구성의 변화가 필요하다는 결론에 도달했다.

국가별 의료 시스템과 치료제의 접근성이 다르므로 일본에서 실시한 질환별 치료 만족도와 치료제의 공헌도 설문조사 결과가 한국에 그대로 적용된다고 보기는 어렵다. 그러나 일반적으로 한국보다 신약 접근성이 좋다고 알려진 일본에서 미충족 의료수요가 크다면 한국에서도 미충족 의료수요가 클 가능성이 높다. 일본에서 미충족 의료수요가 큰 10개의 질환은 한국에도 환자 수가 많으므로 치료약 개발이 시급하다(표 1-1).

표 1-1. 미충족 의료수요가 큰 질환의 한국 환자 수 [출처: 건강보험심사평가원의 보건의료빅데이터개방시스템(https://opendata.hira.or.kr) 내 질병 통계 등을 이용해 저자 작성]

질환명	한국 환자 수	비고[11]
췌장암	21,451명	C25(췌장의 악성신생물)
당뇨병성 신경병증	1,011,046~ 1,623,802명	E10(제1형 당뇨)+E11(제2형 당뇨) ※ 당뇨병성 신경병증 유병률 33~53%
혈관성치매	26,096명	F01(혈관성치매)
알츠하이머병	522,502명	F00(알츠하이머)
근위축성 측삭경화증	2,500명	한국루게릭협회 추산 자료
다발경화증	2,523명	G35(다발경화증)
섬유근통	65,698명	M79.7(섬유근통)
특발성 폐섬유화증	1,682명	J84.1(섬유증을 동반한 기타 간질성 폐질환)의 10%
근감소증 (Sarcopenia)	-	2021년 KCD 8차에 새로 코드 부여됨. 65세 이상 인구의 13.1%로 추정
전신경화증	4,845명	M34(전신경화증)

---

11 한국표준질병사인분류(Korean Standard Classification of Diseases, KCD) 기준

» 제약바이오산업의 비즈니스 생태계

'비즈니스 생태계business ecosystem'는 1993년 제임스 무어James Moore 가 경제 분석에 처음 도입한 용어다. 제임스 무어는 IT와 같은 첨단산업에 속한 기업은 시장점유율을 놓고 다투는 대립적head-to-head 경쟁만으로는 발전할 수 없으며, 산업을 구성하는 일원이 서로 역동적인 영향을 주고받는 상호 순환 속에서 새로운 혁신을 위해 역량을 '공동으로 진화co-evolve'해야 한다고 주장했다. 즉, 비즈니스 생태계는 다양한 기업이 서로 협력해 하나의 가치를 창출하는 경제적인 공동체로 산업을 바라보는 개념이다.

제약바이오산업은 의학, 화학, 생명공학, 약리학과 같은 여러 분야의 과학기술이 집약된 산업이다. 또한 연구개발과 임상시험부터 생산, 허가, 급여와 약가 결정, 유통, 처방에 이르기까지 정부의 엄격한 규제를 받는 산업이다. 따라서 어느 한 기업의 독자적인 노력만으로 성과를 올리기는 힘들고, 산업의 어느 한 부분만 발전시킨다고 공동으로 진화할 수 없다. 제약바이오산업은 다른 어떤 산업보다도 비즈니스 생태계의 관점으로 접근해야 한다.

미국이 주도한 코로나19 백신 개발 사례는 건강한 비즈니스 생태계가 얼마나 큰 역할을 하는지를 잘 보여준다. 코로나19 백신은 전례 없이 빠른 속도로 개발됐다. 2022년 1월 31일 기준, 총 28개의 백신이 일부 국가에서 조건부 허가 혹은 완전사용승인을 획득했다. 미국 FDA와 유럽의약청European Medicines Agency, EMA에서 완전사용승인 또는 긴급사용승인을 모두 획득한 코로나19 백신은 화이자가 개발한 Comirnaty™$_{BNT162b2}$, 모더나가 개발한 Spikevax$_{mRNA-1273}$, 얀센이 개발한 Ad26.COV2.S$_{JNJ-78436735}$이다. 흥미롭게도 이 3개의 백신은 모두 미국에서 개발됐다.

미국이 다른 국가보다 재빠르게 코로나19 백신을 개발해서 공급할 수 있었던 이유는 백신 개발부터 운송까지 미국 정부의 전폭적인 지원을 비롯해 새로운 시도를 장려하는 연구 문화, 대학-연구중심병원-제약사 간 협업을 바탕으로 한 기초과학 및 제약산업 인프라와 네트워크가 있었기 때문이다. 즉, 백신의 개발과 공급에 적합한 제약바이오산업 비즈니스 생태계가 존재하지 않았다면 이렇게 빨리 코로나19 백신을 개발하기는 어려웠다.

반면, 한국은 개발을 완료한 코로나19 백신이 아직 하나도 없다. 2022년 2월 기준으로 국내 제약바이오기업 11곳이 12개의 코로나19 백신 후보물질을 개발하는 중이다. 하지만 SK바이오사이언스의 GBP510을 제외한 대부분의 코로나19 백신 후보물질은 여전히 1상 혹은 2상 임상시험 상태에 머물러 있다.

미국이 전 세계적인 보건 위기 상황에 여러 개의 백신을 빠르게 개발해서 세계에 공급하는 동안, 왜 한국은 백신을 하나도 개발하지 못했을까? 한국의 신약개발 환경은 제약 선진국인 미국과 어떤 차이가 있을까? 지금부터 한국의 백신 개발 부진으로 대변되는 신약개발 환경의 문제점을 비즈니스 생태계의 관점에서 진단하고, 앞으로 나아갈 방향을 살펴보고자 한다.

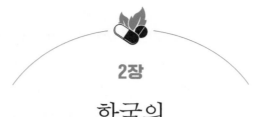

2장

한국의
신약개발 현황

» 한국의 제약산업 구조

그동안 한국의 제약바이오기업이 주도해온 신약개발 결과에 그리 좋은 점수를 주기는 어렵다. 국내 제약바이오기업이 독자적으로 신약을 개발할 자본과 역량이 부족했기에 지금까지 한국 정부는 제네릭 약가를 높게 보전해주는 방식으로 제약산업을 육성해왔다. 따라서 글로벌 신약보다는 내수용 제네릭을 위주로 제약바이오산업의 비즈니스 생태계가 형성되었고, 2019년 기준으로 국내 제약바이오기업의 R&D 집약도[12]는 글로벌 상위 제약사의

---

12 매출액 대비 R&D 투자율을 의미한다.

절반에도 못 미치는 8.9%에 불과하다.[13] 뿐만 아니라 국내 제약 바이오기업의 R&D 집약도는 지난 5년 동안 거의 변화가 없었다.

표 1-2. 2015~2019년 한국 제약기업의 매출액 대비 연구개발비 변화 추이 [출처: 한국제약바이오협회. 〈2020 제약바이오산업 DATABOOK 통계정보(개정판)〉. 2021.]

(단위: 개, 억 원, %)

	구분	2015년	2016년	2017년	2018년	2019년
의약품 제조기업	기업 수	-	-	-	-	-
	매출액	202,212	225,424	233,890	255,094	273,022
	연구개발비	12,618	13,413	13,221	16,238	18,057
	매출액 대비 비중	6.24	5.95	5.65	6.37	6.61
상장기업	기업 수	110	110	113	113	113
	매출액	177,227	201,264	257,096	275,125	311,507
	연구개발비	15,731	17,982	22,811	25,047	26,939
	매출액 대비 비중	8.9	8.9	8.9	9.1	8.6
혁신형 제약기업	기업 수	40(25)	47	44	47	44
	매출액	90,639	131,837	139,184	152,744	154,976
	연구개발비	10,961	15,439	15,302	17,626	19,132
	매출액 대비 비중	12.1	11.7	11.0	11.5	12.3

자료원: 2019 기업경영분석, 한국은행 / 금융감독원 사업보고서 / 2017년 이전 값은 기존 보고서 참고
1) 의약품 제조기업 해당 기업 수는 2012년까지만 자료에 공개(기업경영분석, 한국은행)
2) 2015년 혁신형 기업 매출 및 연구개발비는 금융감독원 공시 기업 25곳의 합
3) 혁신형 기업 중 ① 사업 분야 중 제약 부분 연구개발비가 명시되지 않은 경우 ② 외부감사 법인으로 연구개발비 미기재한 경우는 연구개발비에 포함되지 않음
4) 상장기업은 주식시장(코스피/코스닥)에 상장된 제약바이오기업 113곳

---

13 2019년 세계 10대 제약회사의 R&D 집약도는 21.4%였다. [출처: Evaluate Pharma. "World Preview 2020, Outlook to 2026". 2020.]

2019년 기준으로 전체 제약기업의 매출액 대비 연구개발비는 6.6%였으며, 혁신형 제약기업은 이보다 높은 12.3%로 보고됐지만, 전체 제약기업과 혁신형 제약기업 모두 지난 5년간 거의 변화가 없었다(표 1-2).

이러한 낮은 R&D 집약도를 반영하듯 국내 주요 제약회사는 여전히 신약개발보다는 주로 제네릭 생산 판매에 치중해왔고, 따라서 국내에서 처방되는 대부분의 신약은 아직까지 글로벌 제약회사의 제품이다. 하지만 제네릭만으로는 성장에 한계를 느껴 연구개발에 투자를 늘리고 신약개발을 시도하는 국내 제약바이오기업이 많이 증가했다. 그 결과 1999년 국내 최초의 신약 선플라주가 개발된 이후, 국내에서 22년간 총 34개의 신약이 개발됐다(2022년 2월 기준, 허가 취소 품목 제외). 그러나 글로벌 신약으로 상업적 성공을 거둔 사례는 안타깝게도 현재까지 한 건도 없다.

물론 한국의 제약바이오기업을 세분해 따져보면 사정은 다르다. 한국제약바이오기업을 매출액과 R&D 투자비 수준에 따라 나눠보면 그림 1-5와 같이 크게 4개의 그룹으로 분류된다. 그룹 1은 선진시장 진출을 할 수 있을 만큼의 인프라, 인력, 경험, 자본력을 모두 가지고 있으며 R&D 투자 비용도 적지 않은 기업이다. 그룹 2는 매출 규모가 적어 R&D에 매출의 10% 이상을 투자하더라도 자체적으로 글로벌 2상이나 3상 임상시험을 진행하기 어려운 그룹이다. 그룹 3은 매출 규모는 높은 편이나 R&D 투자 비용이 그룹 2에 비해 부족한 기업이 해당한다. 그룹 1~3에 포함되지 않는 나머지 그룹은 내수 제네릭 위주의 영세 제약회사다. 그룹 1~3에 해당하는 기업 중 일부 기업을 중심으로 R&D 집약도가 10여 년 전에 비해 소폭 성장했지만, 여전히 산업의 구조를 신약 중심으로 재편하기까지는 시간이 걸릴 것으로 예상된다.

그림 1-5. 2020년 국내 제약사 매출액 대비 연구개발 비용 [출처: 국가신약개발사업단 묵현상 단장. 2021 바이오미래포럼. 2021.12.23.]

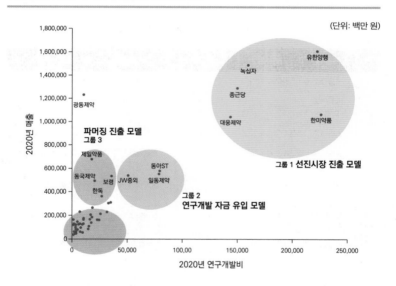

≫ 한국의 신약개발 성과

1999년에 국내 최초의 신약인 선플라주가 출시된 이후, 지금까지 한국 제약회사가 개발한 신약은 총 34개다(표 1-3). 개발된 신약의 개수도 많지 않지만, 그중 대부분은 시장에서 의미 있는 성공을 거두지 못했다. 2020년 3분기 기준, 국내 신약 29개 중 21개 품목만이 국내 의약품 시장에서 매출이 발생했고, 그중 100억 원 이상의 매출 실적을 올린 '블록버스터' 급의 제품은 단 7개에 불과했다. 게다가 블록버스터 제품 7개를 제외한 대부분의 매출액은 2019년 대비 감소했다.

표 1-3. 국내 신약개발 현황 [출처: 한국신약개발연구조합]

연번	제품명	회사명	주성분	효능·효과	허가 일자	개발 기간
1	선플라주	SK케미칼㈜	헵타플라틴	항암제(위암)	'99.07.15	'90~'99
2	이지에프 외용액	㈜대웅제약	인간상피세포 성장인자	당뇨성 족부	'01.05.30	'92~'01
3	밀리칸주	동화약품공업㈜	질산홀뮴-166	항암제(간암)	'01.07.06	'95~'01
4	큐록신정	JW중외제약㈜	발로플록사신	항균제(항생제)	'01.12.17	'94~'00
5	팩티브정	㈜LG생명과학	메탄설폰산 제미플록사신	항균제(항생제)	02.12.27 미국 FDA 허가 ('03.04.04)	'91~'02
6	아피톡신주	구주제약㈜	건조밀봉독	관절염 치료제	'03.05.03	'93~'03
7	슈도박신주	CJ제일제당㈜	건조정제 슈도모나스백신	농구균예방백신	'03.05.28	'93~'05
8	캄토벨정	㈜종근당	벨로테칸	항암제	'03.10.22	'93~'03
9	레바넥스정	㈜유한양행	레바프라잔	항궤양제	'05.09.15	'92~'07
10	자이데나정	동아제약㈜	유데나필	발기부전 치료제	'05.11.29	'98~'05
11	레보비르캡슐	부광약품㈜	클레부딘	B형간염 치료제	'06.11.13	'96~'06
12	펠루비정	대원제약㈜	펠루비프로펜	골관절염 치료제	'07.04.20	'01~'07
13	엠빅스정	SK케미칼㈜	미로데나필염산산염	발기부전 치료제	'07.07.18	'98~'07
14	놀텍정	일양약품㈜	일라프라졸	항궤양제	'08.10.28	'88~'08
15	카나브정	보령제약㈜	피마살탄칼륨 삼수화물	고혈압 치료제	'10.09.09	'98~'10

16	피라맥스정	신풍제약㈜	피로나리딘인산염, 알테수네이트	말라리아 치료제	'11.08.17	'00~'11
17	제피드정	JW중외제약㈜	아바나필	발기부전 치료제	'11.08.17	'06~'11
18	슈펙트캡슐	일양약품㈜	라도티닙염산염	항암제(백혈병)	'12.01.05	'01~'12
19	제미글로정	㈜LG생명과학	제미글립틴타르타르산염 1.5수화물	당뇨병 치료제	'12.06.27	'03~'12
20	듀비에정	㈜종근당	로베글리타존 황산염	당뇨병 치료제	'13.07.04	'00~'13
21	리아백스주	㈜카엘젬백스	테르토모타이드 염산염	항암제(췌장암)	'14.09.15	-
22	아셀렉스캡슐	크리스탈지노믹스㈜	폴마콕시브	골관절염 치료제	'15.02.05	-
23	자보란테정	동화약품㈜	자보플록사신 D-아스파르트산염	퀴놀론계 항생제	'15.03.20	-
24	시벡스트로정	동아에스티㈜	테디졸리드포스페이트	항균제(항생제)	'15.04.17	-
25	시벡스트로주	동아에스티㈜	테디졸리드포스페이트	항균제(항생제)	'15.04.17	-
26	슈가논정	동아에스티㈜	에보글립틴 타르타르산염	경구용 혈당 강하제	'15.10.02	-
27	올리타정	한미약품㈜	올무티닙염산염일수화물	표적항암치료제	'16.05.13	-
28	베시보정	일동제약㈜	베시포비르	만성 B형 간염 치료제	'17.05.15	-
29	알자뷰주사액	㈜퓨처켐	플로라프로놀(18F)액	방사성의약품	'18.02.05	-
30	케이캡정	CJ헬스케어㈜	테고프라잔	위식도 역류질환 치료제	'18.07.05	-
31	렉라자정	㈜유한양행	레이저티닙메실산염일수화물	폐암 치료제	'21.01.18	-
32	렉키로나주	㈜셀트리온	레그단비맙	코로나19 치료제	'21.02.05	-
33	롤론티스	한미약품㈜	에플라페그라스팀	호중구감소증 치료제	'21.03.18	-
34	펙수클루정	㈜대웅제약	펙수프라잔염산염	위식도 역류질환 치료제	'21.12.30	-

매출 실적은 급여 여부와도 관련된다. 2017년 기준 비급여였던 6개 국내 신약은 자이데나를 제외하고는 연간 생산 실적이 10억 원 이하였으며, 그중 4개는 2020년 3분기에 매출이 아예 발생하지 않았다.

현재까지 개발된 국내 신약 중에서 가장 매출 실적이 가장 높고 해외 진출이 활발한 약제는 국내 개발 신약 15호인 고혈압 치료제 카나브정이다. 보령제약의 카나브정은 세계 3위 시장인 중국에 진출했고 멕시코, 베네수엘라를 포함한 중남미 국가 총 13개국 그리고 러시아와 수출 계약을 체결했다. 보령제약은 카나브의 유효성분인 피마사르탄을 다른 성분과 혼합한 복합제 듀카브(피마사르탄+암로디핀), 투베로(피마사르탄+로수바스타틴), 듀카로(피마사르탄+ 암로디핀+로수바스타틴), 아카브(피마사르탄+아토르바스타틴)를 연이어 출시했다. 일명 '카나브 패밀리'로 불리는 피마사르탄 단일제 및 복합제는 2020년 국내 처방액 1,000억 원을 돌파했다.

그러나 카나브정은 출시 초기의 활발한 해외 판매 계약 체결에도 불구하고 2018년과 2019년의 해외 매출이 각각 20억 원과 17억 원 수준으로 저조했고, 카나브 패밀리의 해외 매출은 2020년 상반기 11억 원이었다. 즉, 카나브 패밀리의 해외 매출은 카나브 전체 매출의 2.7%에 불과했다(그림 1-6). 요컨대 카나브는 미국이나 유럽과 같은 주요 의약품 시장에서 시판 허가를 받지 못했으므로 해외 매출 실적을 올리는 데 한계가 있다. 게다가 카나브정의 물질특허가 만료되는 2023년 2월 이후에는 제네릭이 출시

그림 1-6. 카나브 패밀리(카나브정, 듀카브, 투베로, 듀카로, 아카브) 연도별 매출과 수출 비중 추이 [출처: 안경진 기자. 〈'카나브 패밀리' 해외 시장 진출 확대… 수출 반등 기대감〉. 《데일리팜》. 2020.09.14.]

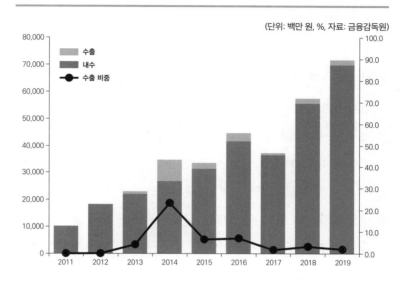

돼 향후 해외 시장으로의 수출 전망은 더 어둡다.

식약처의 허가를 받은 적이 있는 국내 개발 신약은 2022년 2월 기준으로 총 35개이다. 그런데 이 중에는 허가를 자진 취하하거나 허가가 취소된 제품도 6개나 된다. 예를 들어 슈도박신주, 밀리칸주, 올리타정은 3상 임상시험 결과 제출을 조건부로 허가를 받았으나 최종 허가에 필요한 3상 임상시험을 완료하지 못해 제품 허가를 자진 취하했다. 슈도박신주는 임상시험에 등록할 대상자를 확보하지 못했고, 밀리칸주는 시장성이 없다고 개발사가 판단해서 3상 임상시험 진행을 중도 포기했다. 또, 올리타정은 해외 제약사와 기술이전 계약이 해지되면서 임상시험 진행이 더이상 어려워져 개발이 중단됐다. 다시 말해서 슈도박신주, 밀리칸주, 올리타정은 신약개발 과정에서 대규모 3상 임상시험을 수행할 역량이 부족했거나 제품의 시장성을 제대로 파악하지 못했기 때문에 시장에서 실패했다.

시벡스트로정과 시벡스트로주는 미국과 유럽에서는 허가받아 제품을 출시했지만, 국내에서는 허가 이후 5년가량 제품을 출시하지 못하고 최종적으로 시장 철수를 결정했다. 예상보다 낮은 약가가 책정됐고, 적응증 확대가 지연되면서 시장성도 낮다고 판단했기 때문이다. 인보사케이주는 허가를 위해 제출한 자료가 허위로 밝혀져 허가가 취소됐다. 식약처는 인보사케이주의 허가 자체가 무효라고 간주해 국내 신약개발 리스트에서 인보사케이주를 아예 삭제했다. 따라서 유효한 국내 개발 신약의 수는 34개이다.

한국에서 개발된 신약이 다른 나라에서 인정받은 사례도 매우 드물다. 한국에서 개발된 신약 중에서 FDA 또는 EMA 허가를 받은 사례는 개량신약과 바이오시밀러를 제외하면 단 5개에 불과하다.[14] 즉, 신약을 개발하여 글로벌 블록버스터로 키운 경험을 가진 국내 제약회사는 아직까지 없다.

---

14 동아에스티의 시벡스트로, SK케미칼의 앱스틸라, SK바이오팜의 수노시와 엑스코프리, LG 생명과학의 팩티브가 해당한다. [출처: 보건복지부. 〈2021년 제약산업 육성지원 시행계획(안)〉. 2021. & 김길원 기자. 〈美 FDA 승인 신약 국내 첫 탄생〉. 《한경뉴스》. 2003.04.06.]

그러나 최근 국내 제약회사의 글로벌 오픈 이노베이션을 통한 기술이전이 늘어나고 있어 향후 글로벌 시장에서 성공할 가능성이 높아 보인다. 2020년 한 해 동안 국내 제약바이오기업 기반의 후보물질 기술이전은 17건으로 계약 규모가 총 11조 원을 넘었고, 2021년에는 33건의 기술 수출을 통해 총 13조 원이 넘는 실적을 달성했기 때문이다. 아울러 2021년에는 FDA나 EMA에 허가신청을 완료한 국내 개발 신약이 6개나 됐다.[15] FDA나 EMA의 허가를 받은 국내 신약이 지난 35년간 5개에 불과했던 것과 비교하면 엄청난 발전이다. 따라서 앞으로 글로벌 시장에 진출할 준비를 갖춘 국내 개발 신약의 수는 더욱 늘어나리라 기대된다.

>> 신약개발 단계별 역할 분담

신약개발 과정은 크게 기초연구, 후보물질 도출, CMC[16], 그리고 개발의 네 단계로 나뉜다. 미국 터프츠대학교 신약개발연구센터는 지난 25년간 출시된 신약 중 가장 혁신적인 35개의 중

---

15 한미약품의 롤론티스(FDA BLA 제출 완료)·오락솔(FDA NDA 제출 완료)·포지오티닙(FDA NDA 제출 완료), 녹십자의 MG-SN 10%(FDA BLA 제출 완료), 셀트리온의 렉키로나(유럽 조건부 허가 신청 완료), 메지온의 유데나필(FDA NDA 제출 완료)이 해당한다(BLA, Biologics License Application; NDA, New Drug Application). [출처: 임윤진. 〈신약개발의 변하지 않는 가치와 더해지는 알파〉. 《대신증권》. 2021.05.06. & 김성민 기자. 〈스펙트럼, 한미 '포지오티닙' "FDA 시판허가 신청"〉. 《바이오스펙데이터》. 2021.12.07.]

16 화학합성(Chemistry)·공장생산(Manufacturing)·품질관리(Quality Control) 과정을 일컫는다.

요 의약품을 선정해, 각각의 연구개발 단계에서 공공 영역(학계 및 정부 기관)과 민간 영역(민간 기업)의 역할 분담을 살펴보았다. 그 결과, 기초연구 단계는 공공 영역의 역할이 컸지만(54%), 후보물질 도출, CMC, 개발 단계에서는 민간 영역의 역할이 더 컸다(표 1-4). 즉, 신약개발에 필요한 기초과학은 정부의 투자를 바탕으로 학계에서 시작되지만, 이후 기초과학을 바탕으로 한 응용 및 개발 분야는 민간 기업에서 대부분 이루어진다.

대부분의 기초연구를 공공 영역에서 담당하는 구조는 한국도 비슷하다. 실제로 한국의 국공립연구소, 정부출연연구소 및 대학과 같은 공공기관에서 진행하는 신약개발 관련 연구의 60~70%는 기초연구이다. 한국과학기술정보연구원에서 제공하는 과학기술통계 결과를 보면, 국가 중점과학기술 소분류 중 '맞춤형 신약개발 기술', '바이오마커 개발 기술', '약물 전달 최적화 기술'에서 기초연구에 투자된 국가 연구개발비 비율은 2019년 기준으로

표 1-4. 미국 터프츠대학교 신약개발연구센터에서 발표한 35개 중요 신약의 개발 단계별 공공 및 민간 영역의 기여도 [출처: 한국과학기술기획평가원. 〈신약개발 분야 정부/민간 R&D의 역할조정을 통한 효율화 방안 연구〉. 2016.]

구분	기초연구 (Basic Research)	후보물질 도출 (Discovery)	CMC (Chemistry, Manufacturing, and Quality Controls)	개발 (Development)
공공	54%	15%	0%	4%
민간	27%	58%	81%	73%
공공/민간	19%	27%	19%	23%

각각 62%, 73%, 76%였다. 다만 미국과 달리, 한국에서는 후보물질 도출 및 비임상 단계도 대학 및 연구소와 같은 공공 영역에서 많이 진행한다. 정부 연구비를 신약개발 단계로 세분화하면 대학 및 연구소에 투자된 정부 연구비는 후보물질 도출 및 최적화에 가장 많고, 신약 플랫폼 기술까지 감안하면 정부 연구비 대부분 타깃 발굴 및 검증부터 비임상연구까지의 단계에 쓰인다(표 1-5). 반면 2019년 10차 한국표준산업분류 중 '의약품 제조업'에 해당하는 제약기업은 연구비의 72%를 '개발' 단계에 투자했다.

그러나 앞서 살펴본 대로 한국의 신약 파이프라인 중에서 33%만이 임상시험 단계이므로 제약기업에서도 비임상 이전 단계의

표 1-5. 2019년 연구수행 주체-신약개발 단계별 신약개발 정부 R&D 투자 포트폴리오
[출처: 한국과학기술기획평가원. 〈2019년 신약개발 정부 R&D 투자 포트폴리오 분석〉. KISTEP 통계브리프. 2021;2.]

(단위: 백만 원)

연구수행 주체 \ 신약개발 단계	타깃 발굴 및 검증	후보물질 도출 및 최적화	비임상	임상 1상	임상 2상	임상 3상	타깃 발굴 플랫폼	후보물질 발굴 플랫폼	전임상 플랫폼	질환동물 플랫폼	임상 플랫폼	인력양성	제도·정책	인·허가	기타
대학	17,759	75,212	10,723	3,357	1,881	252	2,981	20,088	14,413	10,655	9,771	331	295	5,070	7,800
기업 — 대기업				1,532			40						150		
기업 — 중견기업		1,197	12,052	4,437	8,378	166	358								300
기업 — 중소기업	210	16,942	26,014		5,796	8,609	687	1,425	183		1,137		193	470	4,369
출연연구소	5,291	19,560	1,949		190		2,552	25,465	6,384	3,896	1,696		4,497	1,039	1,672
국공립연구소	230	3,080					701	660	200	150			1,122	1,698	
기타	811	5,607	3,184				950	7,985	2,823	733	1,935	602	1,144	300	7,672

(하단 구분: 임상 1상·2상·3상 = '임상' / 타깃 발굴 플랫폼~임상 플랫폼 = '신약 플랫폼 기술' / 인력양성~기타 = '인프라 및 기타')

연구를 상당히 수행하리라 추측된다. 표 1-5에서도 중소기업 및 중견기업이 정부 연구비 중 약 14%에 해당하는 총 564억 1,500만 원[17]을 비임상 이전 단계의 연구에 지원받았다는 사실이 확인된다. 요컨대, 한국에서는 대학 및 연구소가 신약개발 단계 중 기초연구부터 타깃 발굴 및 검증, 후보물질 도출 및 최적화, 비임상연구를 주로 담당하고, 제약기업은 비임상 이전 단계의 일부와 임상시험 이후 단계의 대부분을 담당하는 구조다.

>> 한국의 신약 후보물질(파이프라인) 현황

신약개발 파이프라인이란 후보물질 발굴, 임상시험, 규제 승인 및 출시까지 신약개발의 전 주기에 걸쳐 제약회사가 연구개발 중인 모든 약품을 의미한다. 글로벌 제약시장 전체 연구개발 파이프라인 규모는 매년 확대돼, 2021년 전임상부터 출시 단계에 이르는 신약 파이프라인은 18,582개다. 개발 단계별로는 전체의 55%에 해당하는 10,223개가 전임상 단계로 가장 많았고, 임상 단계 중에서는 2상 임상시험을 진행 중인 파이프라인이 가장 많았다. 가장 많은 약물이 개발되는 치료제군은 항암제로, 전체

17　중견기업의 정부 연구비(11억 9,700만 원+120억 5,200만 원)와 중소기업의 정부 연구비(2억 1,000만 원+169억 4,200만 원+260억 140만 원)를 합산한 금액이다.

파이프라인의 약 37.5%를 차지하며, 2022년 현재 작년 대비 7% 늘어난 6,961개의 물질이 항암제로 연구개발 중이다. 신약개발 연구를 하는 제약회사의 수 또한 계속 증가하는 추세다. 개발 중인 파이프라인을 보유한 제약회사의 수는 전년도 대비 5.9% 상승했으며, 더욱 늘어날 것으로 예측된다.

2020년 9월 기준, 국내 기업이 개발 중인 신약 후보물질은 총 559개이다. 신약 발굴 단계*Discovery*가 34%(188개)로 가장 많고, 전임상 단계가 28%(157개)이기 때문에 신약 파이프라인의 62%는 임상 이전 단계다. 임상 단계의 물질은 33%(총 184개)인데, 후기 임상시험 단계로 갈수록 각 단계에 도달한 물질의 개수는 점차 줄어들어 임상시험을 완료하고 신약허가 절차를 진행 중인 물질은 단 3%(15개)에 불과하다.

그림 1-7. 국내 신약개발 단계별 파이프라인 [출처: 범부처신약개발사업단. 〈범부처신약개발사업단 백서 2011-2020〉. 2020.]

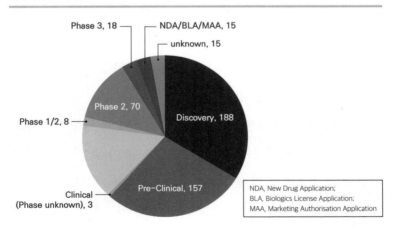

앞서 밝힌 대로 전임상부터 출시 단계에 이르는 글로벌 파이프라인의 수는 약 18,000여 개이므로, 한국에서 개발 중인 전임상부터 출시 단계까지의 신약 파이프라인 수(559개에서 신약 발굴 단계의 188개를 제외한 371개)는 전체 글로벌 대비 약 2%에 해당한다. 전 세계 제약시장에서 한국 제약시장이 차지하는 비율이 약 1.6%임을 감안하면 시장 규모 대비 전체 파이프라인의 개수는 적지 않다. 그러나 개발을 진행하는 동안 성공적으로 다음 단계로 이행하는 물질의 수가 대폭 줄어든다는 점을 고려하면 결코 충분하지 않은 숫자다.

1991년부터 2015년까지 미국의 대학교 36곳에서 진행한 신약개발 프로젝트 798개를 살펴본 결과, 전임상 단계의 후보물질이 임상 개발을 완료하고 신약허가를 받을 확률은 단 6%에 불과했다. 이 확률을 현재 한국이 보유한 전임상 파이프라인 157개에 적용하면 단지 9개만이 신약으로 허가를 받는다는 계산이 나온다. 하지만 6%의 확률은 전 세계에서 신약개발 성과가 가장 좋은 미국의 결과이므로, 신약개발 경험이 적은 한국의 확률은 이보다 더 낮을 것이다. 따라서 후보물질의 수를 더욱 늘리거나 각 단계별 성공 확률을 높일 방법을 모색해야 한다.

한국의 신약 파이프라인 구성을 치료제군으로 나누면 대략 글로벌 추세와 유사하다. 즉, 항암제가 39%(335개)로 가장 큰 부분을 차지하고, 그다음이 중추신경계 치료제(12%), 대사치료제(8%), 면역질환 치료제(8%), 소화기질환 치료제(7%), 감염질환 치료제

(6%)의 순이다. 한국 제약기업이 보유한 신약 파이프라인 중에서 일부는 미국(60건), 유럽(17건), 중국(12건), 뉴질랜드(5건)에서 임상 시험을 진행 중이다. 즉, 일부 파이프라인은 글로벌 시장을 목표로 신약을 개발하고 있다.

한편, 국내 신약 파이프라인의 수는 비슷한 시기에 조사하더라도 조사 기관에 따라 차이가 크다. 예를 들어 앞서 언급한 범부처신약개발사업단이 발표한 국내 신약 파이프라인의 수는 신약 발굴의 단계부터 허가 단계까지 559개였지만, 한국제약바이오협회는 국내 제약바이오기업의 파이프라인이 2018년 573개에서 2021년 1,477개로 늘어났다고 보고했다. 파이프라인 수는 보통 각 기업에 문의하거나 기업 웹사이트에 공개된 자료를 집계하는 방식으로 이루어지므로 조사에 포함된 기업의 수나 파이프라인에 포함한 개발 단계(예를 들어 유효물질부터 포함 또는 전임상 후보물질부터 포함), 파이프라인에 포함된 의약품의 종류에 따라 다를 수 있다. 특히 개량신약이나 바이오시밀러까지 포함해 집계하면 신약만 조사할 때와 큰 차이가 있기 때문에 구분이 필요하다.

» 오픈 이노베이션

'오픈 이노베이션*Open innovation*'이란 기업들이 연구와 개발, 상업화 과정에서 외부 기술과 지식을 활용해 혁신의 비용은 줄이고 성공 가능성은 높이며 효율성과 부가가치 창출을 극대화하는 기업 혁신 방법론을 의미한다. 신약개발 분야에서도 오픈 이노베이션을 통한 협력의 중요성이 갈수록 커진다. 특히 최근에는 코로나19 사태로 공동 연구개발 및 생산의 중요성이 더욱 강조됐다. 예를 들어 화이자와 바이오앤텍의 코로나19 백신 Comirnaty™의 경우, 바이오앤텍이 보유하고 있던 mRNA 백신 기술을 이용해서 후보물질을 선정했고 대형 제약사인 화이자가 임상시험과 운송·생산을 담당했기에 개발 착수에 들어간 지 불과 11개월 만에 시판 허가를 받을 수 있었다. 이외에도 현재 개발됐거나 개발 중인 코로나19 백신은 모두 오픈 이노베이션을 바탕으로 한 협업으로 이루어진다(표 1-6).

표 1-6. 코로나19 백신 개발 협력 [출처: Won JH, Lee H. "Can the COVID-19 Pandemic Disrupt the Current Drug Development Practices?". *International Journal of Molecular Sciences* 2021;22(11):5457.]

Product	Developer	in Partnership with
Ad26.COV2.S	Johnson & Johnson	Beth Israel Deaconess Medical Center
AG0302-COVID19	AnGes	Osaka University and Takara Bio
ARCoV	Academy of Military Medical Sciences	Suzhou Abogen Biosciences and Walvax Biotechnology
Ad5 and Ad35	Cellid	LG Chem
Comirnaty	Pfizer	BioNTech
Convidecia	CanSino Biologics	Academy of Military Medical Sciences
Covaxin	Bharat Biotech	Indian Council of Medical Research and the National Institute of Virology
COVID-19 viral protein	Sanofi	GSK

CoVLP	Medicago	GSK
ChulaCov19	Chulalongkorn University	Chula Vaccine Research Center
DS-5670	Daiichi Sankyo	University of Tokyo
GBP510	University of Washington	SK Bioscience and GSK
GRAd-COV2	ReiThera	Lazzaro Spallanzani National Institute for Infectious Diseases
HGC019	Gennova Biopharmaceuticals	HDT Bio
mRNA-1273	Moderna	NIH
mRNA Vaccine	Arcturus Therapeutics	Duke-NUS Medical School
S Protein of COVID-19	Clover Biopharmaceuticals	Dynavax.
Vaxzevria	University of Oxford	AstraZeneca
ZF2001	Anhui Zhifei Longcom	The Institute of Medical Biology at the Chinese Academy of Medical Sciences

Updated 16 April, 2021. Data from The New York Times, based on reports from state and local health agencies. COVID-19, coronavirus disease 2019; NIH, National Institutes of Health; GSK, GalxoSmithKline.

표 1-7. 글로벌 제약사, 국내 제약사 및 의료기관, 연구기관과의 공동 연구개발 대표 사례 [출처: 한국글로벌의약산업협회. 〈2021 KRPIA 연간보고서〉. 2021.]

글로벌 제약사	대표 사례
한국아스트라제네카	• 동아에스티와 3개 면역함암제 선도물질에 대한 물질 탐색·공동 연구 계약 체결 및 연구 진행 중
한국베링거인겔하임	• 유한양행과 비알코올성 지방간염 파이프라인 공동 개발
한국GSK	• 국내 주요 연구기관과 차세대 항암신약개발 공동 연구를 수행 • 국내 주요 연구기관에서 면역항암제 신약 후보물질에 대한 First Trial in Patient 연구 실시
한국MSD	• 국가신약개발사업단 항암제 관련 공동 연구개발 프로그램(키트루다와 병용임상 연구회사로 제넥신 선정) • 메드팩토와 키트루다 병용 투여 임상 진행 • 파멥신과 재발성 뇌종양 및 전이성 삼중음성유방암 환자 대상 병용요법의 공동 연구 협약을 체결 • 제넥신과 자궁경부 편평상피암 치료제 개발을 위한 병용요법 연구 진행
사노피 파스퇴르	• SK케미칼과 협력해 차세대 폐렴구균 단백접합백신 글로벌 공동 연구개발

특히 한국의 제약바이오기업은 글로벌 제약바이오기업에 비해 기업 규모와 매출액이 매우 작아서 독자적으로 신약개발의 모든 과정을 수행하기 어렵다. 따라서 오픈 이노베이션은 한국 제약바이오기업이 신약개발을 통해 글로벌 시장에 진출할 수 있는 좋은 전략이다. 한국글로벌의약산업협회에 따르면, 한국에서도 국내 제약사 사이 또는 국내 제약사와 글로벌 제약사 사이에 오픈 이노베이션이 활발히 진행 중이며, 가시적인 성과를 거두고 있다. 예를 들어, 글로벌 제약사와 국내 제약사가 공동으로 해외 시장에 진출하거나 글로벌 제약사가 국내 제약사나 의료기관·연구기관과 공동으로 연구개발을 하기도 한다(표 1-7).

오픈 이노베이션을 통해 신약개발에 성공한 대표적인 사례가 유한양행의 렉라자®(레이저티닙, lazertinib)이다. 유한양행은 2015년 전임상 직전 단계였던 레이저티닙을 미국 자회사 제노스코에서 인수했고, 비소세포폐암 환자를 대상으로 실시한 임상시험을 통해 레이저티닙의 우수한 효과와 내약성을 확인했다. 이후 2018년에 얀센과 약 1조 4,000억 원 규모의 기술이전 및 공동 개발 계획을 체결했다. 계약에 따라 얀센과 유한양행은 레이저티닙의 단일요법과, 얀센의 아미반타맙JNJ-61186372과의 병용요법의 안전성 및 유효성을 검증하는 글로벌 임상시험을 공동으로 진행하고 있다. 레이저티닙은 EGFR[18] 변이 양성인 진행성 비소세포폐암

---

18 EGFR(Epidermal Growth Factor Receptor, 표피생장인자수용체)은 세포의 성장·분열·생존 및 사멸을 조절하는 세포막 수용체의 그룹으로, 많은 암에서 종양 조직 내에 EGFR의 발현이 증가돼 있다. [출처: 대한진단검사의학회]

환자를 대상으로 진행된 1·2상 임상시험 결과를 바탕으로 2021년 1월 한국에서 신약허가를 받았으며, 같은 해 7월 급여 등재된 후 불과 4~5개월 만에 70억 원의 매출을 올린 것으로 알려졌다. 직접적인 비교는 어렵지만, 임상시험에서 레이저티닙의 효과는 2015년 출시된 경쟁품인 타그리소®(오시머티닙, Osimertinib)와 비슷하다고 평가된다. 타그리소®가 2020년 4.7조 원의 글로벌 매출액을 기록한 것을 고려하면 렉라자® 또한 연 매출 1조 원이 넘는 글로벌 블록버스터로 성장할 수 있으리라 예상된다.

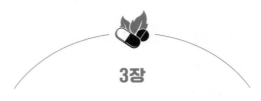

3장

한국의 신약개발
지원 정책 개괄

인구가 고령화되고 의학 기술이 발달하면서, 질병을 조기에 진단하고 최선의 방법으로 치료하며 능동적으로 예후를 관리하는 방법에 대한 사람들의 관심이 증가했다. 2020년 제약바이오산업의 시장 규모는 약 1조 2,600억 달러(약 1,493조 원)에 이르렀고, 2025년까지 매년 3~6%의 지속적인 성장이 예상된다. 전 세계 제약바이오산업의 시장 규모는 자동차산업(약 600조 원)과 반도체전자산업(약 400조 원)의 총합을 능가한다.

제약바이오산업은 다른 산업에 비해 연구개발*Research & Development, R&D*에 투자하는 비용이 매우 높다. 2020년 전 세계 제약바이오산업의 R&D 투자액은 약 1,668억 달러(약 197조 원)로 모든 산업군 중에서 가장 높았고, 매출액 대비 R&D 투자율을 뜻하는 R&D 집약도 또한 15.4%로 1위를 차지했다. R&D 비용을 많이 투자하는 산업 중 2, 3위를 차지하는 소프트웨어 및 컴퓨터 산업과 기술 하드웨어 및 장비 산업의 R&D 집약도가 각각 11.8%와 9.0%인 것에 비춰도 제약바이오산업의 R&D 집약도는 매우 높다.

　그러나 신약 하나를 허가받는 데 드는 R&D 비용은 약 48억 달러(약 5조 7천억 원)[19]로 매우 높으며, 신약개발 비용은 계속 증가하는 추세다(그림 1-8). 게다가 신약개발 기간은 10~15년으로 매우 긴 반면, 성공 확률은 5,000~10,000분의 1 수준으로 매우 낮다.

그림 1-8. 2015~2020년 글로벌 상위 30개 제약바이오기업의 허가받은 신약의 수와 R&D 비용 [출처: IDEA Pharma. "Pharmaceutical Innovation and Invention Index". 2021.]

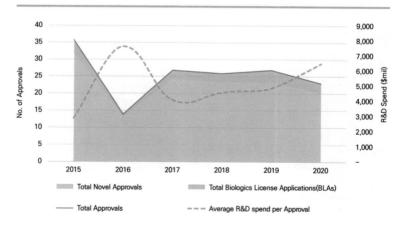

19　글로벌 상위 기업 30곳의 2015~2020년 평균 [출처: IDEA Pharma. "Pharmaceutical Innovation and Invention Index". 2021.]

그럼에도 불구하고 신약개발에 성공하면 약 20여 년 동안 신약 특허권을 독점할 수 있으므로 제약바이오산업은 대표적인 고위험·고수익 업종이다. 그렇기 때문에 국내 제약회사가 신약을 개발하기 위해서는 고위험을 감수하며 혁신 신약을 개발할 수 있도록 돕는 정부의 정책 지원이 필수적이다.

>> 정부의 연구개발비 투자 포트폴리오

2011~2019년 정부의 신약개발 R&D 총투자액은 2조 8,140억 원(연평균 3,127억 원)으로 연평균 3.9% 증가했다(그림 1-9). 생명공학

그림 1-9. 2011~2019년 정부의 신약개발 R&D 투자 추이 및 BT 분야 투자 대비 비중
[출처: 한국과학기술기획평가원. 〈2019년 신약개발 정부 R&D 투자 포트폴리오 분석〉.
KISTEP 통계브리프. 2021;2.]

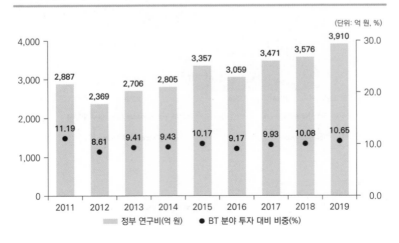

분야의 투자 대비 신약개발 투자 비중은 약 9.8% 수준이다.

정부의 R&D 투자 포트폴리오에서 2019년 신약에 투자한 비율은 56.1%로, 2014년의 44.8%보다 11.3% 상승했다. 공통기반 기술이나 개량신약 투자를 줄이고 신약개발에 투자하는 비율을 늘렸기 때문이다. 또한, 신약 중에서 바이오신약에 투자한 비율이 2014년 39%에서 2019년 57.5%로 20%가량 증가했다는 점도 최근 정부가 합성신약보다 바이오신약에 더 많이 투자한다는 사실을 보여준다(그림 1-10).

신약개발 단계별로는 후보물질 도출 및 최적화 단계에 정부의 지원이 가장 많았다(그림 1-11). 특히 2014년에는 후보물질 도출 및

그림 1-10. 2014년 vs 2019년 의약품 종류별 정부 R&D 투자 포트폴리오 [출처: 한국과학 기술기획평가원. 〈2014년 신약개발 정부 R&D 투자 포트폴리오 분석〉. KISTEP 통계브리 프. 2016. & 한국과학기술기획평가원. 〈2019년 신약개발 정부 R&D 투자 포트폴리오 분 석〉. KISTEP 통계브리프. 2021;2.]

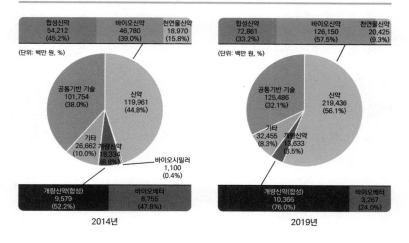

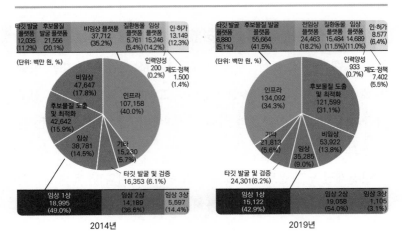

그림 1-11. 2014년 vs 2019년 신약개발 단계별 정부 R&D 투자 포트폴리오 [출처: 한국과학기술기획평가원. 〈2014년 신약개발 정부 R&D 투자 포트폴리오 분석〉. KISTEP 통계브리프. 2016. & 한국과학기술기획평가원. 〈2019년 신약개발 정부 R&D 투자 포트폴리오 분석〉. KISTEP 통계브리프. 2021;2.]

최적화 단계에 15.9%를 투자했으나, 2019년에는 31.1%로 투자율이 두 배나 늘었다. 반면 임상시험에 투자하는 비율은 14.5%에서 9.0%로 줄었다. 연구수행 주체별로는 대학에 투자되는 비율이 가장 높은데, 정부 R&D 투자의 초점이 기업에서 수행하는 임상시험 단계에서 대학에서 수행하는 초기 개발 단계로 옮겨갔기 때문이다.

한편, 현재 정부의 신약개발 연구개발비 투자 포트폴리오는 2006년에 세워진 신약개발 R&D 투자 방침과 여전히 차이가 난다. 정부는 상용화를 목적으로 하는 응용 및 개발 단계는 민간에서 주도해야 할 영역으로 보고, 응용 및 개발 단계의 연구 투자 비중을 점차 줄일 계획이었다. 정부는 2006년 출범한 '범부처전주기신약개발사업(범부처 사업)'의 R&D 추진 전략에서, 정부가 지원하는 신약개발 R&D 범위를 총 3기로 구분하여 발표했다. 제1기에는 정부가 기초연구부터 임상시험 및 마케팅에 이르는 신약개발의 전 주기를 지원해 신약개발 성공 모델을 창출한다. 제2기는 제1기와 제3기의 사이로, 정부가 기초연구 단계 대부분과 후보물질 도출 단계의 일부를 담당한다. 제3기에는 정부가 기초연구에만 집중 투자하고, 타깃 발굴 이후의 신약개발사업은 모두 민간 영역에서 진행한다. 앞서 살펴봤듯이 실제로 정부는 최근 후보물질의 도출 및 최적화 단계에 투자 비중은 늘리고 임상시험 지원 비중은 줄였다. 예전에 비해 초기 단계에 좀 더 투자하기는 했지만, 여전히 더 초기 단계인 기초연구에 집중하는 제3기에는 이르지 못한 모습이다.

≫ 정부의 신약개발 지원 정책

정부가 추진하는 신약개발 정책의 거시적 방향은 보건복지부(복지부)가 주도하는 '제약산업 육성·지원 종합계획(1차: 2013~2017년, 2차: 2018~2022년)', 과학기술정보통신부(과기부)가 주도하는 '3차 생명공학육성 기본계획(2017~2026년)', 그리고 과학기술혁신본부에서 발표한 '바이오헬스 R&D 투자전략-1(2019년)'과 '바이오헬스

R&D 투자전략-2(2021년)'에 잘 드러난다. 그러나 이 중 '3차 생명 공학육성 기본계획'은 제약산업뿐만 아니라 건강, 식량, 환경, 에너지 관련 산업을 포함한 광범위한 생명공학*Biotechnology, BT* 분야를 다뤘다. '바이오헬스 R&D 투자전략'은 '3차 생명공학육성 기본계획'보다 건강 관련 산업에 집중됐지만 뇌과학, 의료기기, 임상·보건 분야와 같은 제약산업 이외의 바이오헬스 분야를 아우른다.

지금부터 넓은 범위의 BT 전반 또는 바이오헬스 분야 전반보다는 제약바이오산업에 좀 더 초점을 맞춘 '제약산업 육성·지원 종합계획'을 통해 신약개발과 관련된 정부의 정책 방향을 살펴보겠다. 아울러, 신약개발 관련 세부 사업의 예시로 '국가신약개발사업'과 '바이오클러스터', '혁신형 제약기업 인증제도'를 분석해보겠다.

(1) 제약산업 육성·지원 종합계획

'제약산업 육성·지원 종합계획'은 고부가가치를 창출하는 제약산업을 한국의 성장 동력으로 육성하고자 2012년에 처음 수립됐다. 이후 5년마다 종합계획을 세우는데, 2013~2017년 동안에 1차 종합계획이 시행됐고, 현재 2018~2022년에 해당하는 2차 종합계획을 진행 중이다. 신약개발은 고위험·고수익 사업에 해당하므로 정부의 정책 지원이 필수라는 인식이 제약산업 육성·지원 종합계획의 주요 추진 배경이 됐다.

1차 종합계획은 '신약개발 R&D 강화, 자본 조달 활성화, 인력

양성, 수출 지원, 선진 인프라 구축'이라는 5대 목표 아래 13개의 세부 추진 전략을 세웠다. 정부는 1차 종합계획을 통해 5년간 약 8조 원(정부 약 1조 2,000억 원, 민간 약 6조 7,000억 원)을 연구개발에 투자해 9개 신약을 개발했으며, 29건의 해외 기술이전으로 최대 약 7조 원의 실적을 창출했다. 그러나 정부의 연구개발 투자 규모는 5년 동안 연간 약 2,400억 원 수준에서 거의 늘어나지 못했고, 당초 계획했던 총 10조 원의 연구개발 투자 목표에 도달하지 못했다. 또한 성공적으로 개발된 9개 신약 중 개량신약 6개를 제외하면 혁신 신약은 3가지 품목에 불과해, 2017년에 목표했던 4개의 글로벌 신약개발에 미치지 못했다. 따라서 1차 종합계획은 신약개발을 위한 인프라를 마련하는 데 성과가 있었지만, 제품화로 연계하는 역량을 키우기에는 부족했다고 평가된다.

2차 종합계획은 1차의 성과와 한계·문제 인식을 반영해 '신약개발 R&D 강화, 인력양성, 수출 지원, 제도 개선'이라는 4대 목표를 세웠다. 특히 신약개발의 성공률을 높이기 위해 파이프라인 발굴을 위한 연구지원을 대폭 늘리고, 신약 파이프라인이 상용화로 이어질 수 있도록 기술이전 또는 창업을 통한 사업화 지원에 중점을 두었다(그림 1-12). 정부의 1·2차 종합계획은 상위 목표를 제시하고, 구체적인 실천 목표는 관계부처에서 세부 사업으로 수립된다.

그림 1-12. 제2차 제약산업 육성·지원 5개년 종합계획의 목표와 추진 전략 [출처: 관계부처 합동. 〈제2차 제약산업 육성·지원 5개년 종합계획(2018-2022)〉. 2017.]

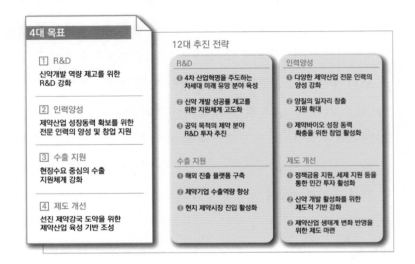

(2) 국가신약개발사업

정부의 신약개발 지원은 주로 과학기술정보통신부(과기부)와 보건복지부(복지부)를 통해 이뤄졌다. 과기부는 타깃 발굴 및 후보물질 발굴, 비임상연구의 지원을 담당하고, 복지부는 임상시험 단계의 연구를 지원했다. 이외에도 산업통상자원부(산자부), 식품의약품안전처(식약처)와 같은 여러 정부 부처에서 신약개발과 관련한 연구지원사업을 각각 별개로 진행했다.

비슷한 이름과 목적의 연구지원사업을 여러 부처에서 중복으로 진행하다 보니 효율성이 떨어진다는 지적이 많았다. 따라서 제약바이오업계는 정부 부처가 효율적으로 역할을 분담하고 협력할 수 있도록 투자 전략을 한 곳에서 지휘할 컨트롤타워의 필요성을 주장해왔다. 제약바이오업계의 요청을 받아들여 정부는 '범부처전주기신약개발사업(범부처 사업)'과 범부처 사업의 후신인 '국가신약개발사업'을 운영하는 주관 사업단이 컨트롤타워 역할을 담당하게 했다.

과기부, 복지부, 산자부의 3개 부처가 신약개발 R&D 사업을 공동으로 추진하기 위해 2011년에 범부처 사업을 출범했다. 이후 2020년에 사업을 종료할 때까지 9년간 총 1조 원의 예산이 투입돼, 590개 신청 과제 중 162개 과제(총 3천억 원의 R&D 자금)를 지원했다. 연구비를 지원한 162개 과제 중 49개의 과제가 기술이전에 성공해 비교적 좋은 성과를 냈다. 그러나 후보물질 발굴 이전의 타깃 발굴 및 검증 단계에는 지원하지 않았고, 기술이전에만 주목한 나머지 자체적으로 개발을 완료해 출시된 신약이 하나도 없었다.

'국가신약개발사업'은 범부처 사업의 한계를 극복하고, 신약개발의 글로벌 경쟁력을 더욱 강화하려는 목적으로 2021년에 시작됐다. 향후 10년 동안 이전 단계인 범부처 사업의 2배에 해당하는 2조 1,758억 원을 투입할 예정이다. 그중 정부 투자는 연간 1,500억 원으로, 정부 예산만으로는 범부처 사업의 4.5배에 해당한다. 국가신약개발사업이 범부처 사업과 가장 큰 차이를 보이는 점은 후보물질 이전의 유효물질 및 선도물질 발굴 단계의 연구

그림 1-13. 국가신약개발사업 로드맵 [출처: 국가신약개발재단. 국가신약개발사업 RFP 발표 및 세부 운영계획 설명회. 2021.04.06.]

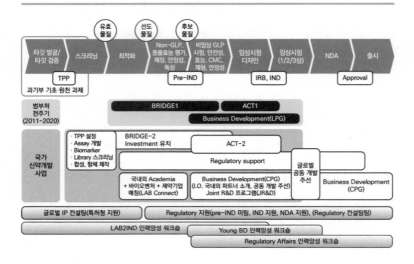

부터 지원한다는 점이다. 후보물질 발굴 단계부터 지원했던 범부처 사업보다 훨씬 앞 단계의 연구부터 지원하므로 국가신약개발사업은 기초연구부터 비임상, 임상, 허가, 출시까지 신약개발 전주기에 걸쳐 지원하는 명실상부한 최초의 사업이다(그림 1-13).

국가신약개발사업은 기존의 신약개발 관련 정부 사업과 다음과 같은 면에서 차별된다.

첫째, 최종 목표를 달성하기 위한 전략을 체계적이고 구체적으로 세웠다. 국가신약개발사업은 2030년까지 FDA 또는 EMA의 승인을 받는 글로벌 신약 4개를 개발하고, 그중 1개는 연 1조 원 이상의 매출을 올리는 글로벌 블록버스터 신약으로 개발한다

그림 1-14. 국가신약개발사업의 사업 목표 [출처: 국가신약개발재단. 국가신약개발사업 RFP 발표 및 세부 운영계획 설명회. 2021.04.06.]

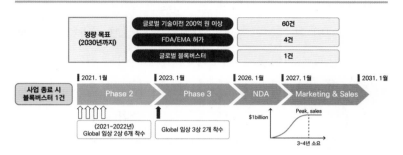

는 목표를 세웠다. 국가신약개발사업단은 블록버스터 신약 1개를 개발한다는 목표를 달성하기 위해 2021~2022년에 착수하는 2상 임상시험 6개를 지원한다. 일반적으로 출시된 신약이 최고 판매량 도달하기까지 3~4년이 소요되고, 그 이전에 신약허가에 1년, 2상과 3상 임상시험에 각각 2년과 3년이 필요하다(그림 1-14). 즉, 2상 임상시험부터 최고 판매량에 도달하기까지 국가신약개발사업 기간과 같은 10년이 소요된다. 또 기존에 알려진 신약개발의 단계별 성공 확률을 고려해서 1개의 블록버스터 신약을 개발하려면 적어도 임상시험 6개가 필요하다. 이러한 이유로 국가신약개발사업단은 2상 임상시험 6개 지원계획을 세웠다. 비슷한 방법으로 신약개발의 다른 단계에 해당하는 성공 확률을 적용해 최종 목표에서 역산하면 후보물질 탐색 단계의 파이프라인 물질은 총 633개가 필요하다. 기존의 신약개발사업이 제한된 예산에 맞추어 지원할 연구의 개수와 규모를 정했던 것과 달리, 국가신

약개발사업은 명확한 최종 목표를 세우고 체계적인 근거에 따라 세부 목표를 세웠다는 점에서 큰 차별성을 보인다.

둘째, 개별 연구를 단속으로 지원하는 대신 초기 단계의 연구가 다음 단계로 이어질 수 있도록 각 단계 사이의 연계를 지원한다. 기존의 신약개발 관련 연구지원사업이 실제 신약개발 성과로 이어지지 못했던 이유 중 하나는 과제 단위에서 우수한 성과를 냈던 물질이 다음 단계로 진입하지 못해 제품화에 실패했기 때문이다. 예를 들어 후보물질 발굴 단계의 물질이 목표약물특성 *Target Product Profile*을 만족하지 못해 다음 단계인 전임상 단계로 진입하지 못하고, 전임상 단계의 물질은 제대로 된 임상시험 운영 전략을 갖추지 못하거나, 개발 자금 조달에 실패하기도 한다. 그래서 국가신약개발사업은 신약 연구 결과가 사장되는, 일명 '죽음의 계곡 *valley of death*'을 벗어나도록 집중 지원한다. 학교·연구소와 기업, 또는 기업과 기업 간 공동 연구가 활발히 이뤄질 수 있도록 국내외 오픈 이노베이션을 지원하고, 초기 연구 단계부터 허가 단계에 이르기까지 전 주기에 걸쳐 신약개발 컨설팅을 지원한다.

셋째, 현재의 상황을 적절히 분석해 현실적인 대안을 세웠다. 한국에서 후보물질 탐색 단계로 확보한 파이프라인은 2017년 기준으로 247개로, 목표치인 633개보다 무려 386개가 모자란다. 국가신약개발사업은 모자란 국내 파이프라인을 확보하기 위해 국내 연구자를 육성하고 연구를 활성화하는 프로그램뿐만 아니라, 해외의 기관이나 바이오벤처에서 초기 개발 단계의 파이프라인을 들여오는 전략도 세웠다. 국내 역량을 냉정하게 분석해 국내에서 모자란 부분은 해외 기관이나 기업과의 협력을 통해 채우는 전략이다.

그러나 국가신약개발사업단을 신약개발사업의 컨트롤타워라고 보기는 어렵다. 왜냐하면 국가신약개발사업의 내용을 모두 포함하되 복지부, 과기부, 산자부가 진행하던 연구지원 과제 중 일부만 합쳐서 국가신약개발사업을 맡을 뿐, 신약개발 연구지원사업이 여전히 3개 부처의 여러 사업에 흩어져 있기 때문이다. 뿐만 아니라 국가신약개발사업의 이사회 구성, 예산 집행과 같은 정책의 큰 틀에는 여전히 3개 부처가 모두 관여한다. 또, 국가신약개발사업이 연구 및 사업화 지원 이외에 인프라 조성이나 인재양성과 같은 사업을 추진하지 않는 것도 국가신약개발사업단을 신약개발 컨트롤타워라고 보기 어려운 이유 중 하나다. 미국, 영국, 일본은 하나의 국가기관을 중심으로 제약바이오산업을 포함한 보건의료산업을 활성화하면서 신약개발의 효율을 높였다. 한국도 과기부, 복지부, 산자부를 중심으로 여러 부처에서 산발적으로 진행하는 신약개발 관련 정책을 장기간 총괄할 컨트롤타워를 설립해야 한다.

Box 1-1. 정부의 보건의료 분야 연구개발 정책 컨트롤타워: 미국, 일본, 영국의 사례

미국, 일본, 영국은 하나의 국가기관을 중심으로 제약바이오 산업을 포함한 보건의료산업을 활성화해왔다. 미국의 국립보건원*National Institutes of Health, NIH*, 일본의 의료연구개발기구*Agency for Medical Research and Development, AMED*, 영국의 의료연구전략조정기구*Office for Strategic Co-ordination of Health Research, OSCHR*는 각국의 보건의료 정책 컨트롤타워로 국가 보건의료 분야 R&D의 기획과 수행 및 지원을 총괄한다.

미국

미국 NIH는 매년 의회에서 미국 보건의료 국가 예산의 약 90%에 해당하는 300억 달러를 배정받아 운영하며 예산 집행의 자율성을 확보해왔다. NIH는 13개의 질환군 중심 연구소와 14개의 산하기관 및 센터를 운영한다.

국립암연구소*National Cancer Institute, NCI*, 국립알레르기감염병연구소*National Institute of Allergy and Infectious Diseases, NIAID*, 국립심장폐혈액연구소*National Heart, Lung, and Blood Institute, NHLBI*와 같은 13개 질환군 중심 연구소는 연구소 내에서 직접 해당 질환을 연구하거나 질환별로 특화된 사업을 지원한다. 14개의 산하기관 및 센터는 국립중개과학발전센터*National Center for Advancing Translational Sciences, NCATS*, 국립일반의학연구소*National Institute of General Medi-*

cal Sciences, NIGMS, 국립간호연구소*National Institute of Nursing Research, NINR*, **NIH** 임상센터*Clinical Center, CC*, 연구심사센터*Center for Scientific Review, CSR*를 포함한다. 또한 보건의료산업의 인프라를 지원하고 특정 질환에 국한되지 않는 기반 연구를 진행하며 중개연구 및 인재양성사업을 운영 또는 지원하는 역할을 한다. NIH가 매년 예산을 27개의 연구소 및 산하기관에 배분하면, 각 연구소 및 기관은 NIH의 총괄하에 독립적으로 예산을 보유하고 집행한다. 미국 정부의 보건의료 예산 중 90%를 차지하고 독립적으로 운영되므로 NIH는 미국 보건의료 R&D 정책의 실질적인 컨트롤타워라고 할 수 있다.

NIH 산하 27개 연구소 및 센터. [출처: 한국보건산업진흥원. 〈보건의료 R&D 동향 Vol.15〉. 2015.]

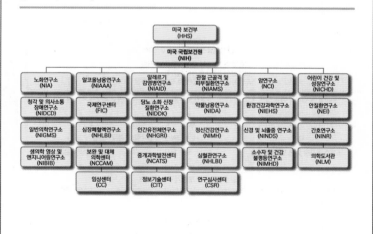

일본

일본은 2015년 4월 〈독립행정법인 일본의료연구개발기구 법칙〉을 통해 AMED를 설립하고 문부과학성, 후생노동성, 경제산업성 3개 부처에 산재돼 있던 보건의료 분야 연구개발비 지원 사업의 담당 기구를 AMED로 일원화했다. NIH와 마찬가지로 AMED는 일본 정부의 예산을 배정받은 후, AMED가 독립적으로 보건의료 예산을 어떻게 분배하고 운영할 것인지 결정한다.

AMED는 암, 희귀난치성질환, 감염질환과 같은 질환군별 과제와 5개의 통합형 과제(의약품, 의료기기, 재생의료, 게놈, 의료기술 창출 거점)를 중심으로 사업을 운영한다. AMED는 크게 3개의 세

일본의 의료 분야 연구개발 시스템 [출처: 한국보건산업진흥원 R&D 진흥본부. 〈일본의 의료 분야 연구개발 거버넌스 일원화 관련 동향 파악을 위한 해외(일본) 출장〉. 2015.11.]

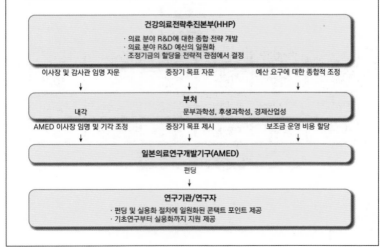

부 조직(관리, 지원, 사업)으로 구성되어, 질환군별 세부 과제와 5개 통합형 과제의 세부 사업을 일괄적으로 관리하고 지원한다. AMED가 지원하고 운영하는 사업에는 연구개발뿐 아니라 보건의료 분야 인프라 조성과 인재양성사업도 포함된다.

영국

영국의 보건의료 분야 연구지원사업은 모두 MRC*Medical Research Council*와 NIHR*National Institutes of Health Research* 두 기관에서 담당한다. MRC는 기초연구와 중개연구를 담당하고, NIHR는 임상시험 중심의 실용화 연구를 지원한다. 이 두 기관의 사업은 의료연구전략조정기구인 OSCHR*Office for Strategic Co-ordination of Health Research*에서 총괄한다. 따라서 OSCHR이 국가 보건의료사업의 컨트롤타워 역할을 하는 기관이라고 할 수 있다.

영국의 보건의료 R&D 추진 체제 [출처: 한국보건산업진흥원. 〈보건의료 R&D 동향 vol.31〉. 2017.]

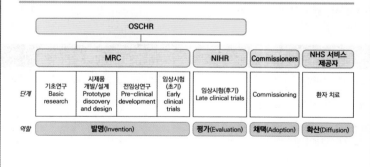

(3) 혁신형 제약기업 인증제도

보건복지부는 2012년부터 연구개발 투자 비중이 일정 수준 이상이며 신약 연구개발 실적이 우수한 기업을 '혁신형 제약기업'으로 인증하는 제도를 도입했다. 혁신형 제약기업으로 인증받은 기업에는 연구개발 지원과 세제 감면을 혜택으로 제공한다. 혁신형 제약기업으로 인증받으려면 매출액 대비 연구개발비 비중이 3~7% 이상이어야 한다(표 1-8). 신규인증 심사는 2년마다, 연장 심사는 3년마다 실시하고, 혁신형 제약기업으로 인증받은 기업은 3년간 인증 상태를 유지한다. 2021년 6월 기준, 혁신형 제약기업으로 인증받은 기업은 일반 제약회사 32곳, 바이오벤처사 10곳, 외국계 제약회사 3곳을 포함해 총 45곳이다.

한국보건산업진흥원(진흥원)은 경영 실적, 연구개발 실적, 해외 실적 면에서 2019년 혁신형 제약기업이 좋은 성과를 거두었다고 발표했다. 혁신형 제약기업의 총 파이프라인 수는 2015년 549개

표 1-8. 혁신형 제약기업의 매출액 대비 연구개발비 기준 [출처: 한국보건산업진흥원. 〈보건산업브리프 vol.318: 2019년 혁신형 제약기업 포트폴리오 성과분석〉. 2020.]

구분	기준
연간 의약품 매출액이 1천억 원 미만인 제약기업	연간 50억 원 또는 연간 의약품 매출액의 7/100
연간 의약품 매출액이 1천억 원 이상인 제약기업	연간 의약품 매출액의 5/100
미합중국 또는 유럽연합의 정부나 공공기관으로부터 적합 판정을 받은 의약품 제조 및 품질관리 기준을 보유한 제약기업	연간 의약품 매출액의 3/100

에서 2019년 778개로 늘었으며,[20] 다른 바이오벤처 및 제약기업과의 기술 협력·제휴도 2019년 한 해 동안 국내 730건, 국외 439건을 진행했다고 보고했다. 바이오신약 및 개량신약, 바이오시밀러·베터 위주로 의약품 수출액이 2015~2019년 사이에 연평균 5.56%씩 증가했고, 2019년 국외에서 시행 중인 비임상연구나 임상시험은 2015년 대비 22건 증가한 91건으로 집계됐다. 또 혁신형 제약기업의 매출액 대비 연구개발 투자율은 2015년 이후에 연평균 10.0% 증가하여 2019년 13.9%에 이르렀다(그림 1-15).

그림 1-15. 혁신형 제약기업의 연도별 연구개발비 및 매출액 대비 연구개발비 투자율 비교 [출처: 한국보건산업진흥원. 〈보건산업브리프 vol.318: 2019년 혁신형 제약기업 포트폴리오 성과분석〉. 2020.]

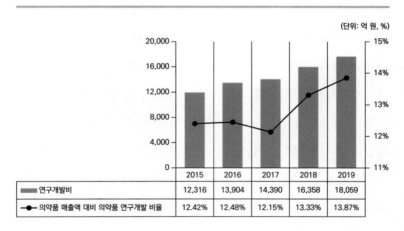

	2015	2016	2017	2018	2019
연구개발비	12,316	13,904	14,390	16,358	18,059
의약품 매출액 대비 의약품 연구개발 비율	12.42%	12.48%	12.15%	13.33%	13.87%

(단위: 억 원, %)

---

20 후보물질 단계 이전의 발굴 단계(Discovery)부터 임상 3상까지 포함함(앞의 범부처신약개발사업단 통계 파이프라인 수 559건은 후보물질 단계부터 허가 단계까지 포함).

그러나 혁신형 제약기업 인증제도가 인증 기업의 연구개발 환경을 조성하는 데에 실질적으로 도움이 됐는지는 의문이다. 우선, 혁신형 제약기업의 매출액 대비 연구개발비 비중은 일반 제약기업들보다 확실히 높지만, 제도가 처음 시행된 2012년(11.7%) 대비해선 크게 증가하지 않았다. 한국제약바이오협회의 보고에 따르면, 2019년 매출액 대비 연구개발비 비중은 의약품 제조기업 전체의 평균이 6.61%였고 상장 기업 113곳의 평균이 8.6%였던 데 비해, 혁신형 제약기업은 12.3%였다. 진흥원이 발표한 혁신형 제약기업의 매출액 대비 연구개발비 비중(13.87%)은 한국제약바이오협회의 보고와 다소 차이가 나지만 집계 방법에 따른 차이로 생각된다. 그러나 중요한 것은 12.3%나 13.87% 모두 당초 계획보다 낮은 수준이며, 2012년(11.7%) 대비 크게 증가한 수준이 아니라는 점이다. 혁신형 제약기업 인증제도의 시행 초기 계획은 2018년에 매출액 대비 연구개발비 비중을 15~17%로 올리는 것이었다. 그러나 현재 혁신형 제약기업 인증을 위한 매출액 대비 연구개발비 비중 조건은 여전히 3~7%이며, 인증된 기업의 평균 연구개발비 투자 비중도 2012년(11.7%) 대비 소폭 증가한 수준이다.

연구개발비 투자 비중이 크게 개선되지 않은 이유로 혁신형 제약기업 인증을 통해 주어지는 혜택의 실효성이 떨어진다는 지적이 많다. 한국보건산업진흥원의 보고에 따르면, 2015~2019년 정부의 45개 내외의 혁신형 제약기업을 대상으로 하는 연평균 직접 지원 금액은 259억 원에 불과했다. 세제 혜택과 같은 간접

지원 금액을 합쳐도 총 1,130억 원에 불과해, 개별 기업에 돌아가는 혜택은 큰 실효성이 없어 보인다.

특히 혁신형 제약기업의 규모나 특성에 관계없이 책정된 조건에 따라 혜택이 제공되므로 규모가 작은 중소 제약회사는 혜택을 제대로 누리지 못한다. 예를 들어, 연구개발비 비중이 10%를 크게 상회하더라도 매출 3,000억 원을 넘어야 약가 인하율 50% 감면을 받기 때문에 형평성에 문제가 제기됐다. 복지부는 형평성 문제를 보완하기 위해 혁신형 제약기업 유형을 벤처형*Start-up*과 일반형*Scale-up*으로 분류해 유형별로 다른 종류의 인센티브를 제공하는 방안을 고려하고 있지만, 구체적으로 어떤 혜택을 제공할지 밝힌 적은 없다. 앞으로 혁신형 제약기업 인증제도의 인증 조건과 혜택을 대폭 개선하지 않는다면 인증 기업이 연구개발에 좀 더 몰두하는 데에 여전히 실질적인 도움이 되지 않을 것이다.

(4) 바이오클러스터

클러스터란 '연관 있는 산업의 기업과 기관들이 한곳에 모여 시너지를 도모하는 산업 집적 단지'를 뜻한다. 제약바이오산업에서도 클러스터를 조성해서 연구기관과 기업 간, 기업과 기업 간의 긴밀한 교류와 협력을 통해 바이오산업의 발전을 이끈 해외 사례가 많다. 예를 들면 샌디에이고 바이오클러스터, 보스턴 바이오클러스터, 고베 의료산업도시, 싱가포르 바이오폴리스와 영국의 캐터펄트*Catapult* 등은 전반적인 산업 발전과 동시에 지역 경제의 성장을 견인했다. 코로나19 백신 개발사 중 하나인 모더나도 미국 보스턴에 위치한 바이오클러스터 랩센트럴*LabCentral*에서 시작했다. 랩센트럴은 잠재력이 높은 생명과학 및 생명공학 신생 기업을 위해 2013년 매사추세츠주에 설립됐으며, 케임브리지와 하버드대학교 캠퍼스에서 150,000평방피트(약 4,200평) 이상의 부지를 운영한다. 500명의 과학자와 100개 이상의 기업이 랩센트럴의 실험실, 사무실 그리고 네트워크를 위한 공간을 이용하고 있다. 랩센트럴은 무엇보다 인력 교육 및 차세대 기업가 정신 개발을 지원해 지속 가능하고 포괄적인 생명공학 연구 시스템의 구축을 목표로 한다.

우리나라도 정부 주도로 대구와 오송의 첨단의료복합단지, 인천 송도의 바이오클러스터, 대덕바이오단지 등의 바이오클러스터를 조성했다. 각 클러스터는 특화된 세부 지원 분야가 있는데 (표 1-9), 예를 들어 오송첨단의료복합단지는 바이오신약과 BT 기반의 의료기기 관련 분야에 특화됐으며 국내외 대학·기업의 연구소, 국내외 전임상시험기관 같은 연구개발 기관, 신약개발지원센터·실험동물센터·바이오의약생산센터와 같은 연구지원 시설을 운영 중이다. 2009년에 조성됐으며 현재 총 55개 기업이 입주해 있다. 입주 기업은 〈첨단의료복합단지 육성에 관한 특별법〉에 따라 규제 특례, 세제 지원, 재정 지원과 같은 인센티브를 제공받는다.

그러나 바이오클러스터 입주 기업들의 혁신 성과나 경영 성과

표 1-9. 국내 주요 바이오클러스터 현황 분석 [출처: 정윤택. 〈[전문가기고] 우리나라의 혁신 바이오클러스터 현황과 개선 방향〉. 한국신약개발연구조합. 2020.10.28.]

클러스터	조성 규모(m²)	지원 분야	가치사슬 단계별 분석
대구첨단 의료복합단지	1,030,000	제약(합성신약), 의료기기(IT 기반)	• 강점: 연구개발을 위한 시설 및 장비 우수, 해외 유수의 클러스터, 기관들과 MOU 체결 • 보완: 전/임상시험 및 인허가 관련 지원 미흡, 전문 인력 부족, 산/학/연/병 네트워크 구축을 위해 다양한 프로그램을 수행하고 있으나 단발성으로 실효성 부족
오송첨단 의료복합단지	270,000	제약(바이오신약), 의료기기(BT 기반)	• 강점: 연구개발을 위한 시설 및 장비 우수, 입주 기업들의 R&D 사업 참여 기회가 많음 • 보완: 임상시험 및 인허가 관련 지원 서비스 미흡, 임상시험 인프라 환경 취약, 의료보건 분야 인력 수급 어려움
인천 송도 바이오클러스터	1,910,000	바이오/의료산업	• 강점: 상대적으로 민간 서비스가 타 클러스터에 비해 다수 존재, 전/임상 및 임상시험 관련 전문 서비스는 대부분 해외 글로벌 기업 중심으로 제공 • 보완: 바이오시밀러 등의 의약품 생산 기업은 존재하지만 중소기업과의 연계를 통한 생산서비스는 제공하지 않음
대덕바이오단지	11,563.3	나노/바이오/ IT/융복합 기술	• 강점: 바이오기업 중심으로 자생적으로 협의체(바이오헬스케어협회)를 설립하여 능동적인 연구개발 및 성장환경 구축 • 보완: R&D, 시제품 개발 사업화 단계는 투자 유치 및 정부지원사업 기반으로 어려움을 해결하지만 전임상 및 인허가 단계에서 어려움 발생
서울 홍릉 바이오클러스터	21,937	바이오벤처	• 강점: 창업 보육 및 인큐베이팅(창업 지원) 중점 • 보완: 유관 기관과의 중복 사업이 많음
광교테크노밸리	269,404	신약, 의약품, 바이오벤처 등	• 강점: 연구개발을 중심으로 지원 시스템 구축, R&D에 필요한 장비 및 시제품 생산을 위한 공동 장비구축 우수 • 보완: 후보물질 발굴 이후 활용 가능한 지원서비스가 제한적, 사업화 지원 프로그램 미흡

는 클러스터 외부 기업과 차이가 없다고 알려졌다. 2018년 산업연구원 보고에 따르면, 바이오클러스터 내 기업 수의 증가율과 창업 기업의 비중이 높았고 일부 지역을 제외하고는 연구개발 투자 증가율도 높았다. 하지만 경기 지역을 제외하면 바이오클러스터 내 연구 조직의 논문 및 특허 점유율은 한국 전체의 1~5%에 불과하다. 바이오클러스터 내 대학 또는 연구 조직의 점유율도 한국 전체의 2~6% 수준이다. 바이오클러스터에 입주한 기업들은 클러스터 내부보다 외부 주체와의 협력 및 제휴가 더 활발했고, 사업화 또는 마케팅 제휴 성적도 클러스터 외부의 기업보다 저조했다. 기업가적 지향성도 바이오클러스터 외부 기업보다 낮아서 창의적이고 도전적인 문화가 잘 구축되지 않았다고 평가됐다. 정리하면, 바이오클러스터 내부에 새로운 기업이 많이 창업하면서 바이오클러스터가 양적으로 성장하고는 있지만, 질적인 성장을 통해 지속적 성과를 내기 위한 자원 기반 구축은 미흡하다. 따라서 2018년 산업연구원 보고서에선 바이오클러스터의 정책 방향을 전환해서 신생 기업이 기존 바이오기업과 협력할 수 있고, 클러스터 간에는 협업하도록 지원해야 한다고 제안하기도 했다.

한편, 내부 구성원의 혁신을 도모하는 것 이외에도 바이오클러스터의 또 다른 중요한 역할이 있는데, 그중 하나가 연구에 필요한 기반시설이나 분석서비스를 제공하는 일이다. 새로 신약개발 연구를 시작하는 스타트업 기업은 비용 부담 문제로 연구시설을 구축하고 필요한 실험 장비를 모두 갖추기 어렵다. 따라서 정부나 지방자치단체가 제약바이오 스타트업에 안정된 연구 환경을 제공하기 위해 연구 인프라를 제공하기도 한다. 대표적인 바이오클러스터를 운영하는 오송첨단의료산업진흥재단과 대구 경북첨단의료산업진흥재단은 연구 기반시설 및 분석서비스를 제공한다. 특히 오송과 대구 경북의 신약개발지원센터, 실험동물센터, 생산센터에서 제공하는 서비스 중에는 국내에서 유일하게 이 두 재단 중 한 곳에서만 가능한 분석 업무도 있어서 가치가 높다. 예를 들어 오송의 항체 매개성 세포독성 평가, 항체 약물 중합체 분석, 세포 기반 치료제의 주요 성분 분석이나 대구 경북의 구조 분석 단백질 3차 구조 규명, 합성신약 후보물질 분석*assay*을 포함한 14개 분석 업무는 각 바이오클러스터에서만 가능하다.

오송과 대구를 포함한 기존의 바이오클러스터들이 제약바이오산업에서 필요한 연구 기반시설 또는 분석서비스가 충분히 활용되는지도 살펴봐야 한다. 2019년까지 범부처전주기신약개발사업에서 발생한 해외 기술이전 총 18건 중에서 국내의 신약개발 인프라를 활용한 사례는 33%인 6건에 불과했고, 그중 국가 신약개발 인프라를 활용한 사례는 단 3건에 지나지 않았다(표 1-10). 한국에는 대구와 오송뿐만 아니라 총 16개의 바이오클러스터가 있지만, 정부가 조성한 바이오클러스터의 인프라를 신약개발에 활용한 사례는 오송첨단의료복합단지의 생산센터를 이용한 1건뿐이었다.

표 1-10. 범부처전주기신약개발사업의 해외 기술이전 과제 중 국내 신약개발 인프라를 활용한 사례(밑줄 친 부분은 국가 신약개발 인프라를 활용한 사례) [출처: 한국과학기술기획평가원. 〈국가신약개발사업 예타조사보고서〉. 2020.]

과제명	활용 인프라	활용 내용
신규 항응혈 Factor Xa	• 신규 항응혈 Factor Xa	• 신규 항응혈 Factor Xa
신규 항암 항체치료제 Tanibirumab의 임상 2상 완료	• 바이넥스 • 안전성평가연구소(KIT) • 서울아산병원 항암선도기술개발지원센터	• 임상 1상 시료 2차 생산/release test, 임상 2상 DS/DP 시료 생산 및 release test, DS/DP stability testing • PK, Immunogenicity analysis • 적응증 확대를 위한 in vivo efficacy test(고형암)
차세대 위산분비억제제 CJ-12420의 글로벌 개발	• 서울아산병원 임상연구심의위원회 • 인하대병원 국가지정소화기질환의료제품유효성평가서비스센터	• 임상 IRB 심사/승인 • 적응증에 대한 비임상 효능
위암 HER2 표적항체 신약개발	• 서울아산병원 항암T2B기반구축센터	• in vitro & vivo efficacy, Biomarker & Pre-toxicity study
알츠하이머 치매 치료 천연물 의약품 DA-9803 미국 개발	• 안전성평가연구소(KIT)	• 후보물질의 GLP 독성시험(장기독성)
항체의약품의 피하 투여를 위한 신규 히알루로니다제 개발	• 오송첨단의료복합단지(생산센터)	• 임상시험용 시료 생산, 안정성 평가

DS/DP, Drug Subtance/Drug Product, 원료의약품·완제의약품; PK, Pharmacokinetics, 약동학; IRB, Institutional Review Board, 의학연구윤리심의위원회; GLP, Good Laboratory Practice, 비임상시험 규정

기존의 바이오클러스터도 잘 사용되지 않음에도 불구하고 또 다른 바이오클러스터인 'K-바이오 랩허브'가 추가로 구축될 예정이다. 정부는 K-바이오 랩허브를 신약개발과 신약 관련 진단 분야와 같은 고도의 기술력이 필요한 바이오 창업 기업을 위해 실험·연구부터 임상시험까지 한 공간에서 종합 지원해 미국 보스

턴의 '랩센트럴'처럼 만들겠다고 발표했다. 그러나 K-바이오 랩 허브의 기본적인 기능은 기존의 바이오클러스터와 큰 차이가 없어 보인다. 미국 보스턴, 일본 고베를 비롯해 중국, 싱가포르, 아일랜드의 바이오클러스터가 한곳에 대규모의 자원을 집적한 것과 대조적으로, 한국에는 소규모의 바이오클러스터가 무려 16곳에 산재한다. 새로운 바이오클러스터를 산발적으로 설립하기에 앞서 제약바이오산업의 연구개발 수요를 정확히 파악해 인프라 활용을 극대화할 방안을 먼저 고민해야 한다.

Box 1-2. 바이오클러스터와 글로벌 제약회사의 R&D 센터 유치: 중국, 싱가포르, 아일랜드의 사례

글로벌 제약바이오기업은 1990년대부터 인재 개발과 시장 진출을 목적으로 글로벌 R&D 센터를 본사가 위치한 국가 이외의 지역에 설립해 운영해왔다. 글로벌 R&D 센터는 유럽, 미국뿐 아니라 싱가포르, 인도, 중국과 같은 아시아 거점 국가에 많이 설립됐다. 2021년 기준, R&D 본부*headquarter*가 가장 많이 위치한 나라는 미국으로 전체의 46%를 차지한다. 글로벌 의약품 파이프라인 18,582개의 물질 중 약 10,260개(55%)가 미국에서 연구개발되고 있으며 다음은 중국, 영국, 독일의 순이다. 중국은 10여 년 전만 해도 순위권에 들지 못했으나, 어느새 전 세계 파이프라인의 1/6이 중국에서 개발될 만큼 연구개발 수준이 놀라

운 속도로 발전했다.

　제약바이오기업의 글로벌 R&D 센터를 유치하면 제약바이오기업 본사의 최신 기술과 지식을 전수받을 수 있고, 제약산업 구조를 고도화할 기회도 주어진다. 중국, 싱가포르, 아일랜드는 국가 차원에서 글로벌 R&D 센터를 유치하여 자국의 제약바이오산업을 크게 발전시켰다.

중국

　중국은 미국에 이어 두 번째로 큰 제약바이오시장을 형성했다. 인구수가 많고 약용 식물 자원*Chinese medicinal plants*이 풍부해 유전체 연구, 대사체 연구, 후보물질 발굴 연구에 유리하다. 그런데 1990년대까지만 해도 글로벌 제약바이오기업이 중국에 잘 진출하지 않았다. 그 이유는 중국에서는 지식 재산권이 잘 보호되지 않았고, 제약시장의 95%가 제네릭에 집중돼 있었으며, 건강보험 재정에서 약제비 지출을 줄이기 위해 약가 인하의 압박을 받았기 때문이다. 그러다 2000년대 중반부터 지식 재산권과 특허 관련 법률이 재정비되고 제약바이오기업의 R&D 활동에 세금을 감면하는 혜택을 주면서, 본격적으로 글로벌 제약바이오기업이 중국에 진출해 공동 연구를 하거나 글로벌 R&D 센터를 설립하기 시작했다. 예를 들어 화이자는 2005년에 연구계획서 디자인과 평가에 초점을 맞춘 R&D 센터를 상하이에 설립하면서 2,500만 달러를 투자했고, 노바티스는 2006년에 약물탐색 연구센터*drug discovery research center*를 설립해 1억 달러를 투자했으며, 2008년에는 시설을 확장하여 400명의 과학자를 고용했다.

싱가포르

싱가포르는 제약바이오산업의 중요성을 일찍부터 인지하고, 2000년 'The Biomedical Science Initiatives'라는 제약바이오산업 15년 발전 계획을 발표하며 270억 달러를 투입했다. 2003년에는 연구 중심 시설인 바이오폴리스와 제조 중심 시설인 'Tuas Biomedical Park I & II'를 개장했다. 싱가포르는 외국 기업의 투자를 장려하기 위해 선진국 대비 낮은 17% 수준의 법인세를 유지해왔고, 다양한 연금지원제도와 조세감면제도를 시행했다. 현재 싱가포르에는 화이자, 노바티스, 사노피, 애보트 등 글로벌 제약바이오기업의 R&D 센터 및 제조시설이 있으며, 글로벌 제약산업 기지로 입지를 굳혔다.

아일랜드

아일랜드는 1960년대부터 외국인 투자 유치 전담기관인 'Industrial Development Agency'를 통해 적극적으로 외국 기업의 투자 유치를 지원해왔다. 현재 아일랜드에는 'Dublin & Cork Cluster'를 중심으로 30개 이상의 글로벌 제약사 R&D 센터 혹은 지원 사무실이 자리 잡았고, 글로벌 Top 10 제약회사 중 9곳이 아일랜드 내에 생산시설을 설치했다. 아일랜드는 글로벌 제약바이오기업과 국내 기업을 전담하는 기구가 따로 있어서 각 기업의 특성에 맞는 정책을 적용한다. 또한 12.5%의 낮은 법인 세율을 설정하여 글로벌 제약기업의 R&D 투자를 유치하며 우수한 인재를 양성하기 위해 '국립바이오공정교육연구소*National Institute for Bioprocessing Research & Training, NIBRT*'에서 매년 4,000여 명의 제약산업 전문 인력을 배출한다.

싱가포르, 아일랜드, 중국은 공통적으로 R&D 효율을 극대화하기 위한 다양한 세금 혜택을 제공한다. 아일랜드는 'R&D tax credits incentive' 정책을 통해 12.5%의 거래 공제와 25%의 세액 공제 혜택을 제공하며, 중국은 국내외 기업에 차별 없이 15%의 법인세율을 부과한다. 또한 세 나라 모두 공통적으로 공항에 쉽게 접근 가능한 입지에 국립 병원, 유명 대학교, 국가 연구소가 위치한 제약바이오클러스터를 설립하여 국내외 산·학·연의 연구 시너지를 유도한다.

한국 또한 오송첨단의료복합단지를 조성하고 외국 기업에 인센티브를 주는 방향으로 글로벌 제약회사의 투자를 유치하고자 노력했지만, 동아시아 인근 국가인 중국과 싱가포르에 비교하여 한국만의 강점이 부족하다. 제약바이오산업 전문가들은 한국이 성공적으로 글로벌 제약회사의 투자를 유도하려면 국내 기업이 글로벌 기업과 활발하게 협업하는 생태계가 조성돼야 한다고 의견을 모았다. 이를 위해서는 외국 기업뿐 아니라 국내

기업에도 적절한 정부의 투자 인센티브 정책이 필요하며, 한국
의 제약바이오클러스터의 국제화를 위해 장기적인 관점에서 계
획하고 인프라를 구축해가야 한다.

　　지금까지 살펴본 한국의 신약개발 현황에 따라 2부와 3부에서
는 신약개발의 단계를 크게 기초연구, 후보물질 발굴 및 전임상
연구의 탐색 단계*Exploration*와 임상시험 및 허가의 활용 단계*Exploita-*
*tion*로 나누어 현황과 쟁점을 기술하겠다. 즉, 대학이나 연구소,
바이오벤처가 주도하는 Exploration 단계, 그리고 병원이나 산업
체가 역할을 담당하는 Exploitation 단계의 현황을 검토하고 관
련 쟁점을 분석하고자 한다.

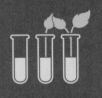

2부

Exploration:
신약 후보물질 발굴,
도약을 꿈꾸다

신약개발의 전반부인 탐색 단계*Exploration*는 기초연구, 타깃 발굴 및 검증, 후보물질 도출 및 최적화, 비임상 또는 전임상 연구를 포함한다. 먼저 질병을 대상으로 실시한 기초연구를 바탕으로 질병의 원인을 규명한 후, 치료가 가능하다고 예측되는 치료 타깃(질병)을 선정한다. 이후 타깃에 효과를 발휘하리라 기대되는 신약 후보물질을 발굴하고 스크리닝을 거쳐 최적화하는 작업을 거친다. 그런 다음 비임상연구 단계에서 시험관 내*in vitro* 혹은 생체 내*in vivo* 실험을 통해 신약 후보물질의 물리화학적 성질, 유효성, 약동학적 특징, 안전성을 평가한다. 탐색 단계에서 얻은 결과를 종합해 사람에게서 효과와 안전성을 검증하는 임상시험 단계로 진행할지 결정한다.

탐색 단계에서의 후보물질 도출 및 최적화 단계를 중심으로 연구 건수와 정부 투자가 늘어나고 있다. 하지만 타깃 발굴 및 검증과 비임상연구에서는 상대적으로 연구 건수나 투자 증가 속도가 더디다. 물론 정부가 신약개발 투자를 늘리고 신약을 개발하려는 산·학·연의 관심이 늘어나면서 최근 5년간 탐색 단계의 논문과 특허는 양적으로 매우 빠르게 성장했다. 그럼에도 불구하고 이 분야에서 논문이나 특허의 인용 정도로 대변되는 질적 경쟁력은 크게 개선되지 않았다. 전문가들은 한국의 신약개발 기술 수준이 최고 수준인 미국에 비해 5~6년 뒤처진 것으로 평가한다.

최근 정부의 신약개발 지원사업의 가장 큰 특징은 후보물질 발굴을 중심으로 신약개발 초기 단계에 투자를 집중하고, 연구비 규모가 예전에 비해 많이 커졌으며, 지원한 연구가 개별 과제에서 끝나지 않고 계속해서 개발을 이어갈 수 있도록 사업화를 지원한다는 점이다. 덕분에 신약을 개발하는 바이오벤처가 매년 눈에 띄게 늘었으며 벤처캐피털의 자본도 바이오벤처에 많이 유입됐다. 다만 아직은 벤처캐피털의 자본이 극소수의 바이오벤처에만 투자돼, 신약개발이 성공하기까지 장기간 안정적으로 자본을 확보할 수 있는 대책이 마련돼야 한다. 또한 유사한 연구비 지원사업이 여러 정부 부처에서 중복되고 과제당 연구비가 1억 원 이하인 소규모 과제가 많아, 정부의 연구비와 인력이 전략적으로 잘 분배되는지도 점검해봐야 한다.

아울러 탐색 단계를 주도할 전문 인력의 공급이 오랜 기간 충분하지 않았음에도 불구하고 여전히 인재양성 정책이 미비한 것은 큰 문제다. 신약개발과 연관해 탐색 단계 연구에 종사하는 인구는 고작 2,500명에 불과하여 전문 인력의 양성이 시급함에도 정부의 인재양성 프로그램은 대부분 일회성 단기 교육에 국한되어 있는 실정이다.

2부에서는 탐색 단계의 국내 연구 역량 및 현황을 파이프라인 수, 논문·특허·기술 수준 지표로 살펴본 뒤, 관련 분야의 인력과 지원, 투자 정책을 개괄하고 문제점을 분석해보겠다.

4장

신약개발 탐색 단계: 현황 개괄

≫ 연구 현황

신약개발의 출발점이라고 할 수 있는 탐색 단계의 연구는 크게 타깃 발굴 및 검증, 후보물질 도출 및 최적화, 비임상연구 단계로 세분된다. 타깃 발굴 및 검증은 신약 후보물질을 발굴하기 위해 치료할 질환(적응증)의 타깃이 되는 단백질을 선정*identification*하고 표적과 질병과 관계를 확인*validation*하는 단계이다. 타깃 발굴 및 검증 단계에서는 선행한 기초연구에서 발견한 지식을 바탕으로 유전체 또는 세포 단위에서 시험관 내 실험을 하거나, 형질 전환 동물을 이용해 생체 내 실험을 한다. 이후 (합성신약의 경우) 수천 개의 연구용 물질 중 타깃을 제어하는 물질을 스크리닝해 유효물질*hit*로 선정하고, 선택한 유효물질들의 구조적 유사성에 근거해 간단한 최적화 과정을 거쳐 2~3개의 선도물질*lead*로 압축한다. 선정한 선도물질들을 바탕으로 수백 개의 화합물을 합성하고 시험관 내 또는 생체 내 실험을 통해 검증하는 최적화 단계를 거치면 비임상연구 후보물질과 백업*back-up* 화합물이 도출된다. 이렇게 유효물질을 스크리닝해 선도물질을 고르고, 선도물질 중에서 비임상연구 후보물질을 선정하는 과정을 '후보물질 도출 및 최적화 단계'라고 한다. 신약 하나를 허가받기까지 평균 5,000~10,000개의 물질이 탐색되며, 타깃 발굴 및 검증 단계에 평균 3년이 소요된다.

비임상연구 단계에서는 동물이나 세포를 이용해 탐색 과정에서 도출한 후보물질의 유효성과 안전성을 시험한다. 의약품이 체내에서 어떻게 흡수*absorption*, 분포*distribution*, 대사*metabolism*, 배설*excretion*되는지 알아보는 약동학시험과 약효약리시험 과정을 거친 후, 동물실험을 통해 독성학적 프로파일을 규명하고 사람에게 최초 노출하기에 안전한 초기 투여량을 결정한다. 비임상시험을 수행하는 기관은 실험실 운영관리 기준인 비임상시험규정*Good Laboratory Practice, GLP*을 준수해야 한다. 한국에서는 1980년대 신약허가용 독성시험자료의 신뢰성을 확보하고자 GLP가 처음 도입됐으며, 1996년 경제협력개발기구*Organisation for Economic Co-operation and Development, OECD* 가입을 계기로 1998년부터 OECD GLP 원칙에 기초한 국제적 수준의 GLP 기준을 적용하고 있다. 2003년부터 신약허가 심사를 신청할 때 제출하는 독성시험자료는 반드시 식약처가 지정한 비임상시험실시기관에서 수행한 시험을 통해 얻은 자료여야 한다.

2021년 10월 기준, 의약품 분야 비임상시험실시기관은 총 23곳이다. 각 기관별로 독성시험, 변이원성, 독성동태, 안전성약리와 같이 분야별로 인증받은 세부 시험의 목록이 다르다. 비임상시험실시기관 23곳 중 가장 여러 종류의 독성시험이 가능한 기관은 바이오톡스텍(9종 가능)이며, 그다음은 한국화학연구원 부설 안전성평가연구소와 켐온(각각 8종 가능)이다. 그런데 비임상시험실시기관 23곳 중 〈의약품 등의 독성시험기준〉 제3조에서 분류한 11개의 독성시험 항목[1]을 모두 수행할 수 있는 기관은 하나도 없다. 영장류를 이용한 독성시험 실시가 가능한 곳이 한국화학연구원 부설 안전성평가연구소 전북분소와 제니아 두 곳밖에 없다는 점도 아쉽다. 또 한국화학연구원 부설 안전성평가연구소와 바이오톡스텍 두 곳을 제외하면 신약허가 과정에서 FDA와 같은 해외 주요 규제기관의 실사를 받은 경험이 없어 국내 제약바이오기업의 신뢰가 낮다. 이렇게 낮은 신뢰를 반영하듯 국내 제약바이오기업의 70%는 해외의 비임상시험실시기관을 이용하고 있다.

탐색 단계에서는 수백에서 수천 개의 물질을 반복적으로 연

---

1 〈의약품 등의 독성시험기준〉 제3조에서 분류한 11개의 독성시험 항목: 단회투여독성시험, 반복투여독성시험, 생식·발생독성시험, 유전독성시험, 항원성시험, 면역독성시험, 발암성시험, 국소독성시험, 국소내성시험, 단회투여흡입독성시험, 반복투여흡입독성시험

구하므로 연구 건수를 정확히 파악하기 어렵다. 하지만 탐색 단계의 연구 대부분이 정부에서 연구개발비를 지원받는 대학이나 연구소에서 진행되므로 정부가 연구개발비를 투자하는 신약개발 과제를 통해 국내의 연구 동향을 파악할 수 있다. 2015년부터 2019년까지 정부가 지원하는 탐색 단계의 연구 건수는 2016년을 제외하고 꾸준히 증가하는 추세다. 타깃 발굴 및 검증, 후보물질 도출 및 최적화, 비임상시험 단계를 포함한 탐색 단계의 연구 건수는 2015년 602건에서 2019년 814건으로 35% 늘었다. 특히 후보물질 도출 및 최적화 단계의 연구는 2015년 219건으로 비임상(265건)보다 적었는데, 2019년에는 500건으로 2배 넘게 증가했을 뿐만 아니라 같은 해 비임상연구 건수(177건)와 비교하더라도 3배에 가까운 수치다. 1부에서 설명했듯 2015년에 비해 5년간 급격히 증가한 연구 건수를 통해 후보물질 도출 및 최적화를 중심으로 신약개발의 초기 단계에 투자를 늘리겠다는 정부의 의지를 엿볼 수 있다. 반면 정부가 지원하는 타깃 발굴 및 검증 단계 연구의 수는 2015년에서 2019년 사이에 거의 변화가 없었고, 비임상시험은 265건이었던 2015년 대비 2016년에 97건으로 크게 감소한 이후 조금씩 늘어서 2019년에는 177건이 됐지만 여전히 2015년에 비해 많이 줄었음을 알 수 있다(그림 2-1).

국내 제약바이오기업의 탐색 단계 연구 동향은 파이프라인을 통해 파악할 수 있다. 국내 신약 파이프라인은 2015년 255개에서 2020년에는 559개로 5년 사이에 2배 이상 늘었다(그림 2-2).

그림 2-1. 2015~2019년 정부가 지원하는 신약개발 단계별 연구 건수 [출처: 다음 자료를 이용해서 저자 작성. 한국과학기술기획평가원. 〈2015년~2019년 신약개발 정부 R&D 투자 포트폴리오 분석〉. KISTEP 통계브리프. 2017~2021. & 유거송. 〈인공지능 기반 국내외 바이오헬스 기술개발 동향 비교분석 연구〉. 한국과학기술기획평가원. 2021.]

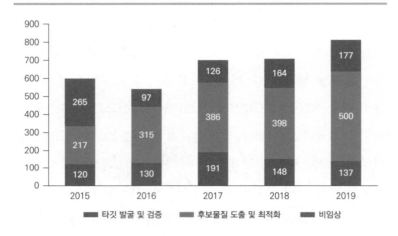

그림 2-2. 2015년과 2020년 국내 제약바이오기업의 신약 파이프라인 수 [출처: 한국신약개발연구조합. 《2015 한국 제약산업 연구개발 백서》. 2015. & 범부처신약개발사업단. 〈범부처신약개발사업단 백서 2011-2020〉. 2020.]

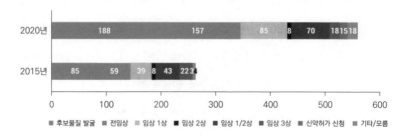

파이프라인을 보유한 기업도 2015년에는 35개 기업에 불과했지만 2020년에는 116개 기업으로 늘었다. 2015년과 2020년 모두 개발 초기 단계의 비중이 전체 파이프라인의 절반 이상이었다. 2015년에는 선도물질·후보물질 도출 단계에 위치한 파이프라인의 수는 85개, 전임상시험(비임상시험) 단계에 위치한 파이프라인의 수는 59개로 탐색 단계의 파이프라인이 전체의 56%를 차지했다. 5년 뒤인 2020년에는 선도물질·후보물질 도출 단계에 위치한 파이프라인의 수는 188개, 전임상 단계에 위치한 파이프라인의 수는 157개로 전체의 62%를 차지함으로써 탐색 단계의 파이프라인과 연구는 앞으로도 계속 늘어나리라 전망된다. 전임상 단계의 신약 후보물질이 최종 허가를 받을 확률이 6%로 추산되므로 제약바이오기업은 최대한 여러 후보물질을 확보해야 신약 개발 가능성을 높일 수 있다.

» 논문·특허·기술 수준

한국과학기술기획평가원*Korea Institute of Science & Technology Evaluation and Planning, KISTEP*에서는 〈과학기술기본법〉 제14조 2항 및 〈과학기술기본법 시행령〉 제24조 2항에 따라 국가 핵심기술을 대상으로 2년 주기로 기술 수준을 평가한다. 2013~2017년에는 제3차 과학기술기본계획에 따라 선정된 120개 '국가전략기술'의 수준을 평가했고, 2018년부터는 120개 '중점과학기술[2]'의 수준을 평가했다. 기술 수준의 평가는 '정량 평가'와 '정성 평가'로 나뉜다. 정량 평가는 논문과 특허의 추이와 기술적 가치를 파악하는 지표를 활용한다. 정성 평가는 한국, 중국, 일본, 유럽연합*European Union, EU*, 미국 중 최고 기술 보유국의 기술 수준을 100%로 보았을 때 상대적 기술 수준을 퍼센트로 나타낸 '기술 수준'과, 최고 기술 보유국의 기술 수준에 도달하는 데 예측되는 소요 기간을 뜻하는 '기술 격차'를 전문가 델파이 조사[3]를 통해 평가한다.

120개 중점과학기술(또는 국가전략기술) 중에서 신약개발 분야와 관련성이 높은 분야는 '맞춤형 신약개발 기술', '바이오마커 개발 기술(바이오마커 기술)', '약물 전달 최적화 기술(지능형 약물 전달 최적화 기술)'이다. 따라서 이번 장에서는 KISTEP의 기술 수준 평가 중 맞춤형 신약개발 기술, 바이오마커 개발 기술, 약물 전달 최적화 기술에서 논문·특허·기술 수준을 평가한 내용을 분석한다. KISTEP의 기술 수준 평가는 대학, 연구소, 기업을 포함한 모든 연구 수행 주체가 정부 과제를 통해 달성한 성과를 대상으로 진행한다. 하지만 맞춤형 신약개발 기술, 바이오마커 개발 기술, 약물 전달 최적화 기술에 해당하는 정부 과제 수의 약 90%(2019년 기준 5,152건 중 4,593건)를 대학과 연구소에서 담당하므로 KISTEP 기

---

2 '국가전략기술'의 수준 평가 방법과 평가 방법은 비슷하지만 명칭이 '중점과학기술'로 변경됐다.
3 델파이 조사란 전문가 패널(panel)을 구성해 수회 이상 설문하는 정성적 분석 기법으로 '전문가 합의법'이라고도 한다.

술 수준 평가를 통해 탐색 단계를 주로 담당하는 대학 및 연구소의 역량을 가늠할 수 있다.

신약개발과 분야와 관련성이 높은 맞춤형 신약개발 기술, 바이오마커 개발 기술, 약물 전달 최적화 기술 분야는 지난 5년간 한국의 논문과 특허의 양적 지표로 평가할 때 매우 우수했다. 예를 들어 맞춤형 신약개발 기술, 바이오마커 개발 기술, 약물 전달 최적화 기술 분야의 정부 지원 연구 중 대학 및 연구소에서 출판한 성과 인정 과학인용색인*Science Citation Index, SCI* 논문 수는 2015년 1,832건에서 2019년에는 3,311건으로 2배 가까이 증가했다. 응용과 개발연구 분야의 논문 건수는 변화가 없는 데 비해, 기초연구 논문은 2015년 1,340건에서 2019년 2,703건으로 2배 이상 증가했다(그림 2-3). 또 맞춤형 신약개발 기술의 성장세가 바이오마

그림 2-3. 2015~2019년 대학·연구소의 성과 인정 SCI 논문 수 [출처: 한국과학기술정보연구원에서 제공하는 과학기술통계를 바탕으로 저자 작성]

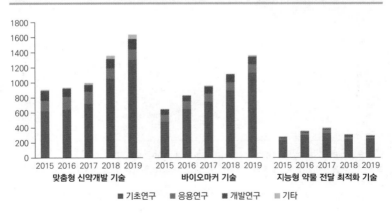

커 개발 기술과 약물 전달 최적화 기술의 성장세보다 높으며, 이러한 양적 성장세는 선진국과 비교하더라도 높은 편이다. SCO-PUS 등재 논문을 과거(2008~2013년)와 최근(2014~2019년)의 5년 구간으로 나누어 분석한 논문 증가율을 보면, 한국은 세 분야 모두 분석 대상 5개국 중 중국 다음으로 2위를 차지했다(표 2-1).

양적 지표는 국가 규모를 고려해야 하므로 성장률이 아닌 절대 수치를 그대로 비교하는 것은 적절하지 않을 수 있다. 그러나 한국의 특허는 절대 건수에서도 상당한 경쟁력을 보였다. 한국은 전 세계 특허 출원의 80% 이상을 차지하는 한국, 미국, 중국, 일본 및 유럽의 5개 국가 또는 지역의 특허청인 'IP5 *The Five IP Offices*'에 속하는 국가(지역) 중 하나일 정도로 전 세계 특허 개수 신장에

표 2-1. 선진국 대비 국내 논문·특허의 활동력 [출처: 한국과학기술기획평가원. 〈2020년 기술수준평가〉. 2020.]

	논문 점유율			특허 점유율			논문 증가율			특허 증가율			해외 특허 출원도		
	한국	선도국	5개국 평균	한국	선도국	5개국 평균	한국	선도국	5개국 평균	한국	선도국	5개국 평균	한국	선도국	5개국 평균
맞춤형 신약개발 기술	2.7%	43.3% (EU)	-	8.5%	45.7% (중국)	-	190.1%	252.4% (중국)	156.3%	27.1%	156.4% (중국)	76.7%	2.5	9.7 (EU)	4.7
바이오마커 개발 기술	2.2%	47.2% (EU)	-	16.9%	43.4% (미국)	-	161.4%	342.3% (중국)	116.1%	78.9%	319.2% (중국)	47.6%	1.9	7.2 (EU)	4.8
지능형 약물 전달 최적화 기술	4.1%	35.6% (중국)	-	7.1%	41.4% (중국)	-	103.0%	136.6% (중국)	54.7%	39.1%	120.1% (중국)	36.5%	2.7	9.6 (EU)	4.6

1) 논문 증가율은 과거 구간(2008~2013년), 최근 구간(2014~2019년)으로 나누어 분석
2) 특허 증가율은 미공개 구간을 제외하여 과거 구간(2008~2012년), 최근 구간(2013~2017년)으로 나누어 분석
3) 논문 점유율 및 특허 점유율의 5개국 평균값은 모두 20%로 계산되므로 5개국 평균값의 기재 생략

크게 기여했다. 신약개발 분야에서도 한국의 출원 특허 건수는 결코 적지 않았다. IP5 국가 전체의 출원 특허 건수인 14,450건 중에서 한국의 출원 특허 건수는 1,454건으로 약 10%를 차지한다. 성장세 또한 빨랐다. 신약개발과 관련성이 높은 맞춤형 신약개발 기술, 바이오마커 개발 기술, 약물 전달 최적화 기술 분야의 해외 등록 특허 건수를 합치면 2015년 20.8건에서 2019년 77.4건으로 3.5배 이상 증가했다(그림 2-4). 특허 증가율은 맞춤형 신약개발 기술이 IP5 국가 중 4위로 평균보다 낮은 수준이었지만, 바이오마커 개발 기술과 약물 전달 최적화 기술 분야에서는 각각 중국 다음으로 2위를 기록했다(표 2-1).

그러나 논문과 특허의 눈부신 양적 성장과는 대조적으로 한국의 질적 경쟁력은 여전히 낮다. KISTEP의 기술 수준 평가에서

그림 2-4. 2015~2019년 대학·연구소의 해외 등록 특허 수 [출처: 한국과학기술정보연구원에서 제공하는 과학기술통계를 바탕으로 저자 작성]

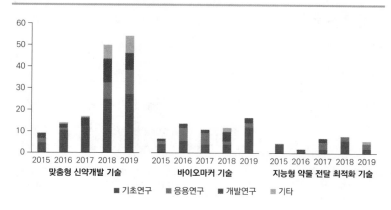

는 각국의 SCOPUS 등재 논문을 기준으로 건당 피인용 건수(논문 영향력)와 IP5 국가 전체의 중요 논문 건수 중 해당 국가의 중요 논문[4] 건수가 차지하는 비중(중요 논문 비중)을 논문의 질적 경쟁력 지표로 삼는다. 신약개발 분야의 2008~2019년 논문 영향력을 측정한 결과, 한국은 맞춤형 신약개발 기술, 바이오마커 개발 기술, 약물 전달 최적화 기술 분야 모두 5개국 중 4~5위 수준에 불과했다(표 2-2). 특히 국내외에서 가장 활발한 연구를 진행하는 맞춤형 신약개발 분야의 경우, 한국의 논문 영향력은 8.7로 최하위를 기록했으며, 5개국이 게재한 중요 논문 중 한국이 차지하는 비율은 단 2%에 불과했다. 전체적인 논문 건수의 규모가 다른 나라에 비해 훨씬 적어서 전체 건수에서 한국이 차지하는 상대적 비율은 낮을 수밖에 없겠지만, 한국의 논문만 놓고 보더라도 중요 논문의 비중은 높지 않다. 분석에 포함된 한국의 유효 논문 550개 중에서 중요 논문은 145개(26%)로, 미국(42.4%)이나 EU(37.5%)와 비교해 많이 떨어진다.

특허 역시 논문과 유사하게 한국은 특허 영향력이나 중요 특허 비율과 같은 질적 경쟁력이 떨어진다. 예를 들어 맞춤형 신약개발 분야에서 한국의 특허 영향력은 IP5 국가 평균인 6.7보다 낮은 4.2이며, IP5 국가의 중요 특허 중에서 한국의 중요 특허[5]가

---

4 피인용 수가 10개 이상인 논문을 말한다.

5 공개 등록 특허 중에서 IP4 특허(한국, 미국, 일본, EU, 중국 중 4개 국가 또는 지역 출원)에 해당하거나, 등록 특허 중에서 패밀리 특허(특정의 특허 출원과 관련된 모든 특허 및 특허 출원) 국가 수 혹은 청구항 수(발명의 수)가 해당 기술의 평균보다 높은 특허를 말한다.

차지하는 비율은 9.6%에 불과하다(표 2-2). 한국의 특허만 봤을 때도 중요 특허의 비중은 38.0%로 IP5 국가 중에서 4위이며, 미국(65.5%)이나 EU(70.8%)에 훨씬 못 미치는 수준이다(표 2-3).

전문가 델파이 조사를 통한 정성 분석에서는 신약개발과 관련성이 높은 맞춤형 신약개발 기술, 바이오마커 개발 기술, 약물 전달 최적화 기술 분야 모두 한국의 기술 수준이 최고 기술 보유국 대비 70~80% 수준이라고 분석했다. 한국은 아직 맞춤형 신약개발 기술, 바이오마커 개발 기술, 약물 전달 최적화 기술 모두 기술 분야를 선도하는 그룹에 속하지 못하며, 최고 기술 보유국과

표 2-2. 선진국 대비 국내 논문·특허의 기술력 [출처: 한국과학기술기획평가원. 〈2020년 기술수준평가〉. 2020.]

	논문 영향력			특허 영향력			중요 논문 비율			중요 특허 비율			연구주체 다양도		
	한국	선도국	5개국 평균	한국	선도국	5개국 평균	한국	선도국	5개국 평균	한국	선도국	5개국 평균	한국	선도국	5개국 평균
맞춤형 신약개발 기술	8.7	18.6 (미국)	14.8	4.2	8.5 (미국)	6.7	2.0%	44.8% (EU)	-	9.6%	54.9% (미국)	-	0.88	0.97 (EU)	0.94
바이오 마커 개발 기술	9.4	22.8 (미국)	17.2	1.6	3.6 (미국)	3.3	1.3%	48% (EU)	-	14.1%	48% (EU)	-	0.82	0.96 (미국)	0.94
지능형 약물 전달 최적화 기술	25.8	36.5 (미국)	28.5	2.4	11 (미국)	9.6	4.0%	33.8% (중국)	-	8.1%	58.7% (미국)	-	0.78	0.94 (EU)	0.91

1) 중요 논문 비율, 중요 특허 비율의 5개국 평균값은 20%로 계산되므로 5개국 평균값의 기재 생략
2) 논문 영향력: 논문 건당 피인용 건수를 기반으로 논문의 질적 경쟁력 측정
3) 특허 영향력: 등록 특허 건당 피인용 건수를 기반으로 특허의 질적 경쟁력 측정
4) 중요 논문 비율: 국가별 중요 논문 확보율을 기반으로 논문의 질적 경쟁력 측정
5) 중요 특허 비율: 패밀리 특허(특정의 특허 출원과 관련된 모든 특허 및 특허 출원) 국가 수를 기반으로 특허 자체가 가진 양적 영향력(경제적 가치) 측정
6) 연구주체 다양도: 논문 발생 건수가 많은 발표 기관들을 제외한 참여도를 기반으로 연구인력 경쟁력과 다양성 측정

표 2-3. 신약개발 분야의 2020년 등록 특허 건수와 중요 특허 건수 [출처: 한국과학기술기획평가원. 〈2020년 기술수준평가〉. 2020.]

	맞춤형 신약개발 기술			바이오마커 개발 기술			지능형 약물 전달 최적화 기술		
	특허 건수	중요 특허 건수	해당 국가의 특허 중 중요 특허의 비율	특허 건수	중요 특허 건수	해당 국가의 특허 중 중요 특허의 비율	특허 건수	중요 특허 건수	해당 국가의 특허 중 중요 특허의 비율
한국	461	175	38.00%	1,454	554	38.10%	608	212	34.90%
중국	2,466	101	4.10%	5,134	237	4.60%	405	61	15.10%
일본	374	146	39.00%	780	315	40.40%	214	75	35.00%
EU	566	401	70.80%	2,057	1,348	65.50%	806	434	53.80%
미국	1,531	1,003	65.50%	5,025	2,927	58.20%	1,559	718	46.10%
전체	5,398	1,826	33.80%	14,450	5,381	37.20%	3,592	1,500	41.80%

비교해 3~6년의 기술 격차가 난다고 결론 내렸다. 맞춤형 신약 개발 기술, 바이오마커 개발 기술, 약물 전달 최적화 기술 분야 중 국내외에서 가장 여러 연구가 진행되는 맞춤형 신약개발 기술의 경우, 2020년의 한국과 최고 기술 보유국의 기술 격차는 무려 6년인데, 2년 전인 2018년에 비해 격차가 0.5년 더 벌어졌다. 바이오마커 개발 기술, 약물 전달 최적화 기술 분야도 2년이라는 기술 격차를 거의 좁히지 못했다.

전문가들은 국내 기술의 수준을 향상하기 위해 필요한 정책으로 연구비 확대와 인력양성 및 유치를 1, 2순위로 꼽았다. 특히 대규모 집단 연구과제나 중장기 연구과제에 과감한 투자가 필요하며, 파이프라인 강화를 위해 대학과 연구소의 기초 분야 연구비를 적극 확대해야 한다고 제언했다. 또 국내 연구원을 국외 기관에 연수 보내거나, 해외에 있는 국내 과학자를 본국에 유치할 수 있는 지원책을 마련해서 우수한 인력을 양성 또는 유치해야 한다고 제안했다.

KISTEP의 기술 수준을 평가하는 120개 중점과학기술 분류 중에 바이오의약품과 직접 관련된 분류는 없다. 단지 유전자치료 기술, 줄기세포 활용 기술, 신·변종 감염병 대응 기술에 바이오의약품 관련 기술 일부가 포함될 뿐이다. 따라서 한국보건산업진흥원(이하 진흥원)은 〈바이오의약품 산업 분석 및 정책 연구〉에서 KISTEP 기술 수준 평가 대신 전문가 델파이 조사를 통해 바이오의약품 기술의 경쟁력을 조사했다(표 2-4). 진흥원은 바이오의약품 기술을 유전자 재조합 및 단백질의약품, 항체의약품, 백신, 세포치료제, 유전자치료제 기술로 세분해서 분석했다. 이때 한국의 바이오의약품 기술 경쟁력은 9점 만점에 5.8점으로 보통(5점)보다 약간 높은 수준으로 분석됐다. 세부 기술별로는 항체의약품 기술이 7.1점으로 가장 높았고, 유전자 재조합 단백질의약품 기술이 6.0점으로 그다음이었다. 반면 백신(5.8점), 세포치료제(5.9점)는 보통보다 약간 높은 수준이고, 유전자치료제(4.2점)는 보통 이하의 수준으로, 글로벌 경쟁력이 떨어진다고 평가됐다. 항체의약품 기술과 유전자 재조합 단백질의약품 기술도 국내 바이오기업이 바이오의약품 생산 능력은 갖추었지만 혁신 신약을 개발할 역량은 아직 미흡하다고 진단됐다.

표 2-4. 바이오의약품 유형별 기술 경쟁력 델파이 조사 결과 [출처: 한국보건산업진흥원. 〈바이오의약품 산업 분석 및 정책 연구〉. 2020.]

	1차 조사	2차 조사	의견
유전자 재조합 단백질의약품	5.93	6	• 제네릭 개발을 통해 대체적으로 후발주자로서 개발 경험이 축적됐고, 생산 능력도 보유 • 혁신 신약의 개발 경험 부족
항체의약품	6.53	7.1	• 바이오시밀러 개발 기업을 중심으로 글로벌 경쟁력 확보 • 신규 항체의약품 개발 및 생산 경쟁력 보유 • 신규 항체의약품 개발에 도전하는 벤처기업 증가 • 질환 타깃의 발굴과 이에 따른 항체 설계, 스크리닝 등 후보물질 발굴 단계에서의 연구 역량 개선 필요
백신	5.8	5.8	• 국내 기업들의 전통적인 백신 분야에서는 생산능력 등 일부 경쟁력 보유 • 국내 지급률이 50% 내외에 불과 • 다국적 기업 대비 유효성 자료 등 임상자료 부족 • 전반적인 백신 개발 기술 경쟁력 미흡
세포치료제	5.87	5.9	• 세포치료제 승인 및 개발 중 • 단순 배양 세포치료제 개발 수준 • CAR-T 세포치료제와 같은 첨단 유전자 변형 세포치료제 분야는 차별성 없는 해외 기술의 도입/활용 수준
유전자치료제	3.93	4.2	• 일부 자생적 벤처기업의 원천 기술 보유 및 해외 임상 수행 • 아데노바이러스 베터 활용 기술 등 운반체 및 운반 방법 등 유전자치료제 개발 기반 기술의 측면에서는 글로벌 기업 대비 경쟁력 미흡 • 기술 개발 속도가 매우 느림

주) 매우 미흡(1) - 보통(5) - 매우 우수(9)

5장

신약개발 탐색 단계: 인력 및 투자

>> 인력 현황

한국제약바이오협회에 따르면 한국에서 제약산업에 종사하는 인원은 102,912명(2019년 자료)이다. 한국 제약산업 전체 종사자 중에서 연구직에 종사하는 인원은 12,314명으로 전체의 12%에 해당한다. 한국의 제약산업 종사자는 해마다 늘었지만 연구직의 비율은 거의 늘지 않았다(표 2-5). 국가통계포털의 〈제약산업실태조사〉(가장 최신 데이터인 2017년 자료)에 따르면 조사 대상 638개 의약품 기업의 전체 인력은 76,431명이었으며, 이 중 연구개발 직군(후보물질 발굴, R&D 기획, 임상시험)은 전체의 11.2%인 8,542명이었다(표 2-6). 그중에서도 후보물질 발굴 담당 인력은 4,196명으로 연구개발 직군의 절반 정도이지만, 전체 인력의 5.5%에 불과하다.

표 2-5. 한국 제약산업계 고용 인원 [출처: 한국제약바이오협회. 〈2020 제약바이오산업 DATABOOK 통계정보(개정판)〉. 2021.]

구분	업체 수/ 총 인력 (명)	사무직		영업직		연구직		생산직		기타	
		인원수	비율	인원수	비율	인원수	비율	인원수	비율	인원수	비율
2015	842 94,510	19,115	20.2	25,747	27.2	11,057	11.7	31,664	33.5	6,927	7.3
2016	853 94,929	17,604	18.5	26,443	27.9	11,862	12.5	32,104	33.8	6,916	7.3
2017	855 95,524	17,984	18.8	25,618	26.8	11,925	12.5	33,129	34.7	6,868	7.2
2018	842 97,336	18,979	19.5	25,263	26.0	11,884	12.2	34,217	35.2	6,993	7.2
2019	918 102,912	20,702	20.1	25,580	24.9	12,314	12.0	37,215	36.2	7,101	6.9

표 2-6. 의약품 기업의 연구 분야별 연구원 고용 현황 [출처: KOSIS 국가통계포털. 〈제약 산업 실태조사〉.]

(단위: 명, %)

연구 분야별 (1)	연구 분야별 (2)	2013		2014		2015		2016		2017	
		인원수	비율	인원수	비율	인원수	비율	인원수	비율	인원수	비율
신약	화합물 신약	873.1	17.8	769.3	15.6	939.0	16.6	1,109.0	15.1	1,195.0	14.0
	바이오 신약	411.4	8.4	548.2	11.1	816.0	14.4	749.0	10.2	873.0	10.2
	천연물 신약	239.6	4.9	276.3	5.6	260.0	4.6	262.0	3.6	267.0	3.1
개량 신약	화합물 의약품 개량	862.3	17.6	899.6	18.3	826.4	14.6	1,044.0	14.2	1,121.0	13.1
	바이오 의약품 개량	157.6	3.2	215.7	4.4	286.0	5.1	371.0	5.1	476.0	5.6

제네릭/ 바이오 시밀러/ 백신	제네릭 (화합물)	1,085.7	22.1	1,005.0	20.4	1,202.5	21.2	1,578.0	21.5	1,755.0	20.5
	바이오 시밀러 (바이오)	176.4	3.6	378.8	7.7	331.5	5.9	544.0	7.4	1,693.0	19.8
	백신	-	-	-	-	-	-	297.0	4.0	301.0	3.5
원료 의약품	소계	833.7	17.0	550.7	11.2	681.2	12.0	603.0	8.2	724.0	8.5
기타 분야 (의약품 외)	소계	264.2	5.4	282.4	5.7	316.4	5.6	783.0	10.7	137.0	1.6
합계	소계	4,904.0	100.0	4,926.0	100.0	5,659.0	100.0	7,339.0	100.0	8,542	100.0

표 2-7. 2017년 의약품 기업 직군별 인력 현황 [출처: KOSIS 국가통계포털. 〈제약산업 실태조사〉.]

업체 수	R&D 기획	후보 물질 발굴	임상 시험	인증 및 인허가	라이 센싱	특허	생산	품질 관리	영업/ 마케팅	경영 관리	합계
638	2,379	4,196	1,967	1,635	694	286	20,546	10,274	25,481	8,973	76,431

‘신약’ 개발에 참여하는 인원은 훨씬 적다. 같은 조사에서 ‘의약품 기업’[6]의 연구원을 연구 분야별로 분류하면, 개량신약이나 제네릭 등을 제외하고 실제 ‘신약’을 연구하는 인원은 전체 연구원의 27.9%에 해당하는 2,335명에 불과했다. 그중 절반 정도가 후보물질 발굴 업무에 종사한다고 가정하면 1,200명이 채 되지

---

6 이 조사에서 ‘의약품 기업’은 제약산업과 관련된 경제 활동을 하는 제약기업 전체(650곳)를 말한다.

않는 인력이 신약개발을 담당하는 셈이다. 한편, 한국바이오협회의 〈인력 수급 실태조사〉에 따르면 2018년 바이오기업은 모든 직군에서 인원 충족률이 90%도 되지 않아 인력이 많이 부족하다고 조사됐다. 그중에서도 연구직과 개발직의 충족률은 각각 81.6%, 77.2%에 불과하다(그림 2-5).

대학 연구소에서 신약개발 관련 연구를 하는 인력을 정확히 파악한 자료는 찾아보기 힘들지만, 국가 R&D 참여 인력의 전문 분야를 통해 대략의 대학 연구소의 연구인력 규모를 추측해봤다. 국가 R&D 참여 인력은 국가과학기술표준분류체계에 따라 본인의 전문 분야를 최대 3개까지 등록할 수 있다. 신약개발과 가장 관련성이 높은 분류는 대분류 '보건의료'의 하위분류인 중분류 중에서 '의약품·의약품 개발'이다. 국가 R&D 참여 인력을 전문 분야에 따라 검색해본 결과(2021년 8월 기준), 전문 분야가 '보건의료'인 인력은 5,905명이었고, 그중 중분류가 '의약품·의약품 개발'인 인력은 1,312명에 불과했다. 1,312명을 다시 세부 분야

그림 2-5. 2018년 바이오기업 직종별 신규 대체 인원 충족률 [출처: 과학기술정보통신부. 〈2019 생명공학백서〉. 2019.]

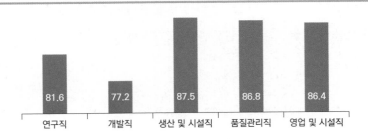

연구직	개발직	생산 및 시설직	품질관리직	영업 및 시설직
81.6	77.2	87.5	86.8	86.4

(소분류)로 나눠보면 각 분야당 연구인력은 많아야 300명 남짓이고, 어떤 분야는 단 1명도 없다(표 2-8).

앞서 기업에서 신약개발을 담당하는 인력이 약 2,300명 정도라 추산했으므로, 한국에서 신약개발을 담당하는 전문 인력은 대학과 연구소, 기업을 통틀어 대략 3,600여 명 내외다. 더욱이 기업에서 탐색 단계 이외의 분야를 담당하는 연구인력을 제외하면, 한국에서 신약개발의 탐색 단계에 종사하는 인구는 고작 2,500명에 불과하다는 결론에 이른다.

표 2-8. '의약품·의약품 개발'을 전문 분야로 하는 국가 R&D 참여 인력의 세부 전문 분야 소분류(3개까지 복수 선택 가능) [출처: 한국과학기술정보연구원의 국가 R&D 참여 인력 검색자료를 바탕으로 저자 작성(2021년 8월 기준)]

LC03 의약품/의약품 개발	인원	LC03 의약품/의약품 개발	인원
LC0301. 의약품 합성/탐색	293	LC0312. 유전자의약품	24
LC0302. 의약품 모델링	–	LC0313. 저분자의약품	61
LC0303. 약효 검색	142	LC0314. 천연물의약품	132
LC0304. 체내 동태/약물 대사연구	35	LC0315. 치료용 항체	41
LC0305. 임상약리	86	LC0316. 백신	28
LC0306. 의약품 제형 개발/생산기술	176	LC0317. 세포/조직치료제	121
LC0307. 의약품 성분 분석	–	LC0318. 시약/진단제	46
LC0308. 의약품 기준/시험방법 평가	–	LC0319. 바이오 생체 재료	72
LC0309. 약물 전달 시스템	71	LC0320. 바이오 인공장기	50
LC0310. 단백질의약품	132	LC0321. 기능성화장품 개발	101
LC0311. 효소의약품	5	LC0399. 달리 분류되지 않는 의약품/의약품 개발	–

≫ 자본 확보 현황

(1) 정부 지원 연구비

신약개발의 탐색 단계는 대학, 연구소에서 주로 담당하므로
대부분의 연구개발비를 정부 지원 연구비에서 조달한다. 1장에
서 살펴본 것처럼 최근 10년 동안 정부는 신약개발 투자액을 연
평균 3.9%씩 늘려 2019년에는 총 3,910억 원을 투자했는데, 수
행 주체별로는 초기 개발 단계의 연구를 수행하는 대학과 연구
소에 가장 높은 금액인 2,626억 원을 투자했다. 초기 개발 단계
중에서도 타깃 발굴 및 검증이나 비임상시험보다 후보물질의 도
출 및 최적화에 투자하는 비중이 눈에 띄게 높아졌다. 2015년에
는 타깃 발굴 및 검증에 155억 원(전체 연구비의 4.6%), 후보물질 도
출 및 최적화에 425억 원(12.7%), 비임상시험에 638억 원(19%)을
투자해 비임상시험에 투자하는 비중이 세 단계 중에서 가장 높
았다. 그런데 2015년 이후 비임상시험의 연구비 지원을 대폭 줄
이고 후보물질 도출 및 최적화 단계에 지원을 지속적으로 늘려,
2019년에는 전체 연구비의 31.1%를 후보물질 도출 및 최적화 연
구에 투자했다. 특히 2019년 연구수행 주체별-신약개발 단계별
교차 분석에서 대학에서 진행하는 후보물질 도출 및 최적화 단
계에 가장 많은 752억 원이 투자돼, 대학과 연구소가 최대한 여
러 후보물질을 발굴할 수 있도록 지원하려는 정부의 의지가 엿
보인다(그림 2-6).

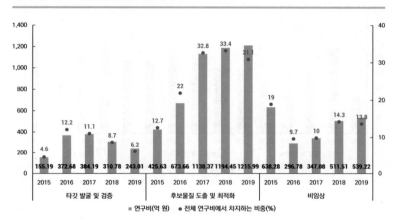

그림 2-6. 2015년~2019년 정부가 투자한 신약개발 탐색 단계의 연구비 [출처: 다음 자료를 이용해서 저자 작성. 한국과학기술기획평가원. 〈2015년~2019년 신약개발 정부 R&D 투자 포트폴리오 분석〉. KISTEP 통계브리프. 2017~2021. & 유거송. 〈인공지능 기반 국내외 바이오헬스 기술개발 동향 비교분석 연구〉. 2021.]

정부가 지원하는 과제당 연구비 규모는 작은 편이다. 2019년 과제당 연구비는 기타 단계를 제외하면 임상시험 단계가 평균 5.3억 원으로 가장 높았고, 다음은 인프라 연구로 3.3억 원이었다. 하지만 초기 단계로 갈수록 과제당 연구비 규모는 점점 작아지고, 1억 원 이하의 소규모 과제가 차지하는 비중도 점점 높아진다(그림 2-7). 예를 들어 타깃 발굴 및 검증 단계에서 1억 원 이하 과제가 차지하는 비중은 무려 51.1%나 된다. 타깃 발굴 및 검증 단계 연구 중에서 1억 원 이하 과제가 차지하는 비중은 2015년부터 전반적으로 줄어드는 추세였으나 2019년에 다시 늘었다. 2010년 보고에 따르면, 한 개의 신약을 출시하려면 타깃 발굴 및

그림 2-7. 2019년 신약개발 단계별 정부 R&D 과제당 평균 연구비 및 소규모 과제 수 비중 [출처: 한국과학기술기획평가원. 〈2019년 신약개발 정부 R&D 투자 포트폴리오 분석〉. KISTEP 통계브리프. 2021.]

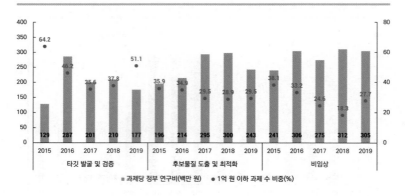

검증 단계의 연구 프로그램이 평균 24.3개 필요하고 총 9,400만 달러가 소요된다. 타깃 발굴 및 검증 단계의 연구 프로그램 1개 당 1백만 달러(한화 약 11억 8,000만 원)가 소요되는데, 과제당 1억 원 이하의 연구비로 얼마나 가시적인 성과를 올릴 수 있을지 의문이다.

(2) 바이오벤처기업의 자본 확보 현황

신약개발 단계 중에서 초기 임상 이전의 단계를 주로 수행하는 바이오벤처기업은 벤처캐피털의 투자를 받기도 한다. 1990년대 이후 매년 새로 설립되는 바이오 중소·벤처기업의 수는 계속해서 빠르게 증가하는 추세이며, 최근 5년간(2015~2019년) 한 해 평균 368.8개의 바이오 중소·벤처기업이 새로 설립됐다(그림 2-8).

그림 2-8. 연도별 바이오 중소·벤처기업 설립 현황 [출처: 한국생명공학연구원, 과학기술정책연구원, 생명공학정책연구센터. 〈2019년 기준 바이오 중소·벤처기업 현황 통계〉. 2021.]

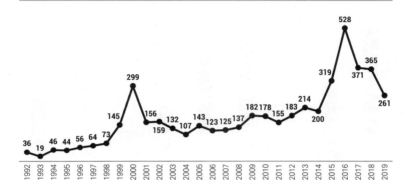

1) 휴·폐업 기업 모두 포함
2) 바이오 중소·벤처기업 DB는 매년 DB 정제 및 업데이트를 하는 과정에서 기존 DB 중 일부가 삭제되거나 새로운 기업이 추가될 수 있어, 2018년 기준 보고서 조사 결과와 차이가 존재할 수 있음.

2019년 바이오 중소·벤처기업의 수는 총 1,977곳으로 집계됐는데, 그중 의약품 분야가 512개(25.9%)로 가장 높은 비중을 차지한다(그림 2-9). 한국벤처캐피탈협회에 따르면 바이오의료 분야 신규 투자액은 2018년 8,417억 원을 넘어서며 처음으로 전체 업종 중 1위가 됐고, 2020년에는 전체 벤처캐피털 투자액의 27.8%에 해당하는 1조 1,970억 원에 이르렀다(그림 2-10). 민간 투자 영역에서 바이오벤처에 대한 기대와 관심이 얼마나 높은지 보여주는 결과이다. 그러나 중소벤처기업부의 조사에 따르면, 2020년 벤처캐피털(투자조합 포함) 투자 유치 경험이 있는 의료·제약 분야 벤처기업은 조사에 응한 법인 기업 1,188곳 중에서 단지 1.5%인

그림 2-9. 2019년 바이오 중소·벤처기업의 분야별 분포 [출처: 한국생명공학연구원, 과학기술정책연구원, 생명공학정책연구센터. 〈2019년 기준 바이오 중소·벤처기업 현황 통계〉. 2021.]

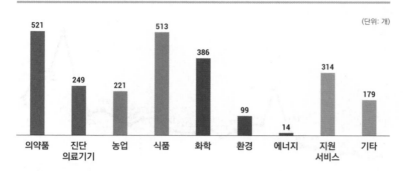

주) 생존 기업 대상

그림 2-10. 국내 벤처 캐피털의 업종별 신규 투자 금액 및 비중 [출처: 한국벤처캐피탈협회. 〈2020년 Venture Capital Market Brief〉. 2021.]

업종별 신규 투자 비중

(단위: %)

	2016	2017	2018	2019	2020
기타	7.4	5.3	6.1	8.2	5.9
유통/서비스	11.6	17.6	16.7	19.0	16.9
게임	6.6	5.4	4.1	2.8	2.9
영상/공연/음반	12.5	12.0	9.7	8.7	6.7
바이오/의료	21.8	16.0	24.6	25.8	27.8
화학/소재	7.0	5.3	3.9	2.8	4.1
전기/기계/장비	9.9	10.2	8.7	4.8	6.4
ICT 서비스	18.8	21.6	21.8	24.4	25.0
ICT 제조	4.4	6.6		3.5	

업종별 신규 투자 금액

(단위: 억 원)

구분	2016	2017	2018	2019	2020
ICT 제조	959	1,566	1,489	1,493	1,870
ICT 서비스	4,062	5,159	7,468	10,446	10,764
전기/기계/장비	2,125	2,407	2,990	2,036	2,738
화학/소재	1,502	1,270	1,351	1,211	1,765
바이오/의료	4,686	3,788	8,417	11,033	11,970
영상/공연/음반	2,678	2,874	3,321	3,703	2,902
게임	1,427	1,269	1,411	1,192	1,249
유통/서비스	2,494	4,187	5,726	8,145	7,242
기타	1,570	1,283	2,077	3,518	2,546
합계	21,503	23,803	34,249	42,777	43,045

18곳에 불과했다. 즉, 극히 일부의 의료·제약 분야 벤처기업만이 벤처캐피털 투자를 받는다.

그러나 의약품 분야 바이오·중소 벤처기업의 평균 영업실적은 아직 좋지 않다. 의약품 분야 바이오·중소 벤처기업은 다른 분야에 비해 평균 매출액이 높지만, 연구개발비 또한 가장 많이 투자하기 때문이다. 그 결과 2018년 의약품 분야 바이오·중소 벤처기업의 평균 영업이익은 -9.6억 원으로 마이너스를 기록했다.

신약을 하나 개발하는 데 10~15년이 걸리는 점을 고려하면, 신약개발에 성공한 후 수익이 발생할 때까지 장기간 안정적인 투자금을 마련하는 것이 무엇보다 중요하다. 그래서 바이오벤처의 경우 현재의 매출액이나 영업이익이 미미하더라도 기술력과 미래의 성장 가능성을 인정받아 상장할 수 있는 '기술특례상장제도'를 이용하기도 한다. 2005년 이 제도가 생긴 이후 2019년까지 총 87개 기업이 기술특례로 신규 상장됐는데, 이 중 바이오 분야 기업이 67건으로 77%를 차지했다. 그러나 2019년 기술특례상장을 포함해 기업공개*Initial Public Offering, IPO*를 한 바이오 중소·벤처기업의 수는 총 165곳으로 전체 바이오 중소·벤처기업 1,977곳 중에서 8.3%에 불과하다. 다시 말해 대부분의 바이오 중소·벤처기업이 안정적으로 자본을 마련하기란 여전히 매우 어렵다.

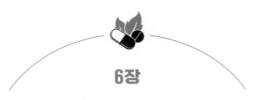

6장

신약개발 탐색 단계:
정부 지원 정책

» 후보물질 발굴·지원사업

    정부는 국내에서 신약 파이프라인 확보가 어려운 이유가 기초 단계에서 개발 단계로 이어지는 신약 후보물질의 발견 또는 창출 단계*Discovery*가 취약하기 때문이라고 판단하고, 신약 후보물질 연구를 지원하는 사업을 다양하게 진행해왔다. 신약개발 탐색 단계의 발전을 위한 정부의 지원사업은 주로 과학기술정보통신부(이하 과기부)가 주도했다. '질환별 후보물질발굴사업(종료)', '바이오·의료기술개발사업', '국가 신약 파이프라인 발굴·확보사업', '국가신약개발사업'이 그 예이다.

    '질환별 후보물질발굴사업'은 한국인에게 흔한 9개 질환의 치료제로 연구 중인 선도물질 또는 신약 후보물질 단계의 파이프라인 연구를 지원하는 사업이었다. 이 사업은 기업의 수요에 따라 기술을 개발하는 대신, 학교나 연구소가 보유한 기술을 기업에 이전해 상용화할 수 있도록 연결하는 이른바 'Lab push' 방식을 취했다. 이 사업으로 2008년부터 2016년까지 1,027억 원이 투입된 후 종료됐다. 이 사업으로 8년간 10개의 후보물질이 발굴됐고, 7건의 기술이전 성과(국내 기술이전 6건과 해외 기술이전 1건)가 나타났다. 하지만 한정된 질환군에서만 진행됐기에 다양한 질환의 미충족 의료수요를 반영하지 못했고, 질환별로 2~3개의 파이프라인만 집중적으로 지원했기 때문에 전체적인 성과는 크지 않았다.

'바이오·의료기술개발사업' 중에서 '신약 분야'는 기술이전을 목적으로 신약개발의 타깃을 발굴하고 검증하는 연구를 지원한다. 이 사업은 학교나 연구소의 초기 단계 파이프라인 연구를 Lab push 방식으로 지원한다는 점에서 '질환별 후보물질발굴사업'과 유사하다. 하지만 바이오·의료기술개발사업 중 신약 분야는 선도물질보다 이전 단계의 타깃 발굴과 검증이 주요 지원 대상이라는 점과, 질환에 제한을 두지 않는 점에서 차별된다.

'바이오·의료기술개발사업'은 '세부 사업'의 명칭이자, 바이오·의료 관련 17개의 세부 사업을 포함하는 '단위 사업'의 명칭이기도 하다. 세부 사업은 2020년 이후에는 신규 과제 선정이 없는 일몰 사업이며, 단위 사업은 2020년 이후에도 계속해서 진행 중이다. '바이오·의료기술개발사업(단위 사업)'에 포함된 17개 세부 사업에는 '혁신 신약 파이프라인 발굴', '신약 분야 원천기술개발사업', '국가신약개발사업'과 같이 명칭이 유사한 신약개발 관련 사업이 여러 개 중복되기도 한다.

'바이오·의료기술개발사업(단위 사업)'은 과기부 관할이다(표 2-9). 하지만 이 사업에 포함된 17개 세부 사업들은 각자의 수행 부처가 다르다. 예를 들어 '혁신 신약 파이프라인 발굴'과 '신약 분야 원천기술개발사업'은 한국연구재단이, '국가신약개발사업'은 사업단이 수행 부처다. 이처럼 관할 정부 부처가 여럿으로 나뉘어 진행될 뿐 아니라, 사업 기간 도중에 수행 부처가 변경되는 일도 잦아 신약개발의 중·장기적인 관점에서 각 사업이 연속적으로 잘 진행될지 우려된다.

2019년 시작된 '국가 신약 파이프라인 발굴·확보사업'은 후보물질 단계 이전의 파이프라인을 발굴하고 플랫폼 기술을 개발하기 위한 사업으로, 2028년까지 과제 공고와 선정 그리고 사업 평가가 진행될 예정이다. 이 사업을 시작한 2019년에 '질환별 후보물질발굴사업'은 이미 종료됐고 '바이오·의료기술개발사업' 중에서 '신약 분야'는 타깃 발굴 및 검증을 주로 지원했으므로, 유효·선도·후보물질 단계의 연구와 신약개발 플랫폼 기술을 지원하는 사업이 필요했다. 따라서 과기부는 신약 후보물질 도출 지원사업인 'Track 1'과 신약개발 초기 단계 플랫폼 기술 개발사업인 'Track 2'를 포함하는 국가 신약 파이프라인 발굴·확보사업을 시작했다. Track 1은 First-in-class 지원사업과 Best-in-class 지원

표 2-9. 2021년도 바이오·의료기술개발사업 예산 현황 [출처: 과학기술정보통신부.
〈2021년도 바이오·의료기술개발사업 시행계획〉. 2020.]

(단위: 백만 원)

구분(사업 코드)	'20년 예산	'21년 예산	증감 ('21-'20)	수행/비고
□ 바이오·의료기술 개발(1138-401)	314,460	253,643	△60817	
• 신약개발	35,319	55,875		3D생체조직칩(33.33억 원) 산업기술평가원
• 차세대 의료기술 개발	18,269	12,388		
• 줄기세포/조직재생	32,738	24,684		
• 차세대 바이오	57,243	51,300		
• 바이오 혁신 기반 조성	44,030	8,600		舊 바이오인프라
• 국가 마우스 표현형 분석 기반 구축	11,776	-	이관	
• 전통 천연물 기반 유전자-동의보감	9,500	9,500		
• 미래 감염병기술 개발	47,662	31,659		범부처방역연계(4억 원) 보건산업진흥원
• 바이오 융복합기술 개발	11,400	5,500		
• 미래의료 혁신대응기술 개발	29,730	36,409		
• 첨단GW바이오	16,793	17,618		
• 기평비	-	110		
□ 범부처전주기신약개발(1138-403)	500	-	종료	범부처전주기 신약개발사업단
□ 뇌과학원천기술개발(1138-404)	47,831	35,859	△11,972	한국연구재단
□ 포스트게놈다부처유전체(1138-405)	15,884	11,611	△4,273	한국연구재단
□ 혁신형의사과학자공동연구(1138-406)	3,750	-	이관	한국연구재단
□ 미래뇌융합기술개발(1138-407)	4,722	9,667	4,945	한국연구재단
□ 오믹스기반정밀의료기술개발(1138-408)	4,167	6,000	1,833	한국연구재단
□ 인공지능신약개발플랫폼(1138-409)	5,555	-	이관	한국연구재단
□ 첨단의료복합단지미래의료산업원스톱지원(1138-410)	4,393	5,887	1,494	한국보건산업진흥원
□ 인공지능바이오로봇의료융합(1138-411)	2,800	2,200	△600	한국산업기술평가관리원
□ 혁신신약파이프라인발굴(1138-412)	8,800	-	이관	한국연구재단
□ 가속기기반신약개발지원(1138-413)	4,611	-	이관	한국연구재단
□ 범부처전주기의료기기개발(1138-417)	29,599	59,609	30,010	범부처전주기의료기기 개발사업단
□ 치매극복연구개발사업(1138-422)	2,950	7,868	4,918	치매극복연구개발사업단
□ 뇌질환극복연구사업(1138-423)	3,000	7,750	4,750	한국연구재단
□ 신약분야원천기술개발사업(1138-428)	2,786	-		한국연구재단
□ 바이오빅데이터구축시범사업(1138-429)	4,267	7,250	2,983	한국연구재단
□ 3D생체조직칩기반신약개발플랫폼(1138-430)	2,500	-	이관	산업기술평가원
□ 질병중심중개연구사업(1138-431)	-	1,830	순증	한국연구재단
□ 신·변종감염병대응플랫폼핵심기술개발(1138-432)	-	10,200	순증	한국연구재단
□ 바이오위해평가원팀리노베이션(1138-433)	-	4,095	순증	한국연구재단
□ 국가신약개발사업(1138-305)	-	15,048	순증	사업단
□ 범부처재생의료기술개발사업(1138-306)	-	6,411	순증	사업단
□ 다부처국가생명연구자원선진화사업(1138-312)	-	78,728	순증	한국연구재단
총 계	462,575	523,656	61,081	-

※ 음영 처리된 사업은 다부처 사업 등으로 별도 시행계획을 수립하며, 본 시행계획의 적용 대상은 아님.

사업으로 나누어 각각 181개, 178개의 연구를 지원할 예정이다. Track 1의 목표는 GLP 비임상 진입이 가능한 후보물질 100개를 발굴하고 기술이전 12건을 성사하는 것이다.

'국가신약개발사업' 중에서 '신약기반확충 연구지원사업'과 '신약 R&D 생태계구축 연구지원사업'도 초기 단계의 신약 파이프라인 도출 연구를 지원하는 사업이다(그림 2-11). '신약기반확충 연구지원사업'은 유효·선도물질 도출을 목표로 하고, '신약 R&D 생태계구축 연구지원사업'은 후보물질 도출 및 최적화 연구와 비임상시험을 지원한다. 특히 '신약기반확충 연구지원사업'을 통해 '범부처전주기신약개발사업(범부처 사업)'에서는 지원하지 않았

그림 2-11. 국가신약개발사업의 사업 구조 [출처: 정새임 기자. 〈3조 5,000억 '국가신약개발연구사업' 윤곽…"2상까지 전주기 지원"〉. 《청년의사》. 2019.07.23.]

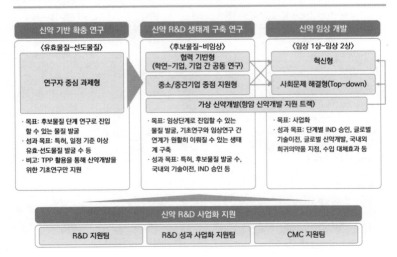

던 유효·선도물질 발굴 단계까지 지원 범위를 확장했다. 국가신약개발사업은 10년간 '신약 기반 확충 연구' 495건, '신약 R&D 생태계 구축 연구' 586건, '신약 임상 개발' 153건을 선정해 총 1,234건의 신규 과제를 지원할 예정이다. 9년간 162개 과제를 지원했던 범부처 사업이나 10년간 259개 과제를 선정할 예정인 '국가 신약 파이프라인 발굴·확보사업'과 비교하면 과제 수만으로도 차별화가 되는 대규모 사업이며, 사업 규모 면에서 지금까지 정부에서 진행한 신약개발 관련 사업 중 최대 규모이다. 그러나 유효·선도·후보물질 단계의 연구는 '국가신약개발사업'뿐만 아니라 앞서 언급한 '국가 신약 파이프라인 발굴·확보사업'에서도 지원할 예정이라, 두 사업 간에 중복지원을 배제하고 역할을 재설정하는 게 필요해 보인다.

초기 파이프라인 발굴을 목표로 최근 한국에서 새로 시작한 국가사업의 특징은 선정 과제 수가 대폭 증가하고 과제당 연구비 규모도 커졌다는 점이다. 예를 들어, '국가 신약 파이프라인 발굴·확보사업'의 Track 1은 물질의 연구개발 단계(유효·선도·후보물질)와 약물 유형(합성의약품, 바이오의약품)에 따라 차등해서 과제당 2~7억 원을 지원하고, '국가신약개발사업'의 신약 기반 확충 연구는 선도물질 도출 연구에 2년간 과제당 8억 원을 지원한다. 2019년 정부가 지원한 타깃 발굴 및 검증 단계 연구 중에서 절반 이상이 과제당 연구비가 1억 원 이하였던 것과 비교하면 상당히 고무적인 일이다. 그러나 앞서도 지적한 것처럼, 여전히 비슷한 단계의 연구를 지원하는 '신약 파이프라인 발굴·확보사업'이 정부의 여러 부처에서 중복적으로 진행되므로 연구비와 인력이 전략적으로 잘 분배되고 있는지는 의문이다. 또한 관할 부처의 변경도 잦아 장기적 관점에서 신약개발 전략을 총괄하는 컨트롤타워의 설립이 필요해 보인다.

Box 2-1. 정부 연구비 지원 프로그램: 미국 국립보건원

미국 연방정부는 국립보건원*National Institutes of Health, NIH*을 통해 초기 신약 연구개발 자금을 지원하는 프로그램을 운영한다. NIH가 대학에서 진행하는 의료 관련 기초연구에 연간 300억 달러(한화로 약 35조 원)를 지원하고 대학은 이 지원금으로 연구비의 95%를 충당한다. 따라서 미국에서는 대학병원이 돈을 벌어 의대 연구를 지원하지 않아도 되어서 의대는 기초연구를, 병원은 임상연구(임상시험)를 맡는 분업 구조가 잘 기능한다. 신약개발의 경우, 정부가 지원하는 연구비로 대학·연구소에서 신약 후보물질을 발굴하면 병원에서 임상연구(임상시험)를 진행하고, 이후 기업으로 기술이 이전되어 상용화로 이어지는 선순환이 원활하게 진행된다.

NIH에서 가장 오래되고 대표적인 연구개발 지원 프로그램은 개인 연구자가 상향식*bottom-up*으로 제안하는 'R01 프로그램

Research Project Grant Program'이다. R01 프로그램은 당장 상용화할 수 있는 연구보다는 기초 핵심기술이나 과학적인 근본 원리를 연구하는 개인 연구자에게 3~5년 동안 연간 연구비 15~25만 달러를 지원한다. 연구자는 연구제안서를 제출하고, 엄격한 선정 기준 및 평가를 거쳐 연구자로 선정된다. NIH는 선정 후에는 연구자가 창의성을 발휘하며 연구를 진행할 수 있도록 중간 평가나 개입을 최소화한다.

1988~2005년 미국 FDA가 승인한 의약품의 47%는 NIH가 지원했던 기초연구를 바탕으로 개발됐다. 또한 2010~2016년 미국 FDA가 승인한 신약*new molecular entities* 210개의 개발 과정을 분석한 결과, NIH의 자금이 모든 신약의 개발 과정에 직간접적으로 기여했다는 사실이 드러났다. 즉, NIH 연구자금 지원은 미국의 신약개발에 매우 중요한 역할을 하며, NIH 자금 지원이 감소하면 신약개발이 지연될 가능성이 크다.

NIH는 연구비 지원 외에도 연구자, 병원, 제약회사가 서로 협력할 수 있도록 지원한다. 예를 들어 NIH 산하의 국립중개과학발전센터*National Center for Advancing Translational Science, NCATS*는 생의학 연구센터가 얀센, 아스트라제네카, 화이자와 같은 대형 글로벌 제약회사와 공동으로 하는 연구에 약 6백만 달러를 투자하는 'NIH-Industry Partnership' 프로그램을 2012년 5월부터 운영했다. 또한 NCATS가 주관하는 임상 및 중개과학상*Clinical and Translational Science Awards, CTSA* 프로그램을 통해 '허브*Hub*'라고 불리는 글로벌 연구기관 네트워크를 형성하여 기관 간 협력이 원활하도록 지원한다. 현재 50곳 이상의 의료연구기관이 CTSA '허브'에 참여 중이다.

>> 비임상시험 지원사업 및 정책

(1) 정부 연구비 지원사업

후보물질 발굴에 비해 비임상시험의 연구개발비를 지원하는 정부의 사업은 그리 많지 않다. 5장에서 살펴본 것처럼 최근 정부는 후보물질 발굴 및 최적화 연구에 점점 더 높은 비중을 두며 정부 연구비를 투자하고 있다. 정부는 2016년 이후 전체 연구비의 약 10~15%만을 비임상시험에 투자해왔으며, 2019년에는 총 3,910억 원의 신약개발 연구비 중에서 530억 원 정도를 비임상시험에 투자했다. 530억 원 중에 약 125억 원은 '첨단의료기술개발사업'에, 110억 원은 '범부처전주기신약개발사업'에서 지원했다.

2021년 기준으로 더 이상 신규 지원이 없는 일몰 사업인 '첨단의료기술개발사업'은 복지부가 '신약개발지원, 제약산업특화지원' 내역 사업에서 의약품의 허가용 비임상·임상시험을 단계별로 지원했던 사업이었다. 2020년에 종료된 '범부처전주기신약개발사업'은 2021년부터 '국가신약개발사업'으로 이어져 비임상시험을 계속 지원한다. 앞서 '후보물질 발굴·지원사업'에서 살펴보았 듯이, 세부 사업인 '신약 R&D 생태계구축 연구지원사업'을 통해 10년간 비임상연구 총 289건을 선정·지원한다. 그 외에 산업통상 자원부의 '바이오산업핵심기술개발사업'에서도 신약의 비임상시 험을 지원하지만 맞춤형 진단·치료 제품, 디지털 헬스케어, 첨단 바이오 신소재의 세 가지 분야 관련 제안요청서*request for proposal*에 부합하는 과제를 선정해 지원하므로 비임상시험에 연구비를 미 리 배정해둔 사업은 아니다. 요컨대 정부의 연구비 지원 정책은 비임상시험에 투자하는 정도가 상대적으로 적다.

(2) 인프라 지원사업

2010년 초반 국내 신약개발 연구와 유전자 연구가 활발해지 면서 질환모델동물[7]의 수요는 점점 높아졌지만 당시 한국은 질 환모델동물의 인프라가 부족했다. 결국 국내 많은 연구자들이 형 질전환 세포주를 이용한 시험관 내 실험에 치중하거나, 선진국 에서 확립한 동물모델을 사 와야 했다.

식품의약품안전평가원은 한국의 질환모델동물 인프라를 구 축·확장하고자 '미래 맞춤형 모델동물 개발연구사업(2014~2018년)' 을 통해 신약개발 활용 모델마우스 개발 연구, 모델마우스 자원

---

7 동물의 특정 유전자를 조작해 사람과 유사한 질환을 나타낼 수 있도록 만든 실험동물을 의미 한다.

표 2-10. T2B 기반구축센터 현황 [출처: 보건산업혁신창업센터 웹사이트. 기업홍보관. H+OIC 협의체-질환별 T2B 기반구축센터.]

센터명	주관 연구기관	주요 서비스 지원 내용 및 특징	대표 현황
항암 T2B 기반구축센터	서울아산병원	암질환 특화 유효성 평가 플랫폼 구축을 통하여 맞춤형 항암제 유효성 평가체계 구축 및 서비스 지원	글로벌 수주 6건, IND 승인 7건[임상 1상(4건) / 3상(3건)], 글로벌 기술이전 2건, 논문 19편, 특허 7건
심혈관질환 T2B 기반구축센터	연세의료원	심혈관 유효성 평가 전용 전임상 연구시설 확보 및 국제적 평가 기준에 부합하는 최첨단 시설 구축을 통한 유효성 평가서비스 지원	국내외 의뢰처를 대상으로 150여 건의 유효성 평가 및 유관질환 타깃 의약품의 심혈관 안전성 평가서비스를 진행, 임상진입 12건, 제품화 10건(매출액 50억 원), 기술이전 4건 (280억 원 규모), 유럽 CE 인증 2건
대사성질환 T2B 기반구축센터	가천대길병원	대사성질환(비만, 당뇨병, 이상지질혈증, 지방간 등) 신약의 유효성 평가에 최적화된 질환 통합적인 On-stop/conveyer 시스템을 통한 글로벌 선도 수준의 유효성 평가서비스 지원	글로벌 수주 2건을 포함한 80여 건의 대사성질환 치료제 유효성 평가 수행, 국내외 임상진입 6건, 기술이전 2건
소화기질환 T2B 기반구축센터	인하대학교병원	개발 초기부터 임상의와 전문가 네트워크의 참여로 인한 임상적 유용성 중심의 소화기질환 유효성 평가를 통해 글로벌 수준의 의료제품 상용화 촉진	제품화 2건, 기술이전 3건, 임상시험 7건
관절·면역질환 T2B 기반구축센터	서울성모병원	글로벌 수준의 관절면역질환에 특화된 유효성 평가 플랫폼을 구축하여 임상적 유용성 관점의 유효성 평가서비스 지원	임상 1상(1건), 2상(1건), 논문 13건, 특허 출원 13건, 특허 등록 5건
안과질환 T2B 기반구축센터	인제대학교 부산백병원	GLP 수준에 준하는 안과질환에 특화된 유효성 평가 시스템 구축을 통하여 해당 분야에 특화된 유효성 평가 관련 기술서비스 지원	글로벌 수주 1건, IND 승인 3건[임상 1상(1건)/2상(1건)/3상(1건)], 기술이전 1건, 논문 10편, 특허 5건
호흡기질환 T2B 기반구축센터	안전성평가 연구소	국제적 수준의 SOP에 근거한 서비스를 제공하여 글로벌 경쟁력을 확보하며, 수요자 맞춤형 호흡기질환 유효성 평가서비스 및 통합 자문서비스를 통하여 최상의 유효성 평가서비스 제공	비임상시험 2건, 논문 3편, 특허 1건

활용성 분석 연구, 모델마우스 자원 관리체계 구축 연구를 지원했다. 이 사업의 결과로 5개 질환 분야(암, 대사질환, 순환계질환, 면역계질환, 기타 질환)에서 53종의 질환모델동물을 개발해 총 75종의 질환모델동물을 보유하게 됐다. 식품의약품안전평가원은 앞으로도 '국가실험동물관리사업'을 통해 국산 질환모델동물을 지속적으로 개발하여 한국의 비임상시험 역량을 키울 계획이라 밝혔다.

또 다른 비임상시험 인프라 지원사업으로는 '질환별 T2B*Technology To Business* 기반구축센터'가 있다. 이는 신약 후보물질 대상으로 비임상시험을 진행할 때, 질환모델동물을 통해 대상 질환에 따라 맞춤형으로 유효성을 평가할 수 있도록 전국 7개 병원 또는 기관에 질환별 유효성평가센터를 설립하고 운영하는 사업이다(표 2-10). 각 센터는 정부에서 5년간 연 15억 원을 지원받아 센터별로 각각 대사성질환, 관절·면역질환, 암, 심혈관질환, 안과질환, 소화기질환, 호흡기질환에 특화된 유효성 평가 플랫폼을 구축하고, 제약기업에 유효성 평가서비스를 지원한다.

(3) 비임상시험 디자인과 수행의 표준 지침

비임상시험에는 연구비 지원이나 인프라 지원 이외에도, 비임상시험의 효율성을 높일 수 있는 규제 지침 마련이 필요하다. 대부분의 규제기관에서 임상시험계획승인신청*Investigational New Drug Application, IND* 또는 품목허가승인신청*New Drug Application, NDA*을 위한 비임상시험자료를 심사할 때는 신약 후보물질을 사람에게 투여했을 때 '효과가 있을지'보다 '안전할지'를 가장 중요하게 검토한다. 식약처 또한 〈의약품 비임상시험 가이드라인〉에서 비임상시험의 목표를 '일반적으로 표적장기에 대한 독성 효과의 특성, 용량 의존성, 노출과의 상관성 및 적절하다면 잠재적인 가역성을 규명'하는 것이라고 규정했다. 일반적으로 규제기관이 비임상시험자료에서 의약품의 유효성보다는 안전성에 집중한다는 사실을 반증한다. 그런데 비임상시험의 결과가 임상시험에서 재현되지 않는 사례가 전체의 50%가 넘고, 그 결과 신약개발에 드는 시간과 비용이 증가하고 있어서 비임상 약효약리시험의 기준도 마련되어야 한다는 목소리가 높아졌다.

특히 시험 방법의 표준 지침이 없는 비임상 약효약리시험은 임상시험과 달리 무작위배정randomization이나 눈가림blinding을 하지 않고, 검정력이 뒷받침되지 않은 적은 숫자의 표본을 대상으로 진행되며, 결과 또한 통계적 고려 없이 분석될 수 있다. 그러다 보니 심하면 연구자가 '임의로' 효과를 뒷받침하는 결과만을 분석에 포함하기도 한다.[8] 또 임상시험은 일반적으로 연구를 시작하기 전 'clinicaltrials.gov'와 같은 임상시험 등록 시스템에 연구 정보를 등록하지만, 비임상시험은 이런 시스템에 사전 등록을 하는 경우가 거의 없어 연구의 투명성이 보장되지 않으며, 소수의 결과 중에서 유리한 자료만 골라 제출하더라도 규제기관에

---

8   이런 연구 행태를 흔히 'cherry-picking'이라고 부른다.

서 알 수 없다. 예를 들어 영국 옥스퍼드대학교에서 결핵 예방에 사용되는 BCG 백신의 부스터*booster*로 개발한 MVA85A는 여러 번의 동물실험 결과 중 심사에 유효성이 잘 나온 결과만 골라 제출하고도 IND 심사를 통과했다. 그러나 제출된 동물실험의 결과는 임상시험에서 재현되지 않았다. 이후 MVA85A의 동물실험을 체계적 문헌고찰*systemic review*한 결과 MVA85A가 결핵 예방 효과를 높여주는 데 효과가 없다고 밝혀져 더욱 논란이 됐다. 결국 MVA85A 개발은 실패했을 뿐 아니라 투자자들이 다른 결핵 백신 개발의 투자도 재고하게 하면서 전체적인 결핵 백신의 개발 속도를 더디게 만들었다. 이 일을 통해 규제기관이 의약품 허가를 위한 비임상시험 디자인과 수행의 표준 지침을 제시하고, 제약사가 비임상시험자료를 제출하기 전 체계적 문헌고찰과 같은 과정을 통해 근거의 강건성*robustness*을 확인하도록 요구해야 한다는 의견이 제기되기도 했다.

한국의 제약바이오기업은 신약개발의 경험이 적고 글로벌 제약바이오기업에 비해 매우 한정된 자본으로 신약을 개발하므로 단계마다 매번 다음 단계로 갈지 말지를 더욱 신중하게 결정해야 한다. 임상시험이 실패해 수백억 원의 손실을 입기 전에 비임상시험에서 약효가 충분히 검증된 신약 후보물질만 임상시험을 진행할 수 있도록 식약처가 비임상시험 평가기술의 개발을 지원하고 표준화된 유효성 검증 기준을 제시해야 한다.

» 신약 사업화 및 오픈 이노베이션 지원

2000년대 초반까지 국가가 주도한 연구지원사업은 대부분 개별 과제 연구비 지원에 한정되었기에 연구 기간이 종료되면 다음 단계로 이어지지 못하고 연구 결과가 사장되는 일이 많았다. 따라서 이러한 일회성*one-off*의 문제를 해결하기 위해 국가신약개발사업은 연구비 지원 이외에 과제 관리나 컨설팅을 제공해 연구가 종료돼도 기술이전으로 이어지도록 '사업화 지원 프로그램'을 세부 사업 중 하나로 운영한다.

R&D 사업화 지원 프로그램 중 하나인 'BRIDGE 프로그램'은 우수한 선도물질이 다음 단계인 후보물질과 비임상 단계의 연구로 이어지도록 컨설팅을 제공하는 프로그램이다. BRIDGE 프로그램으로 선정된 과제에 신약개발 경험이 있는 전문 위원을 배정해 개발 방향을 논의하는 컨설팅을 제공한다. 특히 해외에 기술을 이전하려면 약물의 효과뿐 아니라 타깃 검증, 표적 결합, 예비 독성 데이터, 연구개발 전략과 같은 자료를 준비해야 하는데, 일반적으로 학술기관에서 독자적으로 이러한 자료를 준비하기는 어렵다. 따라서 국가신약개발사업단은 BRIDGE 프로그램을 통해 국내외 신약개발 전문가의 컨설팅을 지원하고, 신약개발 공공 인프라를 활용해 기술이전이 가능하도록 도움을 준다. 또한 국내외 벤처캐피털의 투자를 유치해 기술 창업으로 이어지도록 지원한다.

국가신약개발사업단은 2020년 새로 사업을 출범하면서 BRIDGE 프로그램으로 연간 34개 과제를 지원할 계획이라 밝혔다. BRIDGE 프로그램은 2017년 국가신약개발사업 이전 범부처 사업 때부터 도입됐지만 지원한 과제는 5개에 불과했다. 좋은 취지의 프로그램을 연구자들이 잘 활용할 수 있도록 참여를 적극적으로 유도해야 한다.

국가신약개발사업의 BRIDGE 프로그램 이외에도 바이오클러스터와 연구중심병원 사업도 신약개발 연구의 사업화를 지원하는 기능을 수행한다. 예를 들어 오송첨단의료복합단지의 신약개발지원센터는 전문가를 통한 사업화 컨설팅과 식약처에서 파견한 상주 직원을 통한 신약허가 관련 컨설팅을 제공한다(그림 2-12). 또한 연구중심병원 사업은 2개 이상의 산·학·연 기관이 협력해서 발굴한 신약 파이프라인의 탐색 단계 및 활용 단계까지 이어지는 사업화 프로젝트에 연구비를 지원한다.[9] 요컨대 최근 정부의 신약개발 관련 사업은 일회성 연구지원에 그치지 않고 사업화로 이어질 수 있도록 하는 창업지원 프로그램에도 중점을 두고 있다.

---

9   이 내용은 3부에서 더 상세히 다룬다.

그림 2-12. 오송첨단의료산업진흥재단 신약개발지원센터의 역할 [출처: 오송첨단의료산업진흥재단 웹사이트]

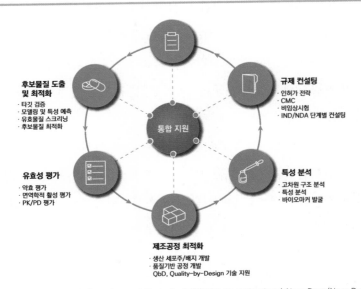

CMC, Chemistry, Manufacturing and Controls; IND/NDA, Investigational New Drug/New Drug Applications; PK/PD, Pharmacokinetics/Pharmacodynamics

---

Box 2-2. 산업·대학·연구소 협력 프로그램: 미국 스탠퍼드대학교 SPARK 프로그램

2005년에 스탠퍼드대학교의 다리아 모클리 로센*Daria Mochly-Rosen* 교수가 제안해 산업·대학·연구소(산학연) 사이의 시너지를 극대화하기 위한 SPARK 프로그램이 출범됐다. 로센 교수는 2000년대 초, 자신이 개발한 심근경색 치료제를 상품화하려고 시도하다 어려움을 겪었는데 이러한 어려움을 극복하고자 시작하게 된 모임이 바로 SPARK 프로그램으로 발전한 셈이다.

SPARK 프로그램은 제약산업의 다양한 이해 당사자(바이오 및 제약회사 멘토, 의료진, 벤처캐피털리스트, 정책 입안자)를 한자리에 모아, 협업을 통해 연구 결과를 사업화하도록 촉진하는 프로그램이다. SPARK 프로그램에서 제안하는 개발 단계별 이해관계자의 역할은 다음 그림과 같다.

SPARK fills the gap between academic discovery and industry [출처: Kim ES, et al. "Accelerating biomedical innovation: a case study of the SPARK program at Stanford University, School of Medicine". *Drug Discovery Today* 2017;22(7):1064-1068.]

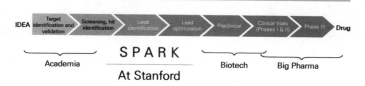

SPARK 프로그램은 매년 10개 내외의 연구과제를 선정하고, 연구 결과를 3년 내 상업화하는 목표로 연간 25,000~75,000달러를 지원한다. 스탠퍼드대학교 소속 교수, 학생, 대학원생, 임상의라면 누구든지 SPARK 프로그램에 지원할 수 있으며, 선정된 팀은 매주 열리는 SPARK 세미나에 적극적으로 참여해야 한다. 매주 수요일 밤에 열리는 SPARK 세미나는 SPARK 프로그램에 선정되지 않은 이들도 참여가 가능하다. 평균적으로 매주 100명 내외의 의대 교수, 대학원생, 제약회사 관계자, 정책 입안자, 벤처캐피털리스트, 제약바이오 연구원들이 참석한다.

SPARK 세미나에서는 선정된 연구팀이 자신의 연구 중 발생한 문제점이나 연구 내용을 발표하거나 다른 연구자의 조언을 얻는다. 제약회사 및 벤처캐피털리스트는 연구 결과를 상품 개발로 연결하는 방법을 조언해준다.

SPARK 프로그램은 스탠퍼드대학교 대학원생 혹은 박사 학위를 취득한 연구원을 대상으로 하는 신약개발 프로그램인 'SPARK course'를 운영한다. 이 프로그램에 참여하는 대학원생 혹은 연구원은 한 분기 동안 《A Practical Guide to Drug Development in Academia: The SPARK Approach》 책을 바탕으로 수업을 듣고, 자신의 사업 및 약물개발 제안서를 작성한다. 신약개발 전 주기에 해당하는 모든 주제[10]가 제안서의 대상이 될 수 있다. 완성한 제안서는 제약업계 멘토가 평가하는데, 긍정적인 평가를 받으면 SPARK 프로그램을 통해 다음 단계의 개발이 진행된다. 현재 SPARK 프로그램에 선정된 후 완료한 프로젝트는 총 106개로 그중 51%가 임상시험에 들어가거나, 제약회사로 기술이 이전되거나, 스타트업 창업으로 이어졌다.

2021년 기준으로 전 세계 60개 이상의 대학에서 SPARK 프로그램을 벤치마킹했다. 한국에서는 고려대학교와 충남대학교

---

10 high throughput assay development, compound screening, lead optimization, protecting intellectual property, toxicology testing, regulatory issues, assessment of clinical need, defining the market, conducting clinical trials, project management, commercialization issues, approach to licensing and raising capital.

가 SPARK 글로벌 프로그램 아시아 멤버로 참여했다. 고려대학교에서는 암, 성인병, 당뇨, 심혈관계질환 분야에서 새로운 치료 기술을 개발해 상업화하는 목표로 선정된 15개 프로젝트에 180여 명의 교수가 참가하고 있다. 충남대학교에서는 저분자 합성 신약, 펩타이드 신약, 천연물 유래 추출물, 신약 재창출, 항체 신약, 항체-약물 중합체, 세포치료제, 유전자치료제에 관심이 있는 젊은 연구자에게 기술 자문을 제공한다.

≫ 인재양성 정책

제1차와 제2차 제약산업 육성·지원 5개년 종합계획은 모두 '핵심 전문 인력의 유치 및 양성'을 핵심목표로 선정했다. 제1차 종합계획에서는 인재양성 정책으로 보건산업인재양성센터를 구축하고, 제약바이오산업 특성화대학원 학위 과정을 설립했다. 보건산업인재양성센터는 제약산업 전반, 의약품의 생산 및 관리, 연구개발·전략·기획과 같은 제약산업 전 주기 교육 프로그램을 개발해 제공했다. 2016년 28개 교육과정을 개발하고 운영했으며 총 2,342명이 교육을 수료했다. 하지만 교육과정이 재직자 대상의 단기 재교육 위주로 구성되어 신규 전문 인력의 양성에 미흡했다. 보건산업인재양성센터는 현재 '보건산업교육실'로 명칭이 변경되었으며, 2021년 12월 30일 기준으로 제약산업 관련 56

개 강의를 제공하고 있다. 56개 강의 중에서 연구개발·전략·기획에 해당하는 강의는 24개인데, 그중 후보물질 발굴 및 비임상시험과 관련된 초기 신약개발 강의는 4개에 불과하다. 후보물질 발굴 및 비임상시험 관련 심화과정과 전문과정도 제공하지만 모두 8~16시간의 단기간 강의이다. 게다가 보건산업교육실이 제공하는 강의의 수강대상자는 대부분 '고용보험료 납부 재직자'로 한정된다. 즉 신약개발의 기초연구, 후보물질 발굴 및 비임상연구를 담당할 가능성이 높은 학사·석사·박사생들은 강의 수강이 불가하다.

한편, 제약바이오산업 특성화대학원 학위과정은 제1차 종합계획에서 제약산업 핵심 전문 인력의 양성을 목표로 설립됐다. 성균관대학교(2012~2015년, 2016~2018년), 충북대학교(2012~2015년), 중앙대학교(2014~2017년), 이화여자대학교(2016~2018년)가 R&D 관리, 의약품 인허가 및 규제, 기술경영, 글로벌 마케팅과 같은 특색 있는 학위 과정을 운영했다. 2021년에는 성균관대학교, 연세대학교, 동국대학교가 새로 제약바이오산업 특성화대학원으로 선정됐으나 신약개발 기초연구 과정을 전문적으로 다루는 곳은 없다. 신약개발 탐색 단계의 전문 인력을 양성하기 위한 대책 마련이 시급하다.

3부

Exploitation:
임상 개발,
비상을 꿈꾸다

신약개발에서 활용 단계*Exploitation*는 임상 개발, 즉 임상시험 단계를 지칭한다. 지난 15년 동안 국내 임상시험 건수는 6배나 증가했다. 한국은 2020년에 전 세계에서 여섯 번째로 임상시험을 많이 하는 국가가 됐으며, 최근 5년간 FDA에서 승인된 신약 4개 중 1개는 신약허가의 주요 근거가 된 임상시험에 국내 연구진이 참여했다. 이러한 비약적 발전이 가능했던 이유는 대규모 임상시험을 수행할 수 있는 인프라를 한국이 갖추었고, 다양한 환자 풀*pool*이 뒷받침된 상태에서 국내 의료진과 환자가 의학 연구에 관심이 높았기 때문이다.

　그러나 한국의 임상시험 수행 역량이 모든 부분에서 골고루 발전한 건 아니었다. 2020년 단일국가 임상시험은 전 세계에서 세 번째로 많이 수행했지만, 다국가 임상시험 수행 순위는 전 세계에서 12위였다. 상당수의 임상시험이 국내용이라는 뜻이다. 한편, 국내 단일국가 임상시험에서는 1상이 70%를 차지하는 반면, 다국가 임상시험은 절반 정도가 3상 임상시험이다. 초기 다국가 임상시험에 참여하지 못하는 현실을 반영한 수치다. 또한 전 세계에서 손에 꼽힐 정도로 항암제 임상시험을 많이 수행하고 글로벌 제약사의 항암제 1상 임상시험도 점점 더 많이 유치하고 있지만, 비항암제 임상시험은 임상시험 건수나 글로벌 신약의 임상시험 기여도가 항암제 임상시험에 비해 매우 저조하다.

　한국의 임상시험이 균형적으로 발전하고 국제적인 경쟁력을 갖추기 위해서는 신약 연구개발에 종사하는 전문 인력을 더 많이 양성해야 하고, 국내 제약바이오기업이 3상 임상시험까지 안정적으로 실시할 연구개발비가 확보돼야 한다. 아울러 글로벌 제약사 파이프라인의 초기 임상시험에 국내 연구자가 더 많이 참여하려면 지나치게 까다로워 글로벌 기준에서 벗어나거나 사소한 수정을 요구하는 식으로 진행되는 식품의약품안전처의 임상시험계획신청*Investigational New Drug Application, IND* 심사 기준을 완화하고 심사 기간을 단축해야 한다.

정부는 한국의 임상시험 단계 발전을 위한 여러 지원 정책을 시행 중이다. 임상시험 종사자의 역량을 키우기 위한 교육과정 개설, 임상시험 발전 5개년 종합계획, 연구수행 주체로서 병원의 역할을 늘리기 위한 연구중심병원 지정·육성사업, 스마트 임상시험 시스템 구축사업, 임상시험계획 승인신청제도의 개선이 대표적인 예다. 그러나 현재 시행 중인 정부의 임상시험 지원 정책은 임상시험 수행 과정 중에 나타나는 문제점의 근본적인 원인을 해결하기에 충분하지 않다. 한국이 임상시험 수행 역량을 강화하고 국제적인 경쟁력을 갖추기 위해서는 정부의 실효성 있는 정책과 지원이 보완돼야 한다.

3부에서는 신약개발 단계 중 '활용 단계'의 국내 현황과 정부의 지원 정책을 살펴보고, 국내 임상시험 수행 역량의 국제 경쟁력 제고를 위해 개선이 필요한 부분을 분석하겠다.

7장

신약개발 임상시험 단계: 현황 개괄

≫ 글로벌 임상시험 수행 현황

2020년 12월 기준으로 전 세계에 등록된 임상시험의 누적 건수는 총 360,645개다. 북미와 유럽에서 전체 누적 임상시험의 3분의 2가 넘는 71%가 진행됐고, 한국·중국·일본을 포함하는 동아시아에서는 12%의 임상시험이 진행됐다(그림 3-1). 2000년대 이후 전통적인 임상시험 강국인 미국과 유럽의 임상시험 점유율은 다소 감소한 반면, 동아시아와 동유럽 등 신흥 지역의 임상시험 점유율은 증가했다. 최근 3년만 보면 동유럽의 임상시험 실시 건수는 감소하는 경향을 보였지만, 아시아 지역의 임상시험 실시 건수는 계속해서 증가했다.

그림 3-1. 전 세계 임상시험 누적 등록 분포(2020.12.15 기준) [출처: 국가임상시험지원재단. 〈'20년 한국 임상시험 산업 정보 통계집〉. 2020.]

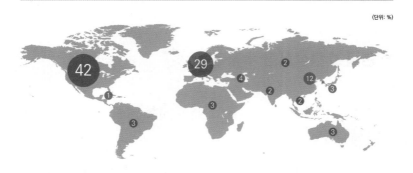

(단위: %)

2018년에는 중국의 임상시험 실시 건수가 가파르게 증가해 아시아에서 실시한 임상시험의 수가 미국을 앞질렀다. 2018년 전 세계 임상시험에서 중국의 점유율은 4.7%로 미국(24.3%), 영국(5%)에 이어 3위였다. 게다가 이후 1년 사이에 중국의 임상시험 점유율은 6.4%로 눈에 띄게 증가해 2019년에는 3위인 영국(4.6%)과 큰 차이로 2위에 올랐으며, 2020년에는 중국에서 전 세계 임상시험의 7.1%를 수행했다.

전 세계에서 가장 많은 임상시험을 진행하는 치료제군은 항암제다. 2021년 2월 기준, 전체 임상시험 건수의 절반 정도에 해당하는 15,400건의 항암제 임상시험이 진행 중이다. 이렇게 항암제 영역에서 임상시험이 많이 진행되는 이유는 시장 규모가 가장 큰 치료 영역이고, 하나의 임상시험용 의약품으로 여러 암종에 임상시험을 수행하기 때문이다. 항암제 다음으로 중추신경계 질병 치료제, 감염병 치료제의 임상시험 수행 건수가 많다.

>> 한국의 임상시험 수행 현황

　한국의 임상시험은 2000년대 초반 이후 매우 빠른 속도로 성장해왔다. 식품의약품안전처(식약처)에서 승인한 임상시험 건수는 2004년 136건에서 2020년 799건으로, 15년 동안 약 6배나 성장했다. 이러한 성장은 2007년 국가임상시험지원재단*Korea National Enterprise for Clinical Trials, KoNECT*이 설립되면서 임상시험 인프라 구축에 힘썼고, 식약처가 2011년 의약품임상시험관리기준*Korean Good Clinical Practice, KGCP*과 2012년 임상시험계획 승인신청 규정을 대대적으로 개정한 데에서 기인한다(그림 3-2). 2020년에는 코로나19 감염병 위기 상황에도 불구하고 임상시험 승인 건수가 2019년 대비 11.9%나 증가했다. 그 결과, 한국은 2020년 전 세계에서 여섯 번째로 임상시험을 많이 하는 국가가 됐다(그림 3-3).

그림 3-2. 2004~2020년 한국의 의약품 임상시험 승인 현황 [출처: 국가임상시험지원재단. 〈국내 의약품 임상시험 현황〉. 2021.]

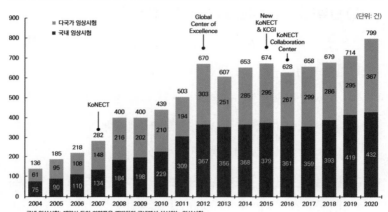

· 국내 임상시험: 제약사 등이 의약품을 개발하여 국내에서 실시하는 임상시험
· 다국가 임상시험: 제약사 등이 의약품을 개발하여 한국을 포함하여 2개국 이상에서 실시하는 임상시험

Source: 식약처, 임상시험계획 승인현황, 2021. KoNECT 재가공.

그림 3-3. 전 세계 제약회사 주도 의약품 임상시험 상위 국가 점유율 및 순위 변동 [출처: 국가임상시험지원재단. 〈국내 의약품 임상시험 현황〉. 2021.]

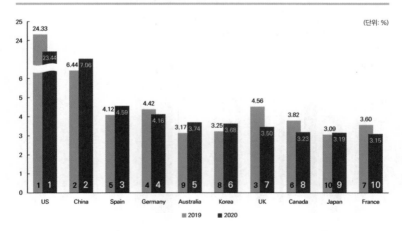

≫ 한국에서 수행되는 임상시험의 특징

(1) 단일국가 임상시험 vs 다국가 임상시험

앞서 말했듯이 한국은 2020년 기준으로 전 세계에서 여섯 번째로 임상시험을 많이 수행한 국가지만, 단일국가 임상시험과 다국가 임상시험으로 나누어보면 순위 차이가 크다. 단일국가 임상시험은 한국이 미국, 중국 다음으로 전 세계에서 세 번째로 많이 수행한다. 특히 2020년에는 임상시험 누적 건수가 한국보다 2배 가까이 많은 캐나다, 영국, 독일보다 한국이 단일국가 임상시험을 더 많이 수행했다. 반면, 2020년 한국의 다국가 임상시험 점유율은 3.2%로 12위다(그림 3-4). 이러한 괴리는 국내 제약바이오 기업이 다국가 임상시험보다는 국내에서만 진행되는 단일국가

그림 3-4. 제약회사 주도 의약품 임상시험에서 한국의 점유율 및 순위 변동 [출처: 국가임상시험지원재단. 〈국내 의약품 임상시험 현황〉. 2021.]

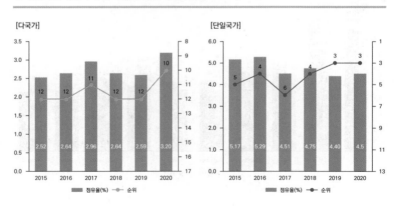

임상시험 위주로 신약개발을 진행한다는 사실을 시사한다. 아울러 글로벌 제약회사가 다국가 임상시험을 실시할 국가를 선정할 때 한국이 다른 임상시험 상위 국가에 비해 후순위로 평가받는다는 현실을 반영하기도 한다.

한국에서 수행된 제약회사 주도 임상시험 중 국내 임상시험[1]은 1상 임상시험을 중심으로 증가했다. 국내 임상시험의 총수행 건수는 2014년부터 2020년까지 지속적으로 증가한 반면, 2상과 3상 임상시험의 수행 건수는 지난 6년간 큰 변화가 없었다(그림 3-5). 그 결과 2020년 국내 임상시험 중 1상 임상시험이 차지하는

그림 3-5. 2014~2020년 제약회사 임상시험 단계별 승인 현황 [출처: 국가임상시험지원재단. 〈국내 의약품 임상시험 현황〉. 2021.]

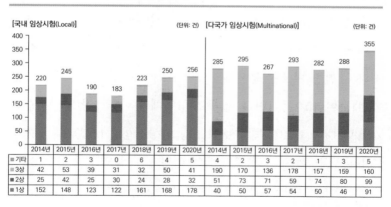

[국내 임상시험(Local)]						(단위: 건)	[다국가 임상시험(Multinational)]						(단위: 건)
	2014년	2015년	2016년	2017년	2018년	2019년	2020년	2014년	2015년	2016년	2017년	2018년	2019년	2020년
■기타	1	2	3	0	6	4	5	4	2	3	2	1	3	5
■3상	42	53	39	31	32	50	41	190	170	136	178	157	159	160
■2상	25	42	25	30	24	28	32	51	73	71	59	74	80	99
■1상	152	148	123	122	161	168	178	40	50	57	54	50	46	91

Source: 식약처, 임상시험계획 승인현황, 2021. KoNECT 재가공.

1 국내 임상시험이란 국내에서만 수행된 단일국가 임상시험을 뜻한다.

비중이 전체 임상시험의 70%에 이르렀다. 전 세계적으로 2상 임상시험을 가장 많이 수행한다는 통계와는 다른 양상이다. 이 결과는 국내 제약회사의 파이프라인이 대부분 초기 단계에 머물렀기 때문이라 해석된다. 실제로 국내 제약회사의 파이프라인 중 1상 임상시험을 수행 중인 신약 후보물질은 85개이지만, 3상 임상시험 단계까지 이른 후보물질은 단 18개에 불과하다. 아울러 신약개발 경험이 일천한 국내 제약회사 대부분이 초기 임상시험을 완료한 후 후기 임상시험을 직접 수행하지 않고 해외로 기술을 이전한 것도 한 원인이다.

반면, 한국에서 수행되는 다국가 임상시험은 3상이 가장 많은 비중을 차지한다. 2019년까지는 3상 임상시험이 다국가 임상시험의 절반 이상이었는데, 2020년 처음으로 1상과 2상 임상시험을 합친 숫자가 3상 임상시험을 앞섰다(그림 3-5). KoNECT는 국내에서 수행된 초기 다국가 임상시험이 많아진 이유가 항암제와 감염병 치료제 분야에서 1상 또는 2상 임상시험이 늘어났기 때문이라고 분석했다. 실제로 항암제 분야의 1상 임상시험은 2019년 대비 122.0% 증가했고, 2상 임상시험은 66.7% 급증했다. KoNECT는 2020년 코로나19의 영향으로 감염병 치료제 초기 임상시험도 2019년 대비 증가했다고 보고했다.[2]

---

2 정확한 숫자를 밝히지는 않았다.

(2) 항암제 임상시험 vs 비항암제 임상시험

글로벌과 동일하게 한국에서도 가장 많은 임상시험이 진행되는 효능군은 항암제이다. 매년 200~250건의 항암제 임상시험이 승인을 받았고, 2020년에는 처음으로 300건을 넘어섰다. 항암제 임상시험은 한국이 특히 강점을 보이는 분야인데, 2016년 보고에 의하면 전 세계에서 항암제 임상시험을 가장 많이 하는 상위 10개 기관에 한국 의료기관 4곳(서울대학교병원, 서울아산병원, 삼성서울병원, 세브란스병원)이 이름을 올렸다. 이러한 현상은 한국이 대규모 임상시험 수행이 가능한 임상시험 인프라를 구축했고, 환자 풀이 뒷받침되며, 국내 연구자가 신약개발 연구에 높은 관심을 가졌기 때문이다. 특히 서울대학교병원, 서울아산병원, 삼성서울병원, 세브란스병원은 모두 임상시험 또는 항암제 임상시험에 특화된 병동을 운영해, 임상시험 전문 인력 간의 의사소통이 원활하고 임상시험 인력의 전문성을 더욱 강화할 수 있는 환경을 조성했다. 실제로 2019년 자료에 의하면 한국에서 임상시험에 등록되는 기관당 월평균 환자 수는 25.8명으로 임상시험 실시 건수 상위 10개 국가 중 두 번째로 많다. 한국은 이러한 강점을 바탕으로 2010년대 초중반까지 글로벌 제약회사의 임상시험을 3상 위주로 유치했다.

그러나 최근에는 항암제를 중심으로 초기 임상시험에도 한국이 강점을 보인다. 국내에서 수행된 항암제 1상 임상시험은 2011년 18건에 불과했지만, 지속적으로 증가해 2020년에는 96건으로 무려 5배 넘게 증가했다. 특히 글로벌 제약바이오기업의 항암제 1상 임상시험 수가 많이 늘었다. 예를 들어 2020년 국내에서 승인된 항암제 1상 임상시험 96건 중 74건은 국외에서 개발 중인 의약품의 임상시험이다. 반면, 비항암제 임상시험의 경우 국내에서 수행된 1상 임상시험 173건 중에서 국외에서 개발 중인 의약품의 임상시험은 15건으로 전체의 10%가 채 되지 않는다(표 3-1). 따라서 글로벌 제약바이오기업이 후원하는 항암제 임상시험은 초기 단계부터 국내로 많이 유치하지만 비항암제 분야는 성적이 저조하다. 글로벌 신약이 허가받는 데 필요한 근거 생성에 한국이 기여하는 정도도 항암제와 비항암제가 매우 차이가 나는데, 이 내용은 7장에서 후술할 '한국의 글로벌 임상시험 기여도'에서 자세히 다루겠다.

표 3-1. 2018~2020년 의약품 개발지역별·효능군별 1상 임상시험 수 [출처: 식품의약품안전처 의약품통합정보시스템 & 임상시험정보 검색을 바탕으로 저자 작성]

(단위: 건)

치료 영역	개발 지역	2018	2019	2020	합계
종양	국내 개발	17	14	22	53
	국외 개발	48	33	74	155
비종양	국내 개발	145	162	158	465
	국외 개발	4	10	15	29
총합		214	219	269	702

(3) 임상시험 의뢰자

2020년 국내에서 승인받은 임상시험 중 76.5%는 제약회사가 의뢰했다. 임상시험 승인신청인[3]은 국내 제약바이오기업이 가장 많았고, 대학 및 의료기관, 외국계 제약바이오기업, 외국계 임상시험수탁기관Clinical Research Organization, CRO의 순이었다.[4] 그런데 신청인당 신청 건수는 외국계 제약바이오기업과 외국계 CRO가 국내 제약바이오기업보다 더 많다(그림 3-6). 실제로 2020년 임상시험 승인 건수가 가장 많은 상위 제약회사 10곳 중 6곳은 1, 2위를 차지한 한국로슈, 한국엠에스디를 포함한 글로벌 제약사다. KoNECT가 2014년부터 2019년 9월까지의 임상시험 승인 건을 분석한 자료에서도 절반에 가까운 외국계 제약바이오기업과 외국계 CRO, 즉 각각 42.9%(35개 기업 중 15개 기업)와 45.5%(22개 기업 중 10개 기업)에 해당하는 회사들이 6년에 걸쳐 매년 모두 임상시험 승인을 신청했다. 반면 국내 제약바이오기업의 이 수치는 단지 9.6%(188개 기업 중 18개 기업)에 불과하다. 요컨대, 외국계 제약바이오기업이나 외국계 CRO가 국내 제약바이오기업보다 꾸준히 새로운 임상시험의 승인을 신청한다. 다만 KoNECT는 1년만 임상시험 승인을 받은 국내 제약바이오기업 74곳 중 50곳은

---

3 임상시험 의뢰자의 업무를 임상시험수탁기관이 대행하는 경우, 임상시험 '의뢰자'와 임상시험 승인신청의 '신청인'은 다를 수 있으나, 현재 식약처 임상시험계획 승인 현황에서는 의뢰자와 신청인을 구분하지 않고 임상시험 승인신청인을 일괄적으로 '의뢰자'로 표시한다.

4 참고문헌과 동일하게 기재하기 위해 '국내 제약바이오기업', '외국계 제약바이오기업'으로 표기했다. 다른 본문에서 사용한 '국내 제약회사', '글로벌 제약회사'와 같은 의미이다.

2017~2019년에 처음으로 임상시험의 승인을 신청했기에, 추후 더 많은 임상시험의 승인을 신청할 기업으로 발전할 가능성이 높다고 판단했다.

외국계 제약바이오기업의 임상시험 승인신청 건수는 2020년을 제외하면 최근 몇 년 동안 큰 변화가 없었다(그림 3-6). 앞서 살펴본 대로 2020년에는 초기 단계의 다국가 임상시험이 급증하면서 임상시험 승인 건수가 많이 늘었다. 하지만 코로나19 팬데믹이라는 특수한 상황이 초기 단계의 다국가 임상시험 승인 증가에 영향을 미치면서 이러한 추세가 계속 이어질지는 불확실하다. 임상시험 수가 항감염제 임상시험을 중심으로 전 세계적으로 늘었기 때문이다.

그동안 잘 갖춰진 임상시험 인프라와 다양한 환자 풀, 그리고 빠른 임상시험 수행 속도는 임상시험 실시국으로서 한국을 매력

그림 3-6. 연도별 임상시험계획 승인신청인의 승인 건수 현황(2014~2019년 9월) [출처: 국가임상시험지원재단. 〈한국임상시험백서 제2호〉. 2019.]

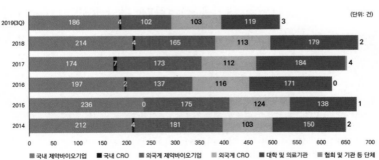

적으로 보이게 하는 요인이었다. 하지만 최근 중국이나 인도와 같은 다른 아시아 나라의 임상시험 수준이 많이 개선되면서 임상시험 수행비용 측면에서 상대적으로 한국의 경쟁력이 감소하는 추세다. 중국·인도의 임상시험 수행비용은 한국의 70~80% 수준이다. 따라서 한국이 글로벌 임상시험 시장에서 계속 차별화된 경쟁력을 유지하기 위한 대책 마련이 시급하다.

2020년에 승인받은 임상시험 중에서 제약회사가 주도한 임상시험 76.5%를 제외한 나머지 23.5%는 '연구자 주도 임상시험'이었다. 연구자 주도 임상시험이란 개별 연구자 및 기관, 또는 기관 그룹 및 협업 연구 그룹과 같이 제약회사가 아닌 연구자가 시작하고 관리하는 임상시험을 말한다. 즉, 임상시험 연구자가 학술연구 목적으로 제약회사의 의뢰 없이 독자적으로 '의뢰자'가 되어서 수행하는 임상시험이다. 따라서 연구자가 임상시험 수행 외에도 연구 디자인, 임상시험 운영, 데이터 관리 및 분석처럼 임상시험에 필요한 모든 업무를 책임져야 하므로 연구자 입장에서는 관리하기가 쉽지 않다. 연구자 주도 임상시험은 제약회사가 관심이 없거나 상업적 유인이 크지 않지만 그럼에도 불구하고 과학적으로 중요한 질문에 답을 얻을 수 있어서 학술적 가치가 크다. 예를 들어 연구자 주도 임상시험을 통해 의약품의 허가 사항 외의 효과를 알아보거나 제조사가 다른 여러 약물의 효과를 비교할 수 있고, 또한 제조사가 다른 여러 약물의 병용치료를 시도하는 일도 가능하다.

한국의 연구자 주도 임상시험은 2015년 134건에서 2016년 171건으로 27.6% 증가한 이후 2019년까지 비슷한 수준을 유지하다가, 2020년에 다시 188건으로 다소 증가했다. 그러나 임상시험의 전체 건수가 늘어나는 만큼 연구자 주도 임상시험의 수가 증가하지는 못해 연구자 주도 임상시험의 점유율은 계속해서 떨어졌다(그림 3-7). 예를 들어 연구자 주도 임상시험 비중이 2016년에 27.2%였다가 매년 감소해 2020년에는 23.5%로 떨어졌다. 반면에 미국 FDA에서 승인된 임상시험은 연구자 주도 임상시험에 해당하는 리서치*Research* 분야와 제약회사 주도 임상시험에 해당하는 커머셜*Commercial* 분야의 수가 거의 비슷한 수준이다. 심지어 연구자 주도 임상시험의 수가 제약회사 주도 임상시험보다 많은 해도 있었다(그림 3-8).

그림 3-7. 2014~2020년 제약회사 및 연구자 임상시험 승인 현황 [출처: 국가임상시험지원재단. 〈국내 의약품 임상시험 현황〉. 2021.]

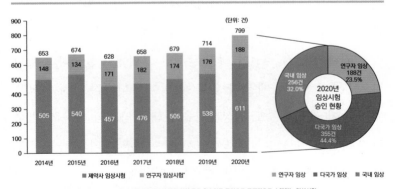

* 연구자 임상시험: 임상시험 실시기관 소속 임상시험자가 외부의 의뢰 없이 주로 학술연구 목적으로 독자적으로 수행하는 임상시험

Source: 식약처, 임상시험계획 승인현황, 2021. KoNECT 재가공.

그림 3-8. 미국 FDA에 제출되는 Investigational New Drug Application 현황 [출처: 미국 FDA의 IND Receipts를 바탕으로 저자 작성]

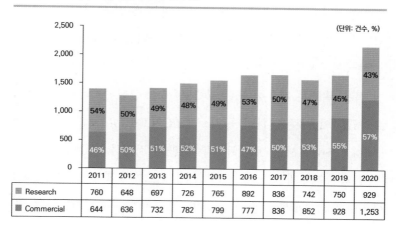

한국에서 연구자 주도 임상시험이 활성화되지 못한 원인은 금전적·물질적 지원이 부족하기 때문이다. 2016년에 보고된 한국임상시험산업본부의 〈연구자 주도 임상시험 활성화 방안 연구〉에 따르면, 2013~2015년에 진행된 연구자 주도 임상시험의 약 30%는 연구자 개인이 연구비를 마련했다. 병원이나 학회 지원을 받아 연구자 주도 임상시험을 실시하더라도, 대부분 연구비가 5,000만 원 미만이라 임상시험을 진행하기에 부족한 경우가 많았다. 따라서 한국임상시험산업본부는 연구자의 연구비 부담을 줄이기 위한 방안으로 임상시험을 수행하는 과정에서 발생한 의료행위 수가에 보험급여를 적용하고, 정부가 연구자 주도 임상시험의 검토·관리 및 예산 배치와 같은 제도적 지원을 늘려야 한다고

제안했다. 또 병원 차원에서도 연구자 주도 임상시험의 연구비를 지원하거나, 규제기관에 제출할 자료의 준비 및 모니터링과 같은 업무를 지원해주는 시스템을 마련해야 한다고 주장했다.

한국임상시험산업본부의 이 연구 결과가 보고된 이후 보험급여 적용 부분은 개선이 됐다. 2018년 5월 신설된 〈국민건강보험 요양급여의 기준에 관한 규칙〉 제8조의2(의료연구개발기관의 임상연구에 대한 특례)에서는 '보건복지부 장관이 지정한 의료연구개발기관이 의료연구개발을 위해 의약품, 의료기기 및 의료기술을 임상연구대상자에게 사용하는 경우' 요양급여가 적용되도록 했다. 하지만 연구자 주도 임상시험 수행을 위한 정부와 병원의 지원은 여전히 미흡하다. 정부는 2021년도 '제약산업 육성·지원 종합계획'에 공익 목적의 연구자 주도 임상연구지원을 주요 사업으로 포함하고, 세부 계획으로 '범부처재생의료기술개발사업'과 연구자 주도 임상연구를 포함한 '공익적 임상시험 및 컨설팅 지원사업'을 진행한다고 발표했다. 하지만 두 세부 사업 모두 연구자 주도 임상시험만을 위한 사업이 아니며, '공익적 임상시험 및 컨설팅 지원사업'에 배정된 예산도 연간 8,000만 원에 불과했다.

(4) 임상시험실시기관

2021년 12월 기준으로 한국의 의약품 임상시험실시기관은 총 205곳이다. 〈의약품 등의 안전에 관한 규칙〉 제34조에 의해 임상시험실시에 필요한 시설, 전문 인력 및 기구 등 식품의약품안전처장이 정해 고시하는 기준에 적합한 의료기관 중에서 지정심사위원회가 심사를 통해 의약품 임상시험실시기관을 지정한다.

임상시험 수행 건수가 가장 많은 상위 20곳 임상시험실시기관이 수행한 임상시험을 단계별로 살펴보면 모든 기관에서 3상 임상시험을 가장 많이 수행했다. 항암제 임상시험을 가장 많이 수행한 서울대학교병원, 서울아산병원, 세브란스병원, 삼성서울병원을 포함한 상위 11곳 기관은 1상 임상시험의 비중도 10% 이상으로 높게 나타났다(그림 3-9). 임상시험 수행을 많이 한 상위 20곳

그림 3-9. 주요 임상시험실시기관의 임상시험 단계별 비중(2014~2019년 9월) [출처: 국가임상시험지원재단. 〈한국임상시험백서 제2호〉. 2019.]

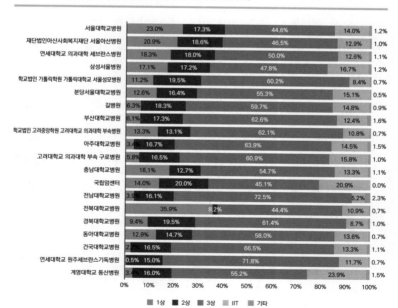

기관의 대부분은 2012년부터 2018년까지 임상시험 글로벌선도 센터로 지정됐다.

'임상시험 글로벌선도센터사업'은 글로벌 임상시험의 역량을 강화하기 위해 보건복지부와 KoNECT가 주도했다. 임상시험 글로벌선도센터로 지정된 17곳 기관은 임상시험 관련 시스템을 선진화하고, AAHRPP[5]나 FERCAP[6] 같은 국제적인 시험대상자 보호 프로그램의 인증을 받아 글로벌 수준의 임상시험 수행체계를 구축했다. 2013년부터 2018년까지 국내에서 승인받은 임상시험의 80% 이상이 임상시험 글로벌선도센터로 지정된 기관에서 진행됐다. 또한 임상시험 글로벌선도센터에서 수행한 임상시험 중에서 초기 임상시험(1상·2상)의 분율이 지정 전 평균 25.5%에서 5차 연도에 40.1%로 증가했다. 따라서 임상시험 글로벌선도센터에 선정된 후 초기 임상시험 수행 역량이 더욱 발전했다는 평가가 가능하다.

한편, 국내에서 실시하는 임상시험의 대부분은 상위 10%인 20여 곳 의료기관에 집중되었으며 나머지 90% 실시기관의 임상시험 참여는 저조하다. KoNECT의 분석에 따르면, 2014~2019년 임상시험실시기관으로 지정된 기관의 약 60%에 해당하는 100~120곳 기관만이 실제 임상시험을 수행했다. 분석 기간 동안

---

5 Association for the Accreditation of Human Research Protection Program
6 Forum for Ethical Review Committees in Asia and the Western Pacific

6개년도 모두 임상시험에 참여한 기관은 193곳 중에서 절반이 안 되는 85곳에 불과한 반면, 6년 동안 임상시험에 전혀 참여하지 않은 기관도 무려 44곳에 이른다. 따라서 임상시험실시기관 지정 이후 몇 년 내에 임상시험 실시 계획이 없는 의료기관이 임상시험실시기관으로 지정받으면서 생기는 행정적·재정적 낭비가 없는지도 고려해봐야 한다. 다시 말해 국내 임상시험의 수준을 높이기 위해 임상시험 수행 경험이 풍부한 상위 임상시험실시기관에 좀 더 지원을 집중해야 하는 것은 아닌지 살펴봐야 한다.

(5) 임상시험수탁기관

의약품임상시험관리기준*Korea Good Clinical Practice*에서는 임상시험수탁기관*Contract Research Organization, CRO*을 '임상시험과 관련된 의뢰자의 임무나 역할의 일부 또는 전부를 대행하기 위해 의뢰자로부터 계약에 의해 위임받은 개인이나 기관'이라고 정의한다. KoNECT가 국내 CRO 기업을 대상으로 설문조사한 결과, 설문에 응답한 CRO 49곳 모두 프로젝트 매니지먼트, 환자 모집 및 모니터링, 자료의 처리 및 검증, 결과보고서 작성, 인허가 대행 서비스를 제공했다. 그중 주력 비중이 가장 높은 업무는 환자 모집 및 모니터링, 프로젝트 매니지먼트, 자료의 처리 및 검증 순이었다. CRO의 대부분은 임상시험 수행에 필요한 전반적인 업무 서비스*full service*를 제공하지만 어떤 업체는 일부 업무만 주력으로 제공한다. KoNECT가 발간한 〈국내 CRO 디렉토리 북〉에 소개된 CRO 34곳 중 21곳은 전반적인 업무서비스를 제공했고, 나머지 13곳은 자료의 처리 및 검증, 정보기술IT과 같은 특정 업무만 담당했다.

국내 임상시험 시장의 규모가 꾸준히 커지면서 CRO의 연간 매출도 가파르게 증가했다. 한국에서 CRO의 총매출액은 2014년에 2,940억 원이었으나 2019년에는 5,227억 원 규모로 약 1.7배 성장했다. 특히 국내 CRO의 성장이 두드러졌다. 2014년에는 외국계 CRO의 매출액 총합이 국내 CRO의 약 2배였으나, 2017년에는 국내 CRO가 전년 대비 65% 성장한 이후 꾸준히 외국계 CRO와의 격차를 줄였다. 2020년에는 국내 CRO와 외국계 CRO

그림 3-10. CRO 기업의 연간 매출 현황(추정) [출처: 국가임상시험지원재단. 〈'20년 한국 임상시험 산업 정보 통계집〉. 2020.]

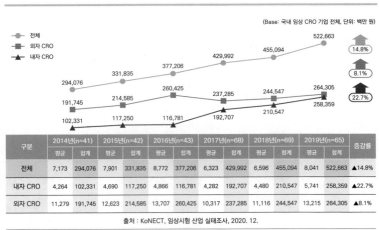

(Base: 국내 임상 CRO 기업 전체, 단위: 백만 원)

구분	2014년(n=41)		2015년(n=42)		2016년(n=43)		2017년(n=68)		2018년(n=69)		2019년(n=65)		증감률
	평균	합계	평균	합계	평균	합계	평균	합계	평균	합계	평균	합계	
전체	7,173	294,076	7,901	331,835	8,772	377,206	6,323	429,992	6,596	455,094	8,041	522,663	▲14.8%
내자 CRO	4,264	102,331	4,690	117,250	4,866	116,781	4,282	192,707	4,480	210,547	5,741	258,359	▲22.7%
외자 CRO	11,279	191,745	12,623	214,585	13,707	260,425	10,317	237,285	11,116	244,547	13,215	264,305	▲8.1%

출처 : KoNECT, 임상시험 산업 실태조사, 2020. 12.

※ 2020년 실제 응답 기업 기준(52개 업체)으로 2018~2019년간 평균 매출액을 비교한 결과, 30억 9,591만 원(2018년) → 38억 6,356만 원(2019년) 으로 7억 6,765만 원(▲199%) 증가함

의 매출액 총합이 거의 비슷하다(그림 3-10).

그러나 매출액을 업체 수로 나눠보면 업체당 매출액은 외국계 CRO가 훨씬 높다. 2020년에 등록된 CRO 65곳 중에서 국내 업체가 45곳으로, 외국계 업체 20곳에 비해 두 배 이상 많기 때문이다. 특히 2020년에 임상시험을 가장 많이 승인받은 상위 7곳의 CRO는 모두 외국계 회사였으며, 국내 CRO의 임상시험 승인 건수는 2018년과 2019년에 각각 3~4건에 불과했다(그림 3-11). 같은 기간에 외국계 CRO가 임상시험 승인받은 경우가 각각 141건, 106건이었던 것과는 비교도 되지 않는다.

물론 앞서 살펴본 것처럼 CRO가 담당하는 업무는 다양하므로 국내 CRO의 주력 분야가 임상시험 승인신청 이외의 업무 위

그림 3-11. 2018~2019년 신청인별 및 임상시험 단계별 임상시험계획 승인 현황 [출처: 국가임상시험지원재단. 〈'20년 한국 임상시험 산업 정보 통계집〉. 2020.]

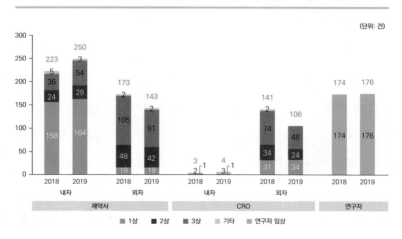

주일 가능성도 배제하기 어렵다. 그러나 대부분의 CRO가 임상시험 승인신청 업무와 밀접한 프로젝트 매니지먼트와 인허가 대행 서비스를 제공한다는 점을 고려하면 외국계 CRO에 비해 국내 CRO의 시장 경쟁력이 떨어진다고 해석할 수밖에 없다. 특히 임상시험 업무를 전담하는 인력이 내부에 많지 않은 국내 제약사는 신약개발의 전 단계에 걸친 업무를 성공적으로 수행한 경험이 적거나 없는 국내 CRO보다, 더 검증된 파트너인 외국계 CRO에 임상시험 업무를 위탁하려고 한다. 따라서 국내 CRO가 국내 제약사와 함께 성장하도록 국내 CRO의 역량 강화를 위한 대책 마련이 시급하다.

국내 CRO의 역량을 강화하기 위해 KoNECT는 2014년부터 국내 CRO를 대상으로 기관 인증 및 컨설팅 지원사업을 진행해 왔다. 이 지원사업의 대상은 국내 자본이 51% 이상인 국내 CRO다. 각 CRO가 담당하는 업무에 따라 모니터링 영역, 자료 관리 및 통계 영역, 프로젝트 매니지먼트 영역, 의학문서 작성*Medical writing* 영역을 부문별로 나누어 인증을 받거나, 네 가지 업무를 포괄하는 경우 종합 인증을 받는다. 인증 유지 기간은 2년이다.

그런데 2014년 이후 지금까지 KoNECT의 인증을 받은 CRO는 총 8곳으로 이는 2020년 12월 기준 국내에 등록된 국내 CRO 45곳 중에서 단 18%에 불과하다. 심지어 2021년 8월 현재 인증이 유효한 기업은 2019년과 2020년에 인증받은 업체 2곳뿐이다. 한편 KoNECT는 부문별 인증을 통해 특화 영역의 역량을 강화하겠다고 했지만 같은 부문에 연속으로 재인증을 받은 업체는 단 한 곳도 없다. 게다가 2017년과 2018년에는 각각 2곳, 4곳 기관이 평가를 받았으나 인증받은 기업은 없었다. 인증 평가가 얼마나 까다로운지 짐작할 만한 결과다. 실제로 한 매체는 KoNECT의 CRO 인증 요건이 까다롭다 보니 업체들이 인증 신청에 부담을 느껴 신청하는 기업이 많지 않다고 보도하기도 했다. 아무리 양질의 컨설팅을 제공하더라도 지나치게 까다로운 인증 요건 때문에 대상 업체들이 인증 시도조차 하지 않는다면 국내 CRO의 역량 강화에 도움이 되지 않는다. 실질적으로 더 많은 국내 CRO가 신뢰성을 인정받고 사업의 혜택을 누리도록 제도 개선이 뒤따라야 한다. 만약 인증 기준을 만족하는 국내 CRO가 실제로 이렇게 적다면 인증 여부와 관계없이 국내 CRO의 전체적인 역량을 올릴 대책이 필요하다.

» 한국의 글로벌 임상시험 기여도[7]

저자들은 최근에 승인된 글로벌 신약의 허가에 한국이 얼마나 기여하는지 알아보고자 허가의 근거 자료가 됐던 주요 임상시험

---

7 다음의 자료를 이용해 저자 작성. US FDA. New Drugs at FDA: CDER's New Molecular Entities and New Therapeutic Biological Products. & Clinicaltrials.gov. US National Library of Medicine.

에서의 한국 참여도를 분석했다. '최근에 승인된 글로벌 신약'은 2016~2020년에 FDA에서 승인된 신약*New Molecular Entities*으로 정의했으며, '주요 임상시험'은 '최근에 승인된 글로벌 신약'의 처방정보전문*Full Prescribing Information* 중 임상연구*CLINICAL STUDIES*에 포함된 임상시험으로 정의했다. FDA 처방정보전문의 임상연구에는 제품의 효과*effectiveness*를 일차적으로 뒷받침*primary support*하거나, 기타 중요한 정보를 제공하는 임상연구가 포함되기 때문이다. 각 임상시험의 참여 기관 정보는 미국국립의학도서관*U.S. National Library of Medicine*이 운영하는 '임상시험 등록 시스템'[8]에 등재된 내용을 기준으로 삼았다. 2016~2020년에 허가된 신약 228개의 각 처방정보전문에 언급된 임상시험의 총합은 413개였으며, 그중 87.7%에 해당하는 362개의 임상시험이 임상시험 등록 시스템에 임상시험 참여기관 정보를 명시했다. 모든 임상시험이 임상시험 등록 시스템에 임상시험 참여기관 정보를 명시하지는 않았으나, 87.7%는 전체적인 경향을 파악하기에 충분한 숫자로 보인다.

2016~2020년 FDA에서 허가한 신약 총 228개 중에서 한국이 주요 임상시험에 하나라도 참여한 신약 수는 5년간 총 63개(27.6%)로 연평균 12.6개였으며, 5년간 큰 변화는 없었다(그림 3-12). 허가된 신약의 처방정보전문에 언급된 주요 임상시험 수를 기준으로 보면, 임상시험 등록 시스템에 임상시험 참여기관 정보가

---

8   http://clinicaltrials.gov.

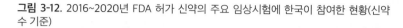

그림 3-12. 2016~2020년 FDA 허가 신약의 주요 임상시험에 한국이 참여한 현황(신약 수 기준)

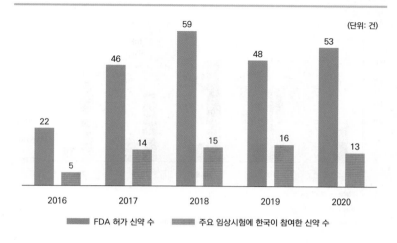

(단위: 건)

명시된 주요 임상시험 362개 중에서 한국이 참여한 임상시험은 총 77개(21.5%)로 5년간 연평균 15.4개였다. 임상시험 수를 기준으로 했을 때도 FDA가 허가한 신약의 주요 임상시험에 한국의 참여율은 최근 5년간 늘어나거나 줄어드는 추세를 보이지는 않았다. 요컨대, 최근 5년간 FDA 허가 신약 4개 중에서 1개(임상시험 수 기준으로는 5개 중 1개)는 주요 임상시험에 한국이 참여했기 때문에 신약허가의 근거 자료를 생성하는 데 한국이 기여한 정도는 적지 않다고 볼 수 있다(그림 3-13).

최근 5년간 FDA 허가 신약의 주요 임상시험에서 한국의 참여도는 크게 변하지 않았다. 그러나 주요 임상시험의 일차 논문에

그림 3-13. 2016~2020년 FDA 허가 신약의 주요 임상시험에 한국이 참여한 현황(임상시험 수 기준)

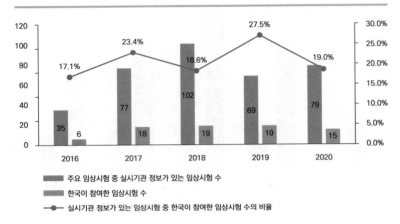

그림 3-14. 2016~2020년 FDA 허가 신약의 주요 임상시험 일차 논문에 저자로 참여한 한국 연구자의 수

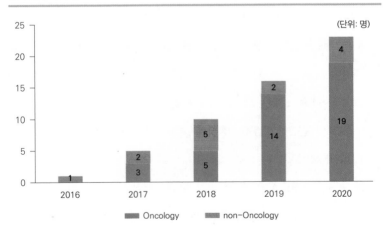

저자[9]로 참여한 한국 연구자 수가 늘어나면서 한국 연구자의 기여도가 큰 임상시험의 수는 점점 증가하고 있다. FDA 허가 신약의 주요 임상시험 결과를 출판한 일차 논문에 저자로 참여한 한국 연구자의 수는 2016년 단 1명에 불과했지만 2020년에는 23명으로 5년간 매년 증가했다(그림 3-14). 즉, 연구 결과의 생성에 한국 연구자의 기여도가 상당히 크다고 인정받는 경우가 점점 늘어나고 있다.

FDA 허가 신약의 주요 임상시험에 한국의 기여도는 항암제와 비항암제 사이에 큰 차이를 보인다. 5년간 FDA에서 허가된 항암제 신약 66개 중에서 절반에 가까운 31개 신약의 주요 임상시험에 한국이 참여했다. 하지만 5년간 허가된 비항암제 신약 162개의 주요 임상시험에 한국이 참여한 경우는 단 32개로 20%가 채 되지 않았다(그림 3-15). FDA 허가 신약의 주요 임상시험 중에서 한국이 참여한 임상시험의 수는 항암제와 비항암제가 비슷하게 매년 10개 내외였다. 하지만 항암제 임상시험이 비항암제 임상시험보다 훨씬 많기 때문에 한국이 참여한 임상시험의 비율은 항암제가 2017년 이후 40% 이상인 데 반해 비항암제는 15% 내외였다(그림 3-15). FDA 허가 신약의 주요 임상시험 결과를 출

---

9 국제의학학술지편집인위원회(International Committee of Medical Journal Editors)의 권고 사항에 따르면 연구의 개념이나 디자인, 연구 데이터의 획득·분석 또는 해석에 상당한 기여를 했을 때 논문의 저자가 될 수 있다. [출처: International Committee of Medical Journal Editors. Defining the Role of Authors and Contributors.]

그림 3-15. 2016~2020년 FDA 허가 신약의 주요 임상시험 중 치료제군별 한국의 참여 현황. 신약 수 기준(위), 임상시험 수 기준(아래)

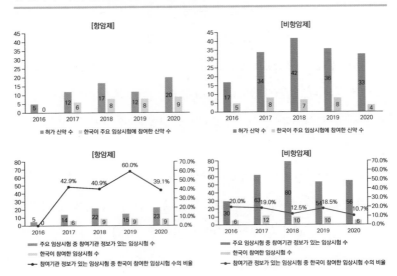

판한 일차 논문에 저자로 참여한 한국 연구자의 수도 항암제와 비항암제의 차이가 상당히 컸다(그림 3-14). 2017년과 2018년만 해도 FDA 허가 신약의 주요 임상시험 결과를 출판한 일차 논문에 저자로 참여한 연구자의 수가 항암제와 비항암제 사이에 차이가 거의 없었지만, 2019~2020년에 한국인 연구자가 저자로 참여한 경우는 대부분 항암제 임상시험이었다. 다시 한번 항암제 분야의 임상시험 글로벌 경쟁력에서 한국의 강세가 엿보인다.

8장

신약개발 임상시험 단계: 인력 및 투자

>> 인력 현황

(1) 제약바이오기업

임상시험에 종사하는 전문 인력의 소속 기관은 크게 제약바이오기업, CRO, 임상시험실시기관으로 나뉜다. KoNECT에서 2018~2020년 식약처 IND 승인 이력이 있는 국내 제약바이오기업을 대상으로 임상시험 전문 인력을 조사한 결과, 조사 대상 144개 기업의 전체 인력은 50,730명이었고 그중 임상시험 전문 인력은 전체의 약 5.8%에 해당하는 2,944명이었다. 2015~2017년 식약처 IND 승인 이력이 있는 국내 제약바이오기업을 대상으로 한 조사와 비교하면 2년 사이에 식약처 IND 승인 이력이 있는 국내 제약바이오기업의 수는 125개에서 144개로 늘었지만 전체 인력은 69,464명에서 50,730명으로 오히려 줄었다. 직원 수가 많은 대기업의 IND 승인신청은 줄고 직원 수가 적은 중소기업 또는 바이오벤처의 IND 승인신청이 증가했기 때문이라 해석된다. IND 승인신청을 한 국내 제약바이오기업의 전체 인력이 줄었으므로 임상시험 전문 인력도 3,233명에서 2,944명으로 줄었고, 전체 인력 중 임상시험 전문 인력의 비율도 4.7%에서 5.8%로 크게 변화가 없었다. 5장에서 기술한 것처럼 2018년 바이오기업 개발직의 인원 충족률은 77.2%에 불과해 5개 직종(연구직, 개발직, 생산 및 시설직, 품질관리직, 영업 및 시설직) 중에서 가장 인력난이 심했는데 그 이후에도 인력 수급 상황이 나아지지 않았다. 해마다 임상시험 수의 증가 속도만큼 인력이 보충되지 않는다면 기존 인력의 업무량이 과도하게 늘어서 현재의 인력마저 이탈하는 악순환으로 이어질 가능성이 크다. 따라서 국내 제약바이오기업이 임상시험 전문 인력을 확보할 대책이 마련돼야 한다.

한편, 국내의 글로벌 제약사의 연구인력은 최근 꾸준히 증가하는 추세로 2019년 1,702명으로 집계돼 2012년 923명 대비 두 배 가까이 증가했다(그림 3-16). 비임상시험 이전 단계의 신약개발 연구를 국내에서 진행하는 글로벌 제약사는 거의 없어서 글로벌 제약사의 연구인력은 대부분 임상시험 관련 업무를 담당한다. 앞서 확인한 것처럼 국내 제약사의 임상시험 전문 인력은 줄어든 반면, 글로벌 제약사의 임상시험 인력은 2013년 이후 2019년을 제외하고 계속 늘었기 때문에 임상시험 인력이 글로벌 제약사에만 유입되는 원인을 점검해봐야 한다.

그림 3-16. 2012~2019년 글로벌 제약사의 국내 연구인력 [출처: 국가임상시험지원재단. 〈'20년 한국 임상시험 산업 정보 통계집〉. 2020.]

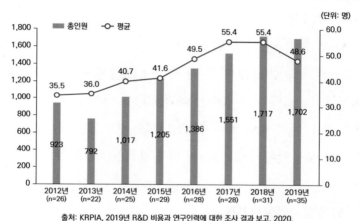

출처: KRPIA, 2019년 R&D 비용과 연구인력에 대한 조사 결과 보고, 2020.
※ 각 해당 연도 데이터 수집 조사에 참여한 KRPIA(한국글로벌의약산업협회) 등록 회원사 기준

(2) CRO

CRO에 종사하는 인력은 2017년 3,744명, 2018년 4,258명, 2019년 4,497명으로 해마다 빠른 속도로 증가했다. 2019년 CRO 인력의 수는 2010년 1,200명 대비 무려 3.7배나 증가했다. 국내 CRO 인력은 담당 업무별로 사이트 매니지먼트(환자 모집 및 모니터링) 종사자가 23.2%로 가장 많고, 그다음이 프로젝트 매니지먼트(12.7%), 데이터 매니지먼트(자료의 처리 및 검증)(9.6%) 순이다. CRO의 담당 업무별 인력 순위는 7장에서 기술한 CRO의 주력 서비스

분야 순위와 거의 일치한다. 외국계 CRO 인력 또한 사이트 매니지먼트 종사자가 전체 인력 중 가장 높은 비중(46.8%)을 차지했고, 그다음이 프로젝트 매니지먼트(23.1%)였다. 국내 CRO와는 다르게 데이터 매니지먼트와 통계분석 직무가 차지하는 비중이 낮다.

외국계 CRO와 국내 CRO의 종사자 수는 2010년 이후 매년 비슷하게 유지돼왔다. 그럼에도 불구하고 외국계 CRO의 업체당 매출액은 국내 CRO보다 두 배 이상 높게 추정되고, 국내 CRO의 임상시험계획 승인 건수는 외국계 CRO와 비교도 되지 않을 만큼 적다. 다시 말해 국내 CRO 인력의 생산성은 외국계 CRO에 비해 매우 낮아 국내 CRO의 역량 강화가 시급하다.

(3) 임상시험실시기관

임상시험실시기관의 인력 중에서 가장 많은 수를 차지하는 이들은 시험책임자 또는 시험담당자를 일컫는 연구자와 임상연구코디네이터Clinical research coordinator, CRC이다. 대한임상시험센터협의회가 회원 기관 29곳을 대상으로 실시한 〈2019년 임상시험 인력 현황 조사〉에 따르면, 병원의 정규직 임상시험 전담 인력은 총 1,228명으로 집계됐으며 그중 임상시험 전담 교수는 164명(전임 교수 31명, 겸임 교수 83명, 임상약리학 전공자 50명), CRC는 350명으로 조사됐다. 그러나 이 조사 결과가 국내 임상시험실시기관의 인력 현황을 대변한다고 할 수는 없다. 임상시험 연구자는 대부분 임상진료와 연구를 병행하므로 임상시험 전담 교수만으로 연구자

인력을 파악할 수 없고 CRC의 대다수는 계약직이기 때문이다.

앞서 언급한 임상시험 등록 시스템에 등록된 정보를 기반으로 제공되는 한국임상시험포털의 연구자 검색서비스에 따르면, 2010년 1월 1일부터 2019년 4월 15일까지 등록된 임상시험에 시험책임자로 참여한 국내 연구자는 총 1,743명이다. 1,743명 중 약 80%에 해당하는 1,404명은 단 1~2건의 임상시험에만 참여했고, 나머지 20%의 연구자가 등록된 전체 임상시험 3,454건의 절반에 해당하는 1,713건의 시험책임자를 담당해 일부 연구자에게 임상시험이 편중되는 경향을 보였다(그림 3-17). 그중 연구자 20명은 등록된 기간 동안 무려 10~26건의 임상시험에서 시험책임자를 맡았다. 또 2010년부터 2018년까지 연도별로 새로 등록된 임

그림 3-17. 2010년 1월 1일부터 2019년 4월 15일까지 임상시험 참여 건수별 연구자 수
[출처: 2022년 2월 한국임상시험포털 검색 결과를 바탕으로 저자 작성]

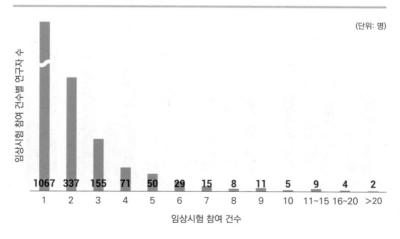

상시험의 시험책임자 수도 매년 300명 내외로 큰 변동이 없어 연구자 풀이 거의 늘어나지 않았음을 보여준다(그림 3-18).

특히 임상시험실시기관의 임상시험 인력 중에서 가장 많은 수를 차지하는 CRC는 계약직이 많고 이직률이 높아 정확한 인력을 집계하기 어렵다. 앞서 언급한 〈2019년 임상시험 인력 현황 조사〉에서는 350명이었지만 이것은 정규직만을 집계한 숫자이다. KoNECT가 2017년 추산한 국내 CRC의 수는 3,711~3,817명이었다. 따라서 총 3,800여 명의 CRC 중 대다수는 계약직이다.

2018년 CRC의 근무환경과 직무 만족을 조사한 논문에서도 조사 대상 113명 중에서 임상시험센터 정직원이나 병원 정규직은 18명(17.3%)에 불과했고 나머지는 교수 채용 계약직(61.5%), 연구과 소속 계약직(15.4%), 시간제 근무직(5.8%)이었다. 상시 근로자

그림 3-18. 연도별 임상시험 건수와 시험책임자의 수 [출처: 2022년 2월 한국임상시험포털 검색 결과를 바탕으로 저자 작성]

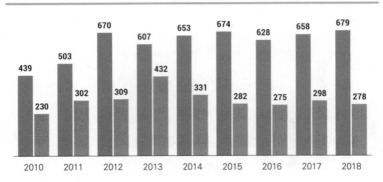

식약처 IND 승인 건수(단위: 건)
clinicaltrials.gov에 새로 등록된 임상시험에 시험책임자로 참여한 연구자 수(단위: 명)

가 5인 미만의 사업장은 〈근로기준법〉의 연차 휴가, 연장·휴일·
야간 가산 수당, 부당 해고 및 부당 해고 구체 신청 관련 조항의
적용을 받지 않기에 교수(연구자)나 연구과에서 채용한 경우 법의
보호를 보장받지 못한다. 무엇보다 계약직은 언제든지 고용 계약
이 종료될 수 있어서 업무 태도나 성과에 부정적인 영향을 준다.
예를 들어, 임상연구 간호사의 전반적인 역할 수행에 영향을 미
치는 유일한 요인은 고용 상태로, 계약직은 정규직에 비해 유의
하게 역할 수행 정도가 낮았다.

　　CRC의 급여 수준도 매우 낮다. 조사 대상의 근무 지역을 명
시하지 않은 2018년 논문에서 CRC의 월 급여는 100~200만 원
이 21.5%, 200~250만 원이 42.9%였다. 비교적 최근인 2020년 비
수도권 임상연구 간호사를 대상으로 한 조사에서도 사정은 비슷
했다. 조사 대상 141명 중 15.6%는 월 급여가 200만 원 미만이었
고 51.1%는 200~250만 원이었다. 2020년 전국 병원간호사의 월
평균 임금 359만 원과 차이가 매우 클 뿐만 아니라, 오히려 2020
년 최저임금인 월 급여 1,795,310원과 큰 차이가 없는 수준이다.
CRC가 임상시험용 의약품의 투약과 임상시험 참여 중에 발생한
예상치 못한 부작용 관리와 같은 연구대상자의 안전과 직결된
업무를 담당하고 임상시험의 절차와 규정이 복잡해짐에 따라,
책임 연구자가 CRC에 위임하는 업무가 증가하는 현실을 고려하
면 현재 CRC의 임금 수준은 매우 낮다고 할 수 있다.

　　계약직 신분과 낮은 급여 수준은 높은 이직률로 이어진다.

CRC 113명을 대상으로 1~5점 리커트 척도[10]를 이용해 이직 의도를 조사한 2018년 논문에 따르면, 이직 의도의 평균값은 임상시험센터 정직원과 병원 정규직 CRC가 각각 2.20점과 2.43점인데 반해 교수 채용 계약직이나 연구과 소속 계약직 CRC는 3.04점과 3.10점으로, 계약직의 이직 의도가 더 높았다. 월 급여가 200~250만 원인 경우의 이직 의도 평균값은 3.13점으로 이직 의도 점수가 평균 2.58점인 월 급여 250만 원 이상인 경우와 비교해 이직 의도가 유의하게 높았다. 즉, 고용이 불안정한 계약직 신분으로 장기적인 직업 전망이 불투명할 때 이직 의도가 높다고 해석된다.

CRC의 업무량이 과중한 것도 문제다. 예를 들어 CRC 1명이 담당하는 임상시험의 수는 평균 7.4개나 된다. 잦은 교체와 이직으로 담당 CRC의 공백이 발생하면 담당하던 임상시험을 더 이상 진행할 수 없어서 임상시험의 질과 효율이 저하된다. 임상시험의 성공 여부가 우수한 자질을 갖춘 전문 인력의 확보에 달려 있는 만큼, 임상시험 수행 중 가장 많은 업무를 담당하는 CRC의 고용 안정을 보장하는 법적·제도적 장치 마련이 시급하다.

---

10 개인, 대상, 관념, 현상 등에 대한 개인의 태도나 성향의 강도를 측정하는 기법의 하나이다.

≫ 자본 확보 현황

한국의 제약기업은 2019년 한 해 동안 약 1.7조 원을 연구개발에 투자했다. 그중 임상시험에 투자한 비용은 약 9,711억 원으로 추정되며, 매출액 상위 10% 기업이 약 4,846억 원, 상위 11~20% 기업이 1,029억 원, 상위 21~50% 기업이 2,275억 원, 상위 51~100% 기업이 1,561억 원을 투자했다. 임상 품목별로는 합성의약품 임상시험에 투자한 비중이 53.1%로 가장 높았으며, 그다음이 바이오의약품(27.8%), 천연물의약품(10.2%)이었다. 임상 단계별로는 1상 임상시험에 전체 임상시험 투자 금액 중에서 가장 높은 비율인 37.2%를 투자했으며, 그다음이 2상 임상시험(21.2%), 3상 임상시험(16.8%) 순이었다.

한국의 제약기업이 투자한 연구개발비 중에서 정부나 공공 영역에서 충당한 금액은 전체의 6.2%에 불과하며, 연구개발비 재원의 대부분을 민간에서 충당했다(표 3-2). 민간에서 마련한 연구개발비도 외부에서 투자받은 자본은 거의 없고, 대부분 제약회사가 자체적으로 조달했다. 연구개발비의 지입·부담·지출·사용 내역(표 3-3)을 보면, 외부에서 받은 연구개발비를 뜻하는 지입 연구개발비 약 1,175억 원은 표 3-2의 민간 재원을 제외한 나머지 재원의 합계인 약 1,135억 원과 유사하다. 지입 연구개발비와 민간재원을 제외한 나머지 재원의 합계가 유사하다는 통계는 제약회사가 연구개발비의 대부분을 자체적으로 조달하는 상황을 반

표 3-2. 2019년 제약기업의 기업 유형별 재원별 연구개발비 [출처: 국가과학기술지식정보서비스(NTIS)를 바탕으로 저자 작성]

(단위: 억 원)

	정부	공공	민간	외국	합계
대기업	14.49 (1.2%)	0.00 (0.0%)	1,138.63 (96.7%)	24.80 (2.1%)	1,177.92 (100.0%)
중견기업	409.89 (3.7%)	0.88 (0.0%)	10,622.56 (96.2%)	9.75 (1.1%)	11,043.08 (100/0%)
중소기업	104.31 (6.3%)	0.10 (0.0%)	1,560.56 (93.7%)	0.00 (0.0%)	1,664.97 (100.0%)
벤처기업	564.32 (14.8%)	2.62 (0.1%)	3,246.11 (85.0%)	4.19 (0.1%)	3,817.24 (100.0%)
합계	1,093.01 (6.2%)	3.60 (0.0%)	16,567.86 (93.6%)	38.74 (0.2%)	17,703.21 (100/0%)

표 3-3. 2019년 제약기업의 기업 유형별 연구개발비(지입, 부담, 지출, 사용) 및 매출액 대비 연구개발비 비중 [출처: 국가과학기술지식정보서비스(NTIS)를 바탕으로 저자 작성]

(단위: 억 원)

	연구개발비 (A+B-C)	자체 부담 연구개발비 (A)	지입 연구개발비 (B)	지출 연구개발비 (C)	매출액 대비 연구개발비
대기업	1,177.92	1,205.99	39.29	67.36	7.07%
중견기업	11,043.08	13,922.04	420.52	3,299.38	5.60%
중소기업	1,664.97	1,837.21	104.61	276.85	3.48%
벤처기업	3,817.24	3,608.76	610.44	401.96	15.27%
합계	17,703.21	20,574.00	1,174.86	4,045.65	6.17%

영한다. 그나마 정부나 공공의 자본이 투입된 비율이 벤처기업에서 상대적으로 높으나, 벤처기업도 정부나 공공 자본 이외의 외부 투자 유치는 원활하지 않다.

2장에서 살펴보았듯이, 한국 제약기업의 매출액 대비 연구개발비 투자액 비율은 글로벌 제약회사들에 비해 절반 수준일 뿐만 아니라 지난 5년 동안 거의 변화가 없었다. 글로벌 블록버스터 없이 대부분의 매출을 내수 품목에 의존해야 하는 한국 제약바이오기업이 매출액을 늘리는 데 한계가 있으며, 따라서 제약바이오기업이 보유한 자금 내에서 연구개발비 규모를 큰 폭으로 늘리기는 어렵다. 물론 최근에는 시가 총액이 높은 제약바이오기업이 유상증자를 통해 매출액보다 큰 대규모의 연구개발 자금을 조달하는 사례가 있었으나, 대규모 유상증자 탓에 주가가 하락하면 주주들이 손실을 감수해야 한다. 따라서 신약개발의 활용 단계인 임상시험에 필요한 연구비를 국내 제약바이오기업이 안정적으로 조달하려면 별도의 대책이 필요하다.

특히 시판 허가를 얻기 위한 마지막 단계의 임상시험으로 허가에 결정적 영향을 미치는 연구*pivotal study*인 3상 임상시험은 탐색 단계에 집중된 정부 투자 연구개발비나 주로 초기 임상시험 이전 단계의 바이오벤처에 투자하는 벤처캐피털의 지원을 받지 못해 그동안 자본 조달의 사각지대에 놓여 있다. 그림 3-19의 2010년 자료에 따르면 3상 임상시험 한 건당 1.5억 달러(약 1,800억 원)가 들고, 신약 하나를 허가받는 데 평균 1.6개의 3상 임상시험이

그림 3-19. 하나의 NME를 성공적으로 개발하기 위한 R&D 각 단계별 비용 모델(Eli Lilly and Company의 산업 벤치마크 및 데이터에 기초해 산출함) [출처: Paul S, Mytelka D, Dunwiddie C, et al. "How to improve R&D productivity: the pharmaceutical industry's grand challenge". *Nat Rev Drug Discov* 2010;9(3):203-217.]

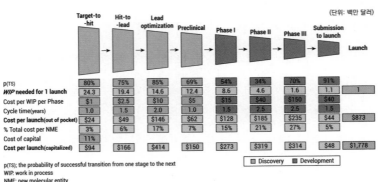

필요하다고 추정했다. 10년이 지난 현재는 3상 임상시험 한 건당 2,000~5,000억 원이 소요된다고 알려졌다. 국내 최고 수준의 제약바이오기업도 연간 매출액이 1조 원, 영업이익이 1,000억 원 수준이라는 현실을 고려하면 3상 임상시험을 수행하는 데 필요한 비용은 국내 제약바이오기업에게 큰 부담이 될 수밖에 없다. 만약 3상 임상시험 한 건에 연간 영업이익을 넘어서는 금액을 투자했는데 임상시험이 실패한다면 기업의 존폐가 좌우될 만큼 큰 재정적 타격을 입기 때문이다.

따라서 국내 제약바이오기업은 1상 임상시험 또는 2상 임상시험까지만 자체적으로 수행하고 해외에 기술을 이전하는 방식으로 신약개발을 진행했다. 1999년 처음으로 국내에서 신약개발이 성공한 이후, 매년 1~2개의 국내개발 신약이 허가를 받다가 2019년과 2020년 2년 동안 허가받은 신약이 없었던 이유도 국내 제약바이오기업이 한동안 기술이전에 집중했기 때문이라 해석된다. 국내 제약바이오기업의 해외 기술수출이 글로벌제약 시장에 진출하기 위한 전략적 선택일 수 있으나, 언제까지 기술이전에만 의존할 수는 없다. 국내 제약사가 개발한 신약 후보물질을 해외로 수출하지 않고 국내에서 개발하도록 보조하는 자금책이 필요하다. 따라서 이런 이유로 정부가 10조 원 이상 규모의 메가펀드를 조성해야 한다는 주장이 제기되기도 한다.

유럽에는 EU와 유럽의약품산업협회 *European Federation of Pharmaceutical Industries and Associations*의 회원사들이 공동으로 현금·현물을 출자한 혁신신약이니셔티브 *Innovative Medicines Initiative, IMI*가 운영된다. IMI는 민간 기업 단독으로 개발하기는 힘들지만 의학적·사회적으로 미충족 수요가 있는 분야 *Unmet medical or social needs*의 신약 연구개발을 지원한다. IMI의 2021년 운용 자금은 53조 유로이며, 181개의 프로젝트가 진행 중이다. IMI는 2008년 설립 이후 7,000개 이상의 프로젝트를 수행하고 3,800편 이상의 논문을 출판하는 성과를 보였다. 또한, 호주는 정부가 주도하는 의학연구미래기금 *The Medical Research Future Fund*을 통해 17조 원 규모의 자금을 의료 및 바이오테크 부문 R&D에 적극 지원하고 있다. 싱가포르는 국부펀드[11] 테마섹 홀딩스*Temasek Holdings*를 통해 바이오 분야에 기금 20조 원을 조성하고 임상 3상 단계에 집중 투자한다. 한국에서도 국내 제약바이오기업이 자체적으로 글로벌 3상 임상시험을 수행할 수 있도록 안정적으로 자금을 마련할 수 있는 메가펀드 조성이 시급하다.

---

11 국부펀드(Sovereign wealth fund)는 정부 자산을 운영하며 정부에 의해 직접적으로 소유되는 기관을 말한다. [출처: 위키백과]

9장

신약개발 임상시험 단계: 정부 정책과 제도

» 인재양성 정책

〈약사법〉제34조의4와〈의약품 등의 안전에 관한 규칙〉제38조의2·제38조의3에 따르면, '의약품 임상시험 종사자'는 임상시험 종사자 교육을 이수해야 한다. 규정된 임상시험 종사자별 교육과정과 연간 이수시간은 표 3-4와 같다.

2021년 11월 기준으로 식약처가 지정한 임상시험교육 실시기관은 총 50곳이다. 기관의 종류별로는 병원(27곳)이 가장 많으며 그다음이 제약회사·CRO(15곳), 협회·국가재단(6곳), 대학교(2곳) 순이다. 단, 제약회사와 CRO의 경우 소속 종사자만을 대상으로 교육을 실시할 수 있다. 교육과정별로는 임상시험 시험책임자 및 시험담당자 교육을 제공하고 있는 기관이 31곳으로 가장 많고,

표 3-4. 임상시험 종사자별 교육과정 및 연간 이수시간 [출처: 식품의약품안전처 고시 제2021-100호. 〈의약품 임상시험 등 종사자 교육 및 교육실시기관 지정에 관한 규정〉. 2017.10.20. 일부 개정.]

교육과정		해당 분야 실시 경험이 없는 종사자	해당 분야 실시 경험이 있는 종사자(주2)	
		신규자 교육과정 (우선교육시간)(주1)	심화 교육과정	보수 교육과정
가. 임상시험 시험책임자(주3) 또는 그에 준하는 자(주4)		8시간 이상(4시간 이상)	6시간 이상	4시간 이상
나. 심사위원회 위원	의사 등(주3)	8시간 이상(4시간 이상)	6시간 이상	4시간 이상
	그 밖의 위원	12시간 이상(6시간 이상)	6시간 이상	4시간 이상
다. 관리약사		8시간 이상(4시간 이상)	6시간 이상	4시간 이상
라. 임상시험 모니터요원		40시간 이상 (20시간 이상)	24시간 이상	8시간 이상
마. 임상시험 코디네이터				
바. 임상시험실시기관 품질보증 담당자				

주1) 규칙 제38조의2제3항 후단 및 제5조제2항에 따라 임상시험 업무 경력이 없는 사람이 그 업무를 시작하기 전에 받아야 하는 교육시간을 말한다.
주2) 심화 또는 보수 교육과정의 교육대상자이면서 교육을 실시한 경우에는 교육시간을 이수시간으로 인정하며 심포지엄, 워크숍, 세미나, 실무실습 등으로 이수할 수 있다. 보수과정은 평가를 생략할 수 있다.
주3) 의사 등이 시험책임자·시험담당자 교육과정에서 이수받은 교육시간은 심사위원회 교육과정에서 이수받은 교육시간으로 보며, 반대의 경우도 동일하게 적용한다.
주4) 시험책임자의 위임 및 감독하에 임상시험과 관련된 업무를 담당하거나 필요한 사항을 결정하는 의사·치과의사·한의사를 말한다.

다음은 임상시험 코디네이터 교육(30곳), 임상시험 심사위원회위원 교육(29곳), 임상시험 모니터요원 교육(20곳)의 순이다(그림 3-20). 관리약사와 임상시험실시기관 품질보증 담당자 교육을 제공하는 기관은 상대적으로 적은 12곳, 8곳이었다. 요컨대, 임상시험 종사자가 알아야 할 기본적인 내용을 교육하는 기관은 전반적으

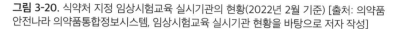

그림 3-20. 식약처 지정 임상시험교육 실시기관의 현황(2022년 2월 기준) [출처: 의약품 안전나라 의약품통합정보시스템, 임상시험교육 실시기관 현황을 바탕으로 저자 작성]

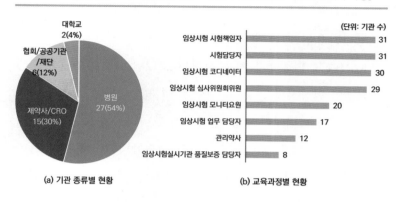

(a) 기관 종류별 현황　　　(b) 교육과정별 현황

로 충분하다. 하지만 KoNECT를 제외한 대부분의 기관이 해당 기관의 종사자가 아니면 수강이 불가하다는 점과 2~8시간 단기 강의가 대부분이며 기관 간 중복되는 프로그램이 많은 점은 문제다.

　임상시험 종사자 교육 중에서 가장 많은 인원을 교육한 기관은 KoNECT이다. KoNECT의 임상시험 종사자 교육 이수자는 식약처 지정 교육실시기관에 등록된 전체 교육 목표 인원수의 약 30%에 해당한다. KoNECT는 임상시험 전문 인력의 교육 효과를 확인하고 한국 임상시험 산업의 글로벌 경쟁력을 강화하고자 임상시험전문 인력 인증제(KoNECT 인증제)를 운영 중이다. 인증 직능은 임상연구자, 임상시험 코디네이터, 임상시험 모니터요원, 관리약사이다. 인증 단계는 임상연구자, 임상시험 코디네이터, 임상시험 모니터요원, 관리약사가 자격을 인정받는 1단계('Qualified')와 1단계를 통과한 임상시험 코디네이터와 임상시험 모니터요원에 한해 역량을 보증받는 2단계('Certified')가 있다. KoNECT 인증제가 처음 시행된 2012년부터 2020년까지 총 1,433명의 임상시험 종사자가 1단계 인증을 취득했고, 2015년부터 임상시험 코디네이터 및 임상시험 모니터요원 62명이 2단계 인증을 취득했다. 하지만 KoNECT는 1단계나 2단계 인증을 받기 위한 교육 프로그램 또는 인증을 받은 인재들만 받을 수 있는 심화 교육과정을 제공하지는 않는다. 따라서 임상시험 전문 인력 양성은 임상시험 종사자 교육 외에는 사실상 소속된 기관의 직장 내 교육*on-the-job training*에 의존한다.

질병관리청도 주제별 임상시험교육 프로그램을 제공한다. 특히 질병관리청은 임상시험 관련 교육 대부분이 수도권 위주의 오프라인 강좌 혹은 유료 강좌에 국한된 점을 해결하고자, 2011년 1월부터 '임상연구 온라인 교육과정'을 무료로 제공한다. 하지만 교육시간이 각 주제별로 2시간에 불과해 기초적인 내용에 한정된다.

이미 현업에 종사하는 임상시험 인력을 대상으로 실시하는 교육 프로그램은 적지 않다. 그러나 신약개발 전문 인력을 지속해서 양성해 제약바이오산업에 공급할 근본적인 대책은 전무하다. '제2차 제약산업 육성·지원 5개년 종합계획'에서는 앞선 '제1차 제약산업 육성·지원 5개년 종합계획'의 평가 결과를 반영해 국내

표 3-5. '제2차 제약산업 육성·지원 종합계획' 중 제약산업 전문 인력의 양성에 소요되는 예산 [출처: 관계부처 합동. 〈제2차 제약산업 육성·지원 5개년 종합계획(2018~2022)〉. 2017.]

(단위: 백만 원)

사업명 (소관부처 및 담당과)	예산			비고
	2020년	2021년	증감	
합계	17,791	27,920	10,129	
한국형 NIBRT 프로그램 운영 (보건복지부)	640	3,000	2,360	
바이오인력양성사업 (산업통산자원부)	1,791	2,021	230	
바이오공정인력양성센터 구축 (산업통상자원부)	849	3,563	2,714	
바이오의약품 생산 전문 인력의 양성 지원(보건복지부)	2,072	2,072	–	
제약·바이오의약품 연구개발 인력 확충(BK21, 두뇌한국21)(교육부)	12,439	17,264	4,825	• 2020년 8월 기존 사업 종료 • 2020년 9월 후속 사업 개시

바이오의약산업 연구개발 인력과 생산인력의 양성 정책을 강화하고자 했다. 국내 제약산업 분야에서 향후 5년간 생산, 연구개발 등 다양한 분야에서 1~3만 명의 전문 인력 수요를 예상하고 생산관리, 연구개발, 영업, 사무 및 임상시험 분야에서 전문 인력을 양성하겠다는 방침이었다. 그러나 실제로는 BK21 사업을 중심으로 사업단 소속 대학원생 연구장학금, 신진연구인력 인건비, 국제화 경비를 지원하는 것 외에는 모두 바이오 공정이나 생산에만 교육이 집중됐다(표 3-5). 또 2020년 실무형 전문 인력을

양성하겠다면서 실제 추진한 사업은 예비 취업인력 양성을 위한 초급 교육과정 운영(8회, 152명), 재직자 대상의 중급 교육과정 운영(4회, 55명), 바이오 특성화 고등학교 교·강사 보수 교육과정 운영(2회, 7명)이 전부다. 1차 종합계획에서 한계로 지적됐던 재직자 위주의 단기 교육에서 전혀 달라지지 않았을 뿐만 아니라 교육 횟수와 인원도 미미하다.

한편, '제2차 제약산업 육성·지원 종합계획'에서는 인재양성 방안의 일환으로 임상약리 인정의 및 전공의의 연차별 수련계획에 신약 연구개발 관련 과목의 추가를 검토한다고 밝혔다. 그러나 임상약리 인정의 자격을 취득하는 의사 수가 2011년 79명[12], 2015년 5명, 2018년 1명으로 매년 줄고 있는 상황에서, 신약 연구개발 관련 과목을 임상약리 교과에 추가하는 것이 신약개발 전문 인력의 양성에 얼마나 효과적일지 의문이다.

Box 3-1. 인재양성과 고용 연계: 한국 반도체산업 사례

반도체산업은 한국 전체 수출의 약 20%를 차지하며 지난 9년 동안 수출 비중 1위를 유지 중인 국가 제1의 산업이다. 반도체 수출 성과는 한국 전체 수출 성과에 영향을 미칠 정도로 한국 수

---

12 타과 전문의 중에서 일정한 소양과 경험을 갖춘 의사에게 임상약리 인정의 자격을 부여(grand-fathering)했기 때문에 다른 연도와 대비해 수가 많다.

출 및 경제에 매우 중요하다. 반도체산업은 크게 시스템 반도체, 메모리 반도체, 그리고 그 외의 분야로 나뉘며 전 세계 매출 비중은 시스템 반도체가 53.1%, 메모리 반도체가 30.1%이다. 반면, 한국의 반도체산업은 92.7%가 메모리 생산에 집중돼 있는데 메모리 반도체는 가격 변동 폭이 커서 가격에 따라 매출 변화가 크다. 따라서 한국의 반도체산업도 가격 변동에 덜 민감하고 세계 시장에서 더 많은 비중을 차지하는 시스템 반도체 중심으로 산업 경쟁력을 강화하고자, 정부와 산업계가 힘을 합쳐서 'K-반도체 전략'을 발표했다. 정부는 'K-반도체 전략'을 통해 반도체산업에서 지속해서 제기되어온 만성적 인력 부족 문제를 해결할 예정이다.

'K-반도체 전략'의 인재양성 정책에서 가장 인상적인 점은 향후 10년간 필요한 인력의 수준과 숫자를 추정해 필요 인력을 확보하는 방안을 체계적으로 세웠다는 점이다. 정부는 향후 10년간 필요한 반도체산업 인력을 총 36,000명으로 예상했다. 이러한 인력 추정치를 근거로 대학 내 반도체 전공의 정원을 매년 150명 증원해 10년간 1,500명의 반도체 전공자를 배출한다는 계획을 세웠다. 또 입학과 동시에 반도체 장비 기업의 취업이 보장되는 계약학과를 5개교에 신설하고, 전자공학이나 컴퓨터공학과 같은 시스템 반도체 관련 학과 3학년 학부생을 대상으로 주전공 및 시스템 반도체 연계 과정을 이수하게 해 학사 인력 14,400명을 양성한다. 아울러 반도체 고급 인력을 양성하는 사업에 민관이 공동으로 3,500억 원을 투자해 석·박사급 전문 인력 7,000명을 배출하고 재직자, 취업준비생 대상으로 반도체 설계·공정을 실습하는 인프라를 확대해서 실무 인력 13,400명을 양성할 계획이다. 또한 신규 인재 육성과 더불어 핵심 인력 관리, 성과보상제도, 퇴직 인력 지원 등 반도체산업의 기존 인재들의 이탈을 막아 핵심 인력을 확보하고자 했다. 요컨대 한국의 반도체산업은 현재 산업계에서 필요한 인력을 구체적으로 분석하고 분석 결과에 따라 필요한 인력이 확보될 수 있도록 정부와 대학, 산업계가 협력해서 다양한 프로그램을 마련했다는 점에서 제약바이오산업의 인재양성에 시사하는 바가 크다.

» 임상시험 육성 정책

식약처는 2019년 '임상시험 발전 5개년 종합계획'을 발표했다. 임상시험 안전관리체계 확립, 임상시험 국제 경쟁력 강화, 환자의 치료 기회 확대 및 소통체계 구축이 3대 목표다. 각 목표를 달성하기 위해 21개의 세부 추진 과제를 세웠는데 그 내용은 표 3-6과 같다.

임상시험 국제 경쟁력 강화를 위한 세부 과제를 살펴보면, 초기 임상시험 혁신심사팀과 사전검토제를 도입하고 변경 승인 사항을 보고 대상으로 전환해 임상시험계획 심사 및 승인 체제를

표 3-6. '임상시험 발전 5개년 종합계획'의 비전 및 목표 [출처: 식품의약품안전처, 임상시험 제도 발전 추진단. 〈임상시험 발전 5개년 종합계획〉. 2019.]

추진 방향	추진 과제
임상시험 안전관리체계 확립	1-1. 임상시험 및 시험대상자 보호를 위한 윤리성 강화
	1-2. 임상시험용 의약품의 안전성 정보 관리체계 선진화
	1-3. 임상시험대상자 도우미센터(공공) 설립·운영
	1-4. 임상시험 독립성·공정성 제고를 위한 심사위원회 관리체계 개선
	1-5. 임상시험 안전관리 강화를 위한 관리체계 개편
	1-6. IoT 등 첨단기술을 활용한 임상시험 수행 지원
	1-7. 임상시험 검체분석기관 품질 역량 강화
임상시험 국제 경쟁력 강화	2-1. 임상시험 승인제도의 합리적 개선
	2-2. 임상시험 예측성 강화 및 심사 일관성 확보
	2-3. 임상시험의 효율성 심사체계 구축
	2-4. 비임상시험자료 인정 허용 범위 개편
	2-5. 글로벌 수준의 임상시험 가이드라인 선제적 마련
	2-6. 정밀의료 등 신개념 의약품의 임상시험 지원
	2-7. 임상시험 종사자의 전문성 및 역량강화 지원
	2-8. 임상시험 심사자의 전문성 강화
환자의 치료 기회 확대와 소통·국제 협력체계 구축	3-1. 환자 중심의 임상시험약 치료 목적 사용승인제도 개선
	3-2. 해외 개발 중인 의약품의 국내 환자 사용 기회 확대
	3-3. 환자의 알 권리 강화를 위한 임상시험 정보등록제 운영
	3-4. 임상시험 대국민 소통강화체계 구축
	3-5. 임상시험 국제협력 강화
	3-6. 범부처 차원의 임상시험 공조체계 마련

개선하겠다고 계획했다. 임상시험계획 심사 및 승인 체제 개선에 관련된 내용은 후술할 '임상시험계획 승인신청제도 개선'에서 다루겠다.

그런데 임상시험 국제 경쟁력 강화 방안의 세부 추진과제 8개 중 임상시험계획 심사 및 승인 체제를 개선하는 방안 외에는 국내 임상시험의 국제 경쟁력 강화를 위한 추진 내용이 없다. '정밀의료 등 신개념 의약품의 임상시험 지원'에서 언급한 차세대염기서열분석*next generation sequencing* 검사의 신뢰성 확보나, 암 환자 유전체 데이터베이스를 활용한 정밀의료 기반의 암 환자 신약 접근성 확대는 임상시험의 경쟁력 강화와 직접적인 관련이 없다. 또한 임상시험 종사자의 전문성 및 역량을 강화하기 위해 국제 수준을 갖춘 정부 차원의 교육 콘텐츠를 개발·보급하겠다고 했지만 구체적인 내용은 없다. 국내 임상시험의 국제 경쟁력을 강화하고 다국가 임상시험을 유치하기 위해 좀 더 실효성 있는 제도가 마련돼야 한다.

≫ 연구중심병원 지원·육성사업

정부는 신약개발의 연구수행 주체로서 병원의 역할이 증대돼야 한다고 강조한다. 왜냐하면 병원이 제약바이오산업의 연구개발을 위한 필수 인프라인 시설과 장비, 전문 인력을 보유했기 때

표 3-7. 2018~2019년 '병원'을 포함한 연구수행 주체별 집행 추이 [출처: 과학기술정보통신부, 한국과학기술기획평가원. 〈2019 국가연구개발사업 조사·분석 보고서〉. 2020.]

(단위: 억 원)

구분	'병원' 미포함				'병원' 포함			
	2018년		2019년		2018년		2019년	
	금액	비중	금액	비중	금액	비중	금액	비중
국공립연구소	10,245	5.2	10,527	5.1	10,197	5.2	10,501	5.1
출연연구소	80,502	40.7	82,597	40.0	80,138	40.5	82,220	39.9
대학	45,365	22.9	50,278	24.4	39,324	19.9	45,019	21.8
병원	-				6,873	3.5	5,995	2.9
대기업	4,162	2.1	3,735	1.8	4,162	2.1	3,735	1.8
중견기업	10,692	5.4	14,165	6.9	10,692	5.4	14,165	6.9
중소기업	31,840	16.1	30,910	15.0	31,831	16.1	30,909	15.0
정부 부처	2,993	1.5	1,829	0.9	2,993	1.5	1,829	0.9
기타	11,960	6.0	12,212	5.9	11,548	5.8	11,880	5.8
합계	197,759	100.0	206,254	100.0	197,759	100.0	206,254	100.0

문이다. 따라서 기존의 국가연구개발사업 조사·분석에서는 연구수행 주체로서 병원을 주로 '대학'으로 통합해 집계했지만, 2019년부터는 병원을 별도의 연구수행 주체로 분류했다. 또한 병원에 투자하는 연구개발비를 점차 늘려나갈 예정이다. 2019년 새로운 분류에 따라 병원에 투자된 정부 연구개발비를 집계해보면 정부는 병원이 수행한 5,416개의 국가연구개발 과제에 총 5,995억 원을 집행했다(표 3-7).

연구수행 주체로서 병원의 역할을 늘리기 위한 국가사업 중 하나는 '연구중심병원 지원·육성사업'이다. 병원이 우수한 연구

인력과 기술 경쟁력은 갖추고 있으나, R&D 투자가 부족해 연구 여건이 조성되지 않은 점을 보완하고자 정부는 연구중심병원으로 지정된 병원에 연간 50억 원 이내의 연구비를 지원한다. 현재 10개의 병원이 연구중심병원으로 지정됐으며 각 병원마다 중점 연구 분야가 다르다(표 3-8). 연구중심병원으로 지정되면 중점연 구 분야에 따라 2곳 이상의 산·학·연 기관과 협력해 세부 프로젝트를 계획해서 운영한다. 예를 들어 중점연구 분야가 암과 염증

표 3-8. 연구중심병원과 중점연구 분야 [출처: 한국보건산업진흥원 홈페이지. https://www.khidi.or.kr/board?menuId=MENU01713. 2022.04.20 접속.]

병원명	중점연구 분야
가천대 길병원	노인성 뇌질환(치매, 뇌졸중, 파킨슨병), 대사성질환(비만, 당뇨, 고지혈증)
경북대학교병원	심뇌혈관질환, 대사성질환, 암 진단 치료, 생체조직·장기재생
고려대학교 구로병원	백신(감염, 면역), 의료기기 진단(감염, 면역, 암, 심혈관), 환자 맞춤형 치료(근골격, 암, 심혈관)
고려대학교 안암병원	유전체(암, 정신), IT융합, 줄기세포(유도만능, 성체), 신약
차의과대학교 분당차병원	줄기세포를 이용한 난치성질환 극복, 차세대 호발 질환 진단/치료기술 개발 및 상용화
삼성서울병원	암, 심장뇌혈관질환, 뇌신경질환, 장기이식, 유전체 기반 맞춤의학, 줄기세포 재생의학, 의공학
서울대학교병원	암, 대사·염증, 융합의료기기, 뇌·신경과학, Biotherapeutics(세포-조직-장기)
서울아산병원	신약개발 지원(5대 항암 신약, 감염성질환 신약, 노인성 중증질환 신약, 분자영상 기술개발), 세포치료, 의료기기, 빅데이터
아주대학교병원	면역질환(알레르기, 자가면역, 피부면역질환), 뇌혈관질환, 난청, 골관절염, 노인성질환
연세대학교 세브란스병원	면역/감염질환, 심뇌혈관질환, 대사성질환, 뇌신경 인지, 암, 줄기세포/재생의학, 의료기기/IT

질환인 서울대학교병원은 서울대학교, 울산과학기술대학교, 한국생명공학연구원, 대웅제약, 마크로젠, 셀레믹스, 씨알푸드와 협력해 '암 유전 단백체 기반 맞춤치료 실용화' 프로젝트와 '염증 대사질환을 극복하기 위한 개방형 플랫폼 구축' 프로젝트를 진행한다. 각 프로젝트의 목표는 중개·임상연구를 진행해 수익창출이 가능한 비즈니스 플랫폼을 구축하는 것이다.

연구중심병원 지원·육성사업에 투입된 총연구비는 2013년 5,288억 원에서 2019년에는 8,837억 원으로, 매년 연평균 8.9%씩 꾸준히 늘었다(그림 3-21). 핵심 연구인력도 2013년 1,998명에서 2019년 2,855명으로 6년 동안 42% 증가했다. 연구중심병원 총의사 수 5,464명 중에서 연구에 참여하는 임상 의사는 1,923명으로 35%에 달한다. 특허 건수(국내 특허 등록 + 해외 특허 출원)는 2013년 547건에서 2016년 1,252건으로 3년 사이에 2배 이상 늘었으며, 기술이전 수입도 2013년 24억 원에서 2019년 143억 원

그림 3-21. 연구중심병원 총연구비 대비 자체 연구비 [출처: 보건복지부 보도자료. 〈연구중심병원, 기술사업화 기반(플랫폼) 구축 가속화〉. 2020.]

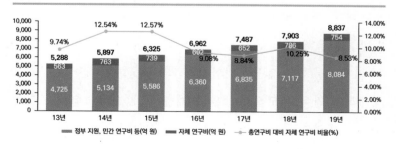

으로 매년 연평균 34.6%씩 꾸준히 늘었다. 연구중심병원 프로젝트를 통해 창업한 사례도 2019년에는 누적 81건이 됐다. 창업 기업이 늘어난 만큼 2019년 매출액은 86억 원으로 2014년 9.5억 원 대비 약 9배 상승했다. 요컨대 연구중심병원 지정·육성사업은 연구 기반 및 인프라 구축, 연구개발 인력 확보를 포함해 전체 병원의 연구 역량을 전반적으로 증대하는 데 기여했다. 다만, 연구중심병원에 들어간 총연구비 대비 연구중심병원 자체 연구비 투자 비율은 정체돼 있어(그림 3-21) 연구중심병원 프로젝트를 바탕으로 확보한 수입이 다시 연구에 재투자되는 선순환 구조가 정착되지는 않은 것으로 보인다.

» 스마트 임상시험 시스템 구축사업

2021년 정부는 반도체·미래차·바이오헬스를 '혁신성장 BIG3 추진 과제'로 선정하고 반도체·미래차·바이오헬스 산업 분야에 2021년 4조 2천억 원, 2022년 5조 원 이상의 재정을 지원한다고 발표했다. 그중 바이오헬스 분야의 중점 지원 과제는 '백신·신약 개발 지원을 위한 임상시험 인프라 확충 방안'이다. 정부는 이 지원 과제에서 특히 임상시험실시기관의 표준화된 데이터 부재와 체계적인 참여자 모집 시스템 부재를 현재 임상시험 인프라의 주요 문제점으로 보고, 이 문제점을 해결하기 위해 스마트 임상시험 시스템을 구축하겠다고 계획했다.

스마트 임상시험은 임상 참여자 모집부터 임상시험 관리 및 데이터 수집, 데이터 활용에 이르기까지 전 과정에 정보통신기술*Information and Communication Technologies, ICT*을 활용하는 방식을 말한다 (그림 3-22). 정부는 스마트 임상시험을 도입해 임상시험의 단계별 실패 확률을 낮추고 비용도 절감한다는 계획이다. 예를 들어, 임상 참여자 모집 온라인 공공 플랫폼(웹사이트, 애플리케이션 등)을 구축해 대규모 임상시험 참여자 모집에 소요되는 기간을 대폭 단축하고, 전국 임상시험센터에서 표준화한 임상 데이터를 수집해 빅데이터를 구축한 후 인공지능으로 분석해 신약개발 전반에 활용할 예정이다.

그러나 정부가 마련한 스마트 임상시험 시스템 구축사업에

그림 3-22. 정부가 제시한 ICT 기반 임상시험 체계도 [출처: 관계부처 합동. 〈BIG3 산업별 중점 추진 과제. 혁신성장 BIG3 추진회의〉. 2021.]

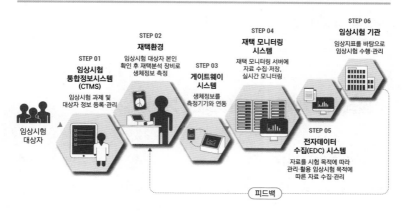

는 실제 시험대상자가 임상시험에 참여하는 동안 필요한 절차에 ICT를 도입하는 내용이 포함되지 않았다. 특히 코로나19 팬데믹 사태로 관심이 고조된 가상*virtual* 또는 원격*remote* 임상시험 대책은 부족해 보인다. 전 세계 주요 규제기관은 코로나19 팬데믹 동안 임상시험이 원활하게 진행될 수 있도록 기술 지원 및 임상시험계획서 위반 관리, 임상시험용 의약품 취급, 임상시험 변경계획서, 윤리위원회 검토 내용을 포함한 긴급 지침을 발표했다. 코로나19 팬데믹으로 전자화·탈집중화된 임상시험의 필요성이 갑자기 대두되면서 미국, 유럽, 일본을 포함한 해외 선진국의 임상시험 규제기관이 원격 모니터링, 전자동의, 원격의료, 임상시험용 의약품 직배송과 관련된 지침을 선제적으로 발표했다. 아쉽게도 이 분야에서 식약처는 현재까지 뚜렷한 입장을 밝히지 않은 상태다. 코로나 19 팬데믹 같은 특수한 상황에서 가상 또는 원격 임상시험 실시에 필요한 지침을 빠르게 마련하지 못한다면, 코로나19 팬데믹 이후 글로벌 임상시험 영역에서 한국의 경쟁력은 떨어질 수밖에 없을 것이 분명하다.

≫ 임상시험계획 승인신청제도 개선

〈의약품 임상시험계획 승인에 관한 규정〉에 따르면 '인체를 대상으로 한 안전성·유효성 자료 수집을 목적으로 해당 의약품

그림 3-23. 임상시험계획 승인 절차도 [출처: 식품의약품안전처 의약품통합정보시스템. 임상시험 승인 절차. 2022.]

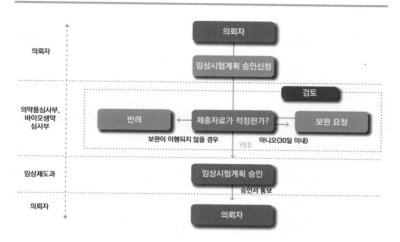

을 사용하여 임상시험을 실시하고자 하는 자가 식약처장의 승인을 신청하는 과정'을 '임상시험계획 승인신청*Investigational New Drug Application, IND*'이라고 부른다. 의뢰자가 식약처에 임상시험계획 승인신청을 하면 임상시험용 의약품의 종류에 따라 의약품심사부와 바이오생약심사부에서 제출자료를 검토한다. 의약품심사부와 바이오생약심사부에서 제출자료가 적정하다고 판단하면 식약처 임상제도과에서 의뢰자에게 임상시험계획 승인을 통보한다. 임상시험계획 승인신청의 처리 기한은 업무일 기준 30일이다(그림 3-23).

그런데 30일 안에 임상시험계획이 승인되는 경우는 거의 없다. 식약처는 제출된 자료가 적정하지 않다고 판단되면 30일 이내에 자료 보완 요청을 할 수 있는데, 식약처가 기한 만료에 임박해 자료 보완을 요청하거나 자진 철회를 권유하는 사례가 잦기 때문이다. 2019년 국정감사 자료에 따르면 임상시험계획 승인신청부터 승인까지 걸린 최장 소요 기간은 421일이었고, 1상 임상시험의 경우 전 임상시험 과정에서 가장 간단한 과정임에도 최장 303일이 소요됐다. 미국, 일본, 호주의 규제기관에서는 모두 검토 기간을 30일 이내로 설정하고, 실제로 신청부터 승인까지 소요 기간도 30일 이내인 것과 대조적이다. 상황이 이렇다 보니 2015년부터 2019년 6월까지 임상시험 승인신청을 자진 취하한 사례는 297건으로 전체 승인신청 3,322건 중 9%에 달했다. 심지어 국내 임상시험을 포기하고 미국 FDA로 직행하는 '식약처 패싱' 현상도 늘었다.

특히 초기 임상시험계획서를 지나치게 까다롭게 검토한다는 불만이 자주 제기된다. 예를 들어 식약처가 유럽, 미국 또는 일본의 규제 당국보다 유효성·안전성 자료를 더 많이 요구하고, 다국가 임상시험에 '국내에서 사용 가능한 모든 치료법에 실패한 환자를 대상으로 해야 한다'와 같이 한국에만 적용되는 프로토콜 수정을 요구하고 있다. 글로벌 제약바이오기업 입장에서는 한국만을 위해서 프로토콜을 수정할 수 없어서 임상시험 승인이 너무 지연되면 한국에서의 초기 임상시험 수행을 꺼릴 수밖에 없다.

임상시험계획 승인이 오래 걸리는 이유로 '사전검토제도_pre-IND_'의 부재도 지적됐다. 미국 FDA에서는 사전검토제도를 통해 신청인이 규제 당국과 제출자료 준비를 사전에 충분히 논의하므로 정식으로 임상시험계획 승인신청을 하면 보완 요청이 오는 일이 거의 없다. 한국 식약처에서도 임상시험계획 사전검토제도의 도입을 검토했지만, 사전검토제도가 불필요한 규제라는 이유로 규제개혁위원회에서 받아들이지 않았다.

정부도 임상시험계획의 승인 지연과 관련한 업계의 불만을 심각하게 받아들이고 최근 임상시험 승인신청제도를 합리적으로 개선하기 위한 노력을 시작했다. 예를 들어 2019년 8월에 발표된 '임상시험 발전 5개년 종합계획'에서는 초기 임상시험을 신속하게 승인하기 위해 초기임상시험 혁신심사팀을 만들고 사전검토제를 도입하겠다고 밝혔다. 초기임상시험 혁신심사팀은 식약처 내 임상·비임상·통계·품질과 같은 각 분야 담당자를 태스크포스 *Task Force*로 구성해 1상 임상시험계획을 통합 심사하고, 필요하면 주요 분야별로 외부 전문가 자문단을 활용한다. 또한 사전검토제는 임상시험계획을 사전에 식약처에 제출해서 검토받고, 정식 승인신청 후에는 7일 이내에 승인해주는 제도이다(그림 3-24). 특히 2020년에는 코로나19 백신·치료제의 임상시험계획을 우선 심사하는 '고강도 신속 제품화 촉진 프로그램(GO-신속 프로그램)'을 도입했다. 이 프로그램은 신물질은 15일 이내, 이미 허가된 의약품이나 임상시험 진행 중인 의약품이 효능·효과를 추가하는 약물 재창출의 경우는 7일 이내에 임상시험계획을 승인한다.

임상시험계획 승인 기간을 단축하기 위해 여러 제도가 마련

그림 3-24. 임상시험 상담 및 신청 절차 [출처: 식품의약품안전처, 임상시험 제도 발전 추진단. 〈임상시험 발전 5개년 종합계획〉. 2019.]

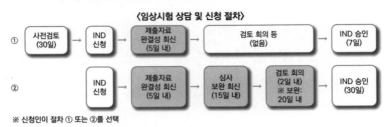

〈임상시험 상담 및 신청 절차〉

① 사전검토(30일) → IND 신청 → 제출자료 완결성 회신(5일 내) → 검토 회의 등(없음) → IND 승인(7일)

② IND 신청 → 제출자료 완결성 회신(5일 내) → 심사 보완 회신(15일 내) → 검토 회의(2일 내) ※ 보완: 20일 내 → IND 승인(30일)

※ 신청인이 절차 ① 또는 ②를 선택

※ ①: 사전검토 과정에서 최종 협의를 이루지 못한 경우, IND 심사 기간은 30일

됐지만, 한국의 임상시험계획 승인 과정이 오래 걸리는 근본적인 이유는 따로 있다. 바로 식약처의 인력 부족이다. 2019년 한국의 임상시험계획 승인 건수는 714건인데, 임상시험 심사인력은 고작 17명이었다. 한국의 임상시험 심사인력은 한국과 임상시험 수행 건수가 비슷한 캐나다 규제 당국*Health Canada*의 전문 심사인력의 1/5 수준이다. 2019년 의약품 심사에 필요한 의사의 정원을 25명으로 추산했지만 당시 재직 중인 의사는 11명으로 절반도 충원하지 못한 상태였다. 식약처 내부에 전문 심사인력이 충분히 존재하지 않으면 아무리 외부 자문단을 활용하더라도 임상시험계획의 승인 지연 문제를 근본적으로 해결할 수 없다. 또한 코로나19 백신·치료제와 같이 우선 심사를 해주는 특수한 상황이 아닌 이상, 인력 부족 현상이 지속된다면 사전검토제도가 목표로 정한 30일 기한을 지키지 못할 가능성이 크다.

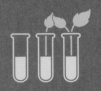

4부

Expedition:
신약 접근성 강화,
환자가 애타게
기다린다

10년 이상의 오랜 시간과 막대한 자본이 투입되어 신약이 개발되더라도 허가와 급여 과정을 거쳐야 비로소 환자가 신약에 '접근', 즉 사용할 수 있다. 혁신적 신약을 적기에 공급해 환자의 건강을 증진하려면 신약 접근성이 보장돼야 한다. 의약품의 허가 지연*approval drug lag*과 보험급여 지연*reimbursement drug lag*은 신약 접근성을 저해하는 두 가지 요소다. 먼저 식약처가 주도한 규제 개혁이 비교적 성공적으로 정착되면서 한국에서 의약품 허가 지연은 적어도 표면적으로는 큰 문제가 아니다. 물론 미국과 달리 허가자료의 심의 중 '보완'에 드는 기간이 반영되지 않아 실제 심의 기간은 알려진 것보다 길긴 하지만, 식약처의 인력과 전문성이 강화되면 이 문제는 자연히 해결되리라 보인다.

한국에서 신약 접근성을 제한하는 가장 큰 요인은 보험급여 지연이다. 급여 목록 등재의 전제 조건인 비용효과성 입증 기준이 지나치게 보수적이다. 또한 급여를 결정한 근거나 결정에 이르는 과정이 투명하지 않으며 매우 긴 시간이 걸린다. 따라서 신약이 보험급여를 받기까지 환자가 약가를 온전히 부담해야 한다. 요컨대 혁신적인 신약이 허가를 받았지만*available* 환자가 지불할 능력이 없어 이용하지 못하는*not affordable* 상황이 된다. 결국 환자는 '희망 고문'을 받거나, 비싼 약값을 감당하지 못해 이른바 '메디컬 푸어*medical poor*'로 전락한다.

한국의 약가 정책은 보험 재정을 비효율적으로 운영했다는 평가에서 자유롭지 않다. 국가 전체의 약제비 지출을 억제하려면 약가와 약 소비량을 함께 고려해야 하지만, 한국의 약가 정책은 주로 약가 통제에만 집중했다. 따라서 가격 탄력성에 의해 소비량이 늘고, 노령 인구의 증가로 약제비 지출이 증가하는 상황에 효율적으로 대처하지 못했으며, 약가 통제 위주의 정책이 국가 전체의 약제비 지출을 억제했다는 실제 증거도 튼실하지 않다. 더욱이 상대적으로 고가인 제네릭 약가 정책을 유지해왔으며, 첩약처럼 과학적 타당성과 비용효과성이 결여 또는 입증되지 못한 의료서비스를 급여화했다. 이러한 건전하지 않은 건강보험의 재정으로 결국 그나마 제한된 신약 접근성은 더 저해되고, 그 폐해는 온전히 환자에게 돌아간다.

제약사가 급여 등재 과정에서 적정한 약가를 받는 것은 상업적인 성공 가능성 이상의 의미를 지닌다. 제약사가 계속해서 연구개발에 투자해 더 혁신적인 신약을 개발할 동기를 부여하기 때문이다. 한국의 낮은 신약 접근성의 이면에는 혁신의 가치를 인정하지 않는 저약가 정책이 있다. 그러다 보니 일부 글로벌 제약사, 심지어 최근에는 일부 국내 제약사도 한국 시장 진출을 포기하게 되고, 한국 환자의 신약 접근성은 더욱 낮아졌다. 글로벌 제약바이오기업이 허가를 목적으로 진행하는 다국가 임상시험을 굳이 시장 진출을 하지 않을 나라에 배정할 필요가 없다고 느낀다면, 한국은 다국가 임상시험에 참여할 기회도 점점 잃게 될지도 모른다.

4부에서는 신약 접근성의 개념을 살펴보고, 한국의 신약허가 및 급여 지연 현황을 검토한 후 문제점이 무엇인지 분석한다. 또한 한국 약가 정책을 개선할 수 있는 방안을 도출하기 위해 신약 접근성이 뛰어난 외국의 약가 정책을 살펴보겠다.

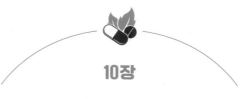

10장

신약 접근성:
현황 및 문제점

» 한국의 신약 접근성 현황 개괄

의약품 접근성*access to medicines*이란 '지역 사회에서 환자에게 꼭 필요한 약이 신뢰 가능한 보건 시스템을 통해 제공될 수 있음'을 의미한다. 의약품 접근성은 의료 시설에 접근해 서비스를 제공받을 수 있는 접근가능성*accessibility*, 실제 서비스의 조직 및 제공을 말하는 이용가능성*availability*, 기술과 공급자의 능력을 신뢰하는 수용성*acceptability*, 그리고 서비스를 이용할 때 발생하는 직간접 비용을 낼 수 있는 지불가능성*affordability*으로 나누어 접근할 수 있다. 이 중에서 의약품 접근성에 중요한 요소는 이용가능성과 지불가능성이다.

의약품의 이용가능성은 판매 및 마케팅을 위해 의약품이 규제기관의 허가를 받았고, 가용한 재고가 있고, 유통이 이루어짐을 의미한다. 한편 의약품의 지불가능성은 의료 시스템을 통해 의약품 가격이 책정됐고, 적절한 보험이나 정부의 지원을 통해 급여 또는 경제적 보조금이 지급되는 상황을 가리킨다. 의약품의 접근성은 국가, 의약품의 종류, 수혜자의 사회경제적 지위에 따라 의약품 사용을 보장한다. 당연히 의약품 접근성을 높이려면 허가와 건강보험급여 결정이 원활해야 한다. 이때 의약품의 접근성을 신약 관점에서 정의한 개념이 신약 접근성access to 'new' medicines인 셈이다.

신약 접근성이 향상되면 국민들의 건강 수준이 올라가며 장기적으로 의료비가 절감된다. 프랭크 R. 리히텐버그Frank R. Lichtenberg는 한국의 신약 접근성 현황과 그 영향을 조사한 연구에서, 2003~2012년에 출시된 신약이 2005~2015년의 국내 평균 사망 연령을 1년 이상 증가하는 데 기여했고, 1989~2003년에 등재된 신약이 암 환자의 5년 상대 생존율을 26.7%나 올렸다고 보고했다. 또한 저자는 2004~2012년 사이에 한국에 신약이 등재되지 않았다면 의료기관 이용 일수는 약 30.7% 증가할 것으로 추정하고, 신약이 등재된 결과 의료기관의 이용 일수를 줄임으로써 2017년 한 해에만 약 115억 달러의 절감액을 시현했다고 주장했다.

한국은 지난 2006년에 〈약제비 적정화 방안〉의 하나로 '선별 등재제도positive list system'를 도입했다. 이 제도 이전에는 식품의약품

안전처[1]의 허가를 받은 의약품은 특별한 쟁점이 없는 한 건강보험의 급여 대상이었다. 그러나 선별등재제도가 실시된 이후에는 엄격한 경제성 평가를 거쳐, '임상적·경제적 가치가 우수한 의약품을 선별'해 건강보험의 급여를 적용해주기 시작했다.

선별등재제도가 처음 도입되기 이전에도 여러 전문가들은 이 제도의 실효성에 의문을 제기하면서, 약가 통제에만 초점을 맞추면 원래 정책 의도인 국가 '총' 약제비 증가 억제를 달성하기 어렵다고 경고했다. 선별등재제도가 실시된 이후에도 일부 신약의 경우 비용효과성을 입증하지 못해 보험급여가 지연되거나 아예 불가능해져 환자의 신약 접근성이 저해되는 문제가 지속적으로 제기됐다. 예를 들어 Ha 등은 선별등재제도의 시행 이전인 2005년과 2006년에 각각 62.0%와 76.0%이었던 급여 등재율이 시행 이후인 2007년에는 34.8%, 2008년에는 54.5%로 현저히 떨어졌다고 보고했다.

선별등재제도 시행 초반 5년과 비교하면 최근의 급여 등재율은 상대적으로 높아졌다. 예를 들어 신약의 급여 등재율은 2007~2011년 52%에서 2012~2016년 71%로 유의하게 증가했다. 이는 정부가 선별등재제도 시행 이후 낮아진 신약 접근성을 개선하기 위해 2013년 이후 '4대 중증질환의 보장성 강화 정책'을 비롯한 여러 제도를 도입한 효과로 보인다.

---

1   당시에는 식품의약품안전청으로 불렸다.

그림 4-1. 2005년 이후 출시된 신약의 개수(2018년 기준) [출처: Frank R. Lichtenberg. "The Health Impact of, and access to, New Drugs in Korea". *East Asian Economic Review* 2020;24(2)127-164.]

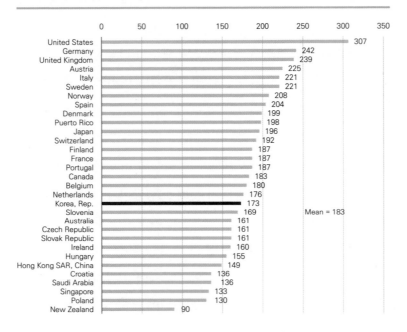

하지만 다른 선진국과 비교하면 한국의 신약 접근성은 여전히 낮다. 2011~2019년 미국, 유럽, 일본에서 허가를 받은 신약 365개 중에서 한국에서 환자가 쓸 수 있는 약은 128개(36%)에 불과했다. 이는 미국, 캐나다, 프랑스 같은 의약 선진국(A7 국가)의 평균인 200개(58%)에 크게 못 미치는 수치다. 특히 항암제의 경우, A7 국가의 평균이 69%인 것에 비해 크게 낮은 45%에 불과했다. 앞서 언급한 리히텐버그의 연구에서도 한국의 신약 접근성은 다

른 고소득 국가에 비해 낮은 것으로 나타났다. 예를 들어 2005년 이후 출시된 신약의 개수로 측정한 국내의 신약 접근성은 조사된 31개국 가운데 19위(그림 4-1)이다. 장기적 관점에서 의료비 절감과 국민 보건 향상을 위해 한국의 신약 접근성을 개선하는 일이 시급한 이유다.

>> 허가 지연 현황 및 문제점

신약 접근성을 제한하는 두 요소는 의약품 허가 지연*approval drug lag*과 의약품 보험급여 지연*reimbursement drug lag* 두 가지다. 의약품 허가 지연은 다시 절대 지연*absolute drug lag*과 상대 지연*relative drug lag*으로 나뉜다. 절대 지연은 각 국가나 지역에서 특정 의약품의 미허가 상태를 퍼센트로 나타낸 것이고, 상대 지연은 세계에서 최초로 의약품을 허가한 국가를 기준으로 다른 나라에서 허가가 얼마나 지연됐는지를 나타내는 지표다.

식약처는 비교적 빠른 시간 동안 성공적으로 규제 개혁을 달성했을 뿐만 아니라 글로벌 스탠더드에 맞거나 근접한 의약품 허가제도를 운영하기 위해 지속적으로 노력 중이다. 이러한 식약처의 노력을 반영하듯 아시아 지역에서 한국의 의약품 허가 지연은 비교적 심각하지 않고 지연 기간도 짧은 편이다.

예를 들어 2018년 3월 이전의 자료를 이용해 염증성장질환

inflammatory bowel diseases[2]을 치료하는 의약품의 허가 지연을 나라별로 비교한 논문에 따르면, 크론씨병과 궤양성대장염 치료제 중에서 미허가 의약품의 비율, 즉 절대 지연의 정도는 일본에 이어 한국이 두 번째로 낮았다. 표 4-1에서 상대 지연의 측면에서도 최초 허가국을 기준으로 한국에서 신약이 허가받기까지 걸린 기간은 크론씨병의 경우 아시아 국가 중에서 제일 짧았고, 궤양성대장염의 경우에도 필리핀에 이어 두 번째로 짧았다(표 4-2).

표 4-1. 크론씨병(CD)과 궤양성대장염(UC)에서 의약품 절대 지연 [출처: Okabayashi S, Kobayashi T, Hibi T. "Drug Lag for Inflammatory Bowel Disease Treatments in the East and West". *Inflamm Intest Di*s 2018;3(1):25-31.]

	All drugs	5-ASA	IM	Biologics
크론씨병				
미국	2/12(16.7)	0/2(0)	2/2(100)	0/7(0)
유럽연합	2/12(16.7)	0/2(0)	1/2(50)	1/7(14.3)
일본	4/12(33.3)	0/2(0)	1/2(50)	3.7(42.9)
한국	5/12(41.7)	1/2(50)	0/2(0)	3/7(42.9)
타이완	8/12(66.7)	2/2(100)	2/2(100)	3/7(42.9)
필리핀	7/12(58.3)	1/2(50)	2/2(100)	3/7(42.9)
궤양성대장염				
미국	3/13(23.1)	0/4(0)	3/3(100)	0/5(0)
유럽연합	2/13(15.4)	0/4(0)	2/3(66.7)	0/5(0)

---

2   대표적으로 크론씨병(Crohn's disease)과 궤양성대장염(ulcerative colitis)이 있다.

일본	3/13(23.1)	0/4(0)	1/3(33.3)	1/5(20)
한국	3/13(23.1)	1/4(25)	1/3(33.3)	0/5(0)
타이완	6/13(46.2)	2/4(50)	3/3(100)	0/5(0)
필리핀	10/13(76.9)	3/4(75)	3/3(100)	3/5(60)
국가별 미승인 의약품의 분율, n(%) IM: immunomodulators				

표 4-2. 크론씨병(CD)과 궤양성대장염(UC)에서 의약품 상대 지연 [출처: Okabayashi S, Kobayashi T, Hibi T. "Drug Lag for Inflammatory Bowel Disease Treatments in the East and West". *Inflamm Intest Dis* 2018;3(1):25-31.]

	First approval, n (%)		Approval lag, months (range)	
	all drugs	biologics	all drugs	biologics
크론씨병				
미국	5/12(41.7)	5/7(71.4)	3.8(0-80.5)	0(0-45.2)
유럽연합	5/12(41.7)	1/7(14.3)	0.03(0-13.9)	2.4(0-13.9)
일본	0/12(0)	0/7(0)	74.2(6.2-687.4)	32.6(6.2-44.7)
한국	2/12(16.7)	1/7(14.3)	13.2(0-133.1)	11.0(0-14.4)
타이완	0/12(0)	0/7(0)	42.1(10.1-207.2)	42.1(10.1-207.2)
필리핀	0/12(0)	0/7(0)	33.7(9.9-176.2)	25.6(9.9-109)
궤양성대장염				
미국	4/13(30.7)	3/5(60)	3.6(0-88)	0(0-45.2)
유럽연합	6/13(46.2)	1/5(20)	0(0-13.9)	4.2(0-13.9)
일본	1/13(7.7)	0/5(0)	80.9(0-687.4)	35.5(14.3-57.9)
한국	2/13(15.4)	1/5(20)	16.5(0-133.1)	12.4(0-19.8)
타이완	0/13(0)	0/5(0)	53.9(10.1-147.8)	30.4(10.1-121.3)
필리핀	0/13(0)	0/5(0)	9.9(0.6-176.2)	5.3(0.6-9.9)

5-ASA, 5-aminosalicylic acid drugs; IM, immunomodulators

다른 연구에서도 비슷한 결과가 관찰됐다. 2009년과 2017년 사이에 허가받은 신약의 상대 지연 정도를 한국과 일본 사이에 비교한 연구에 따르면, 한국과 일본의 상대 지연 기간(중앙값)은 각각 28.2개월과 54.1개월로 양국에서 비록 짧지 않은 상대 지연일을 보였지만 한국의 허가 지연일은 일본의 허가 지연일보다 훨씬 짧았다.

Kwon HY 등은 유럽에서 2014~2017년 사이에 제한적인 임상 자료에 근거해 조건부로 허가받은 총 14개의 신약(이 중 13개는 희귀의약품이고 나머지 하나는 플루 백신)을 대상으로 각 나라의 허가율(절대 지연이 없는 정도)과 EMA가 허가한 날짜 대비 허가일 지연(상대 지

그림 4-2. 2014~2017년 사이에 EMA가 조건부로 허가한 13개 희귀의약품 중 각국 허가 숫자 및 퍼센트 [출처: Kwon HY, Kim H, Godman B. "Availability and Affordability of Drugs With a Conditional Approval by the European Medicines Agency; Comparison of Korea With Other Countries and the Implications". *Frontiers in pharmacology* 2018;9:938.]

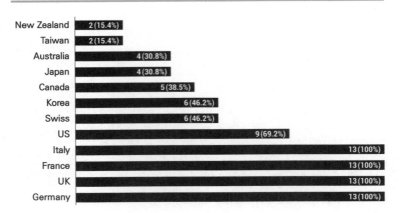

연의 정도)을 비교했다. 이 연구에 따르면 유럽을 제외하고 한국은 미국에 이어 두 번째로 허가율이 높은 나라였다. 그림 4-2뿐만 아니라 한국은 유럽연합 이외의 국가 중 스위스에 이어 다섯 번째로 빨리 신약을 허가한 나라로, EMA 허가일 대비 지연일의 중앙값은 152일이었다(그림 4-3).

이러한 연구 결과를 종합하면, 한국은 적어도 의약품 '허가' 지연이 신약 접근성을 저해하는 주요소는 아닌 것처럼 보인다. 그러나 앞에서 소개한 여러 연구에 발표된 한국의 상대적 신약허가 지연일은 허수일 가능성이 크다. 왜냐하면 신약 심의 중에 여러 차례 발생하는 소위 '보완'에 드는 기간이 포함되지 않았기 때

그림 4-3. 2014~2017년 사이에 EMA가 조건부로 허가한 14개 의약품의 EMA 허가일 대비 허가 지연일의 box-whisker plot [출처: Kwon HY, Kim H, Godman B. "Availability and Affordability of Drugs With a Conditional Approval by the European Medicines Agency; Comparison of Korea With Other Countries and the Implications". *Frontiers in pharmacology* 2018;9:938.]

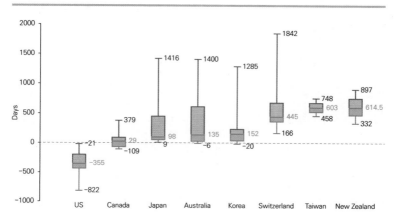

문이다. 요컨대 식약처에서 보완을 내면 검토 기간의 시계도 따라서 멈춘다. 결국 제약사가 보완자료를 내면 그때야 다시 검토 기간의 시계가 돌아가는 식이다. 따라서 실제 심의 기간은 앞에서 소개한 여러 논문에 요약된 상대 지연 기간보다 '훨씬' 길 가능성이 매우 크다.

미국 FDA의 경우 신약허가신청자료*NDA package*를 받을 때 자료의 완결성에 문제가 있어 향후 보완이 필요하다고 판단하면 아예 받지 않고 반려*refuse to file*한다. 그래서 식약처의 관행처럼 심의 중에 제약사에 추가 자료를 이것저것 내라고 요청하는 경우가 드물다. 따라서 표 4-3에 나온 것처럼 자료 검토 기간의 중간값과 총 허가 기간의 중간값 사이에 큰 차이가 없으며, 2010년 이후에는 아예 같다. 그리고 전체 허가 기간과 자료 검토 기간 사이에 차이가 없는 현상은 우선 심의*Priority Review*와 표준 심의*Standard Review*에서 모두 관찰된다.

미국과 한국의 규제기관 사이에 신약허가신청자료를 처리하는 방식이 다른 이유는 각국 규제기관의 인력과 전문성에 차이가 나기 때문이다. 규제 개혁과 제도 개선을 통해 식약처가 성공적으로 전문성을 신장해온 것은 사실이지만, 아직도 절대 인력이나 특정 영역 전문가 확보에 미진하다.

식약처 심사인력의 과중한 업무 부담도 허가 지연에 한몫한다. 품목당 신약허가 심사인력은 미국이 40~45명, 캐나다가 10명, 일본이 15~20명인 데 비해, 한국은 5명에 불과해 의약품 심

표 4-3. 1993~2015년 미국 FDA Center for Drug Evaluation and Research가 심의에 걸린 기간 [출처: US Food and Drug Administration. "The Drug Deveolpment Process - Step 4: FDA Drug Review". https://www.fda.gov/media/96654/download.]

Calendar Year of Approval	Priority			Standard		
	Number Aproved	Median FDA Review Time (Months)	Median Total Approval Time (Months)	Number Aproved	Median FDA Review Time (Months)	Median Total Approval Time (Months)
1993	19	16.3	20.5	51	20.8	26.9
1994	16	13.9	14.0	45	16.8	21.0
1995	16	7.9	7.9	67	16.2	18.7
1996	29	7.8	7.8	102	15.1	17.8
1997	20	6.3	6.4	101	14.7	15.0
1998	25	6.2	6.4	65	12.0	12.0
1999	28	6.1	6.1	55	12.0	13.8
2000	20	6.0	6.0	78	12.0	12.0
2001	10	6.0	6.0	56	12.0	14.0
2002	11	13.8	19.1	67	12.7	15.3
2003(1)	14	7.7	7.7	58	11.9	15.4
2004	29	6.0	6.0	89	11.8	12.7
2005	22	6.0	6.0	58	11.8	13.1
2006	21	6.0	6.0	80	12.0	13.0
2007	23	6.0	6.0	55	10.2	10.4
2008	18	6.0	6.0	70	13.0	13.1
2009	19	9.0	12.0	78	12.5	13.0
2010	16	9.0	9.0	76	10.4	12.0
2011	26	6.0	6.9	68	10.8	10.8
2012(2)	23	6.0	6.0	77	10.0	10.0
2013	16	6.2	6.2	82	10.1	10.1
2014	34	8.0	8.0	84	11.8	12.0
2015	37	8.0	8.0	84	12.0	12.0

사인력이 절대적으로 부족하다. 또한 2013년 대비 2018년의 허가 심사 관련 민원 건수는 3.8배 늘어난 데 비해, 담당인력은 90명이 늘어난 354명에 불과한 데다 늘어난 인력의 대부분이 공무직(계약직)이었다. 식약처는 2020년 이후 87명 이상의 인력을 추가로 채용하겠다고 발표했지만 2020년 이후 최근까지도 정규직 심사관은 더 이상 채용되지 않았다. 또한 심사인력이 자주 퇴사해 평균 근속연수가 2015년부터 2018년까지 매년 3년 남짓에 불과하다. 이렇게 심사인력이 부족하고 자주 변경된다면 심의 업무의 연속성이 떨어질 뿐만 아니라, 심사인력의 전문성 축적에도 심각한 악영향을 끼쳐 결국 허가 지연으로 연결될 수밖에 없다. 남발까지는 아니더라도 보완이라는 행정 조치를 통해 실제로는 심의 업무를 지연하는 방식을 식약처가 자주 사용하는 이면에, 이처럼 과중한 업무량과 업무 평가에 따라 매년 재계약하는 계약직 근로자가 심사 결과를 온전히 책임지는 구조적인 문제도 존재한다.

최근에는 융복합 제품, 유전자치료제를 포함한 바이오의약품, 정밀의료 및 동반진단과 같은 혁신적인 신의료기술의 허가 신청이 늘어나는 상황이다. 예를 들어 식약처가 허가한 신약 중에서 바이오의약품(생물의약품)은 2010년 1건에서 해마다 증가하는 추세를 보여 2017년에는 11건에 이르렀다(그림 4-4). 그러나 〈첨단바이오의약품의 품목허가·심사 규정〉이 2020년 9월에서야 시행됐고, 이전에는 첨단 의료의 특성을 고려하지 않은 〈의료법〉이나

그림 4-4. 2010~2020년 연도별 신약허가 현황(한약 제제 제외) [출처: 다음 보고서를 바탕으로 저자 작성. 식품의약품안전처 융복합혁신제품지원단 허가총괄팀. 〈2020년 의약품 허가보고서〉. 2021.]

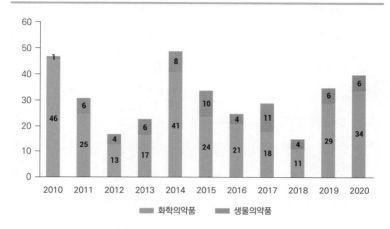

그림 4-5. 2011~2017년 사이에 식약처가 허가한 115개 신약의 허가 심의 기간 [출처: Choi HY, Lee JH. "Study on New Drug Application Timeline in Korea between 2011 and 2017". *Yakhak Hoeji* 2020;64(1):47-53.]

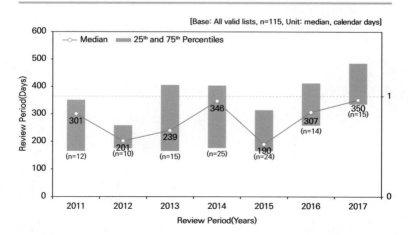

〈약사법〉을 적용해 획일적으로 관리했다. 변화하는 규제 환경에 맞는 전문성을 갖춘 심사인력이 식약처 내에 확보되지 않았고, 식약처의 어느 부서에서 허가 심사를 담당할지 정리되지 않았다. 한편 2020년 8월부터 본격적으로 시행된 〈첨단재생의료 및 첨단 바이오의약품 안전 및 지원에 관한 법률〉에 따라 식약처는 '허가 총괄 담당관'과 '첨단 제품 허가 담당관'을 신설해 전문성을 강화하고, 맞춤형 심사 및 조건부 허가를 하는 제도를 도입해 신속한 신약허가를 위한 제도를 마련했다. 이러한 바이오의약품의 맞춤형 심사제도를 마련한 것은 미국, 일본에 비해 5년이나 늦었지만 고무적인 일이다. 그러나 신속한 허가 절차에만 초점을 맞춰 전문성 확보를 간과한다면 제2의 인보사 사태를 막을 수 없을 것이다. 전문성을 갖춘 인력을 채용한 이후에도 빠르게 진화하는 새로운 의약학 지식을 한발 앞서 습득할 수 있도록 지속적인 교육 프로그램이 마련돼야 한다.

앞에서 언급한 미국 FDA의 '목표 심의 기간'은 '처방약 사용자 수수료법*Prescription Drug User Fee Act, PDUFA*'과 관련된다. 제약사가 FDA에 신약 승인신청 문서를 제출할 때 수수료*user fee*를 납부하고, FDA는 형성된 재원으로 신약 승인에 필요한 전문 인력을 채용하는 제도다. 제약사가 비싼 수수료를 부담하지만, 사전에 설정된 PDUFA 날짜*PDUFA dates*, 즉 '목표 심의 기간' 내에 심의가 종료된다는 장점이 있다.

현재 한국에서도 신약허가 신청을 할 때 약 880만 원의 허가

심사 수수료를 낸다. 하지만 이 금액은 미국 33억 원, 유럽 4억 원, 일본 4억 9,700만 원과 비교하면 매우 적다. 그나마 현재의 허가심사 수수료 880만 원은 심사인력을 확충하고 의약품 허가 심사 업무를 개선하기 위해 2020년 10월에 30% 인상한 금액이다. 제약업계는 허가심사 수수료를 상향 조정해서라도 심사인력을 확충해달라는 입장이지만, 현재의 허가심사 수수료는 여전히 전문 심사인력을 채용하기에는 부족하다. 따라서 PDUFA와 같은 제도를 벤치마킹하려면 수수료를 현실적인 수준으로 올리고, 아울러 목표 심의 기간을 설정함으로써 신약허가 지연을 줄이는 방법도 고려해볼 만하다.

>> 보험급여 지연 현황 및 문제점

의약품 허가 지연이 이용가능성 측면에서 신약 접근성을 저해하는 요소라면, 의약품 보험급여 지연은 지불가능성 측면에서 신약 접근성을 방해하는 요소다. 보험급여가 지연되는 데에는 2006년에 도입된 '선별등재제도'의 영향이 크다. 선별등재제도는 2006년 이전 일부 비급여대상을 제외한 모든 의약품의 급여가 적용되던 네거티브 방식*negative list system*과 달리, 급여의 경제성 및 적정성 평가를 통해 비용효과성이 입증된 약물만 급여로 인정하는 방식이다.

그림 4-6. 신약 급여 등재 흐름도 [출처: 건강심사평가원 약제관리실. 〈신약 및 제네릭 의약품 등재제도 제약회사 교육자료〉. 2013.]

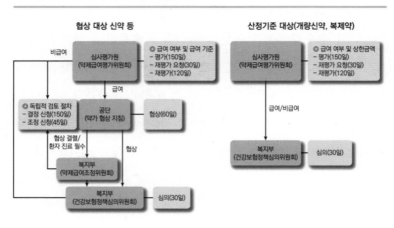

선별등재제도에서 약가는 두 단계의 이원화 방식을 거쳐 결정된다. 우선 건강심사평가원(이하 심평원)의 약제급여평가위원회(이하 약평위)에서 임상적 유용성 및 급여 기준, 비용효과성을 검토하는 경제성 평가를 거쳐 급여 적정성 유무를 평가해 급여 여부를 결정한다. 이후 국민건강보험공단(이후 공단)이 제약사와 협상을 거쳐 보험급여 원리와 건강보험 재정 상태에 따라 약가를 결정한다(그림 4-6). 이전에는 신약의 허가일로부터 30일 이내 보험 적용을 의무 신청하면 150일 이내에 급여가 결정됐다. 하지만 선별등재제도가 도입된 이후에는 의약품 경제성 평가(150일), 약가 협상(60일), 협상이 이루어진 경우(30일), 협상이 이루어지지 않은 경우 조정 기간(60일)을 합해 최소 240~270일의 등재 기간이 필요

하다.

그런데 선별등재제도가 도입된 이후 의약품이 보험급여 목록에 등재되기까지 240~270일보다 훨씬 더 긴 시간이 소요되게 됐다. 한국보건사회연구원의 보고에 따르면 2019년 5월 기준 2007년 이후 허가된 국내 신약 570개 중 383개가 급여 등재돼 전체 급여 등재율은 67.2%에 달한다. 하지만 2013~2015년 허가 신약의 등재율이 70% 이상인 데 반해, 2016~2018년에 허가된 신약은 등재율이 50% 전후로 급격하게 떨어졌다(표 4-4). 즉 신약 10개가 허가받는다면 그중 5개는 보험급여 목록에 등재될 때까지 최소 3~4년이 걸린다는 의미다.

2014~2016년 사이 신약의 급여 등재에 소요된 시간은 항암제를 제외한 전체 신약의 평균이 269일, 항암제는 348일로 항암제가 다른 신약에 비해 더 길었다. 하지만 이 수치에는 앞서 진술한 '허가'의 경우와 마찬가지로, 협상이 제대로 이루어지지 않아 '보완'에 드는 기간이 제외됐다. 실제 신약의 허가부터 급여 등재까지 걸리는 기간은 이것보다 훨씬 길다. 같은 기간에 보고된 항암제의 허가 후 급여 등재까지의 기간은 757일이나 됐다. 따라서 의약품이 허가를 받더라도 고가의 항암제가 환자가 지불 가능한 수준으로 급여가 될 때까지 2년 넘게 기다리면서 약제비를 부담하게 돼, 이른바 '메디컬 푸어'로 전락할 가능성이 커진다.

한국에서 신약의 보험급여 지연을 야기한 문제점은 다음과 같다.

표 **4-4.** 2007~2018년 허가 신약의 허가 연도별 급여 등재 건수 [출처: 한국보건사회연구원. 〈기술변화에 따른 의약품의 미래 전망과 중장기 보건정책 및 거버넌스 연구〉. 2019.]

허가연도	급여개시 연도														비급여	전체
	'07	'08	'09	'10	'11	'12	'13	'14	'15	'16	'17	'18	'19	계(%)		
2007	13	9	12	2	1	3	1	2	1	1	1			46 (75.4)	15	61
2008		9	6	7		2	1							25 (58.1)	18	43
2009			3	9	2	1		4						19 (67.9)	9	28
2010				10	13	6	1		4	3				37 (77.1)	11	48
2011					5	11	9		3	2	1	2		33 (64.7)	18	51
2012						6	9	4	4		1	2		26 (68.4)	12	38
2013							6	13	4	4	1			28 (71.8)	11	39
2014								7	25	4	11	2		49 (75.4)	16	65
2015									18	16	15	6		55 (77.5)	16	71
2016										2	22		1	25 (46.3)	29	54
2017											9	10	6	25 (56.8)	19	44
2018												9	6	15 (53.6)	13	28
계	13	18	21	28	21	29	27	30	55	33	64	31	13	383 (67.2)	187	570

(1) 경제성 평가의 비교약제 선정 문제

우선 경제성 평가 자체가 가지는 한계점이 있다. 심평원에서 발간한 〈신약 등 협상대상 약제의 세부평가기준〉에서는 '해당 적응증에 현재 사용되고 있는 약제(치료법 포함) 또는 허가와 급여기준에서 동등한 치료 범위에 포함되는 약제(항암제의 경우 공고요법 포함) 중에서 교과서, 임상진료 지침, 임상연구논문 등에 제시되고 있는 약제'를 경제성 평가의 비교약제로 선정하도록 권고한다. 또한 '현행 치료법이 없는 환자를 대상으로 할 경우, 약제를 사용하지 않는 경우(위약, supportive care 등 포함)와 비교'한다고 했다. 따라서 비교 대상이 적절하지 않은 경우 또는 비교할 만한 의약품이 없는 경우 비용효과성을 입증하기 어렵다.

특히 신약의 효과로 질보정수명*quality-adjusted life year, QALY* 기간이 늘어나면 병용요법이나 최적지지요법에 소요되는 비용도 함께 증가할 수 있다. 이 경우에는 비록 신약의 비용이 0이더라도 비

그림 4-7. 신약 A와 최적지지요법(best supportive care; BSC)을 함께 사용하는 경우, 신약에 의해 질보정수명(QALY)이 연장되면 최적지지요법에 필요한 비용도 함께 늘어난다. [출처: Kim E, Kim Y. "Review of Programs for Improving Patient's Access to Medicines". *Korean J Clin Pharm* 2018;28:40-50.]

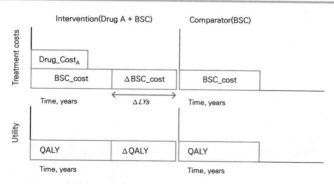

QALY: Quality-Adjusted Life Years
Drug_Cost$_A$: cost of drug A
BSC_cost: cost of best supportive care

그림 4-8. 신약 A와 기존 의약품 B를 병용하는 경우, 신약이 질보정수명(QALY)을 늘리면서 기존 의약품 B의 사용 기간과 비용도 함께 늘어난다. [출처: Kim E, Kim Y. "Review of Programs for Improving Patient's Access to Medicines". *Korean J Clin Pharm* 2018;28:40-50.]

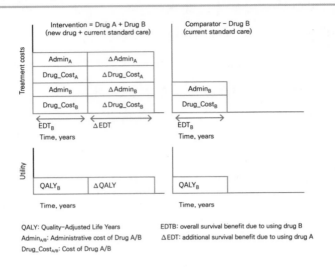

용효과적이지 않은 결과가 나올 우려가 있어 신약의 경제성 평가에 한계가 있다(그림 4-7, 그림 4-8). 더욱이 신약의 등재 이후 적용되는 여러 가지 약가 통제 정책 때문에 지속해서 가격이 낮아진 비교약제의 약가와 비교해야 한다는 점에서 신약의 비용효과성을 입증하기가 더욱더 어렵다.

(2) 낮은 ICER 임계치

신약의 경제성은 비교약제 대비 효과 증가의 한 단위당 어느 정도의 비용이 추가 소요되는지를 나타내는 지표인 '점증적 비용효과비incremental cost effectiveness ratio, ICER'를 통해 평가한다. 심평원은 1인당 국내총생산Gross Domestic Product, GDP을 ICER의 임계치의 참고 범위로 활용해왔다. 〈신약 등 협상대상 약제의 세부평가기준〉에서 'ICER의 명시적인 임계값은 사용하지 않으나 1인당 GDP를 참고 범위로 한다'고 기술되어 있었기 때문이다. 그러나 정부는 처음 이 평가 지침이 마련될 당시, 2008년의 1인당 GDP(20,430USD)인 약 2,400~2,500만 원을 ICER의 임계치로 계속 적용했다. 2021년 기준으로 1인당 GDP는 3만 달러를 넘어서 1.5배 넘게 상승한 국민의 지불능력이 ICER 임계치에 전혀 반영되지 않았다는 말이다. 2021년 9월 〈신약 등 협상대상 약제의 세부평가기준〉이 개정되면서 그동안 논란이 있었던 '1인당 GDP를 참고 범위로 한다'는 문구는 삭제됐지만, 심평원은 종전에 약제급여평가위원회가 심의했던 수준(약 2,400~2,500만 원, 항암제와 같은 중증질환 약제는 약 4,800~5,000만 원)을 ICER의 임계치에 계속 적용할 것으로 보인다. '1인당 GDP를 참고 범위로 한다'는 문구 대신 '기존 심의결과를 참조해 탄력적으로 평가한다'고 기술했기 때문이다. 기존에 제약업계는 ICER 임계치 기준을 현재의 수준에 맞게 3,500만 원 선으로 적용해달라고 요구했지만 심평원은 받아들이지 않았다.

뿐만 아니라 한국의 ICER은 호주, 벨기에, 캐나다, 영국 등 다른 나라와 비교했을 때도 매우 낮은 수준이다(표 4-5). 연구개발에 투자하는 비용은 기하급수적으로 늘어나는 데 비해, 매년 허가

표 4-5. 국가별 비용효과성 임계치(2015년 기준) [출처: Cameron D, et al. *Global Health Action* 2018;11:1447828.]

Country	Cost-Effective Threshold (2015 USD PPP)	Notes	Health-Adjusted Life Expectancy (HALEs)	GDP per capita (2015 USD)
호주	63,096	Not a clear threshold, 51% of interventions rejected at this ICER or lower	70.10	46,223
벨기에	180,653	Implicit	68.55	42,578
브라질	27,620	Implicit, per life years	63.85	15,838
캐나다	98,183		69.60	44,057
체코	29,015	3x GDP/capita	67.20	30,407
헝가리	25,473	Implicit, 3x GDP	64.20	24,721
아일랜드	84,094	Explicit	68.85	48,755
일본	83,938	Frequently referred to'	73.05	36,426
한국	23,124	Implicit and societal perspective, GDP per capita used as reference value	70.25	34,356
네덜란드	132,340	Some orphan drugs are exception	69.05	47,663
노르웨이	173,971	Implicit.'[S]evere illnesses and orphan medicines are not supposed to be treated differently.' Even though Norway does not have a clear C/E, this WHO-inspired value may be representative of Norway's C/E	68.00	64,856
폴란드	19,006	3x GDP/capita. 'There is no clear relationship between C/E of drug and whether it is improved for reimbursement.' Many drugs are rejected for other reasons.	66.05	24,745
포르투갈	31,890	'Anecdotal evidence suggests that the Portuguese National Authority of Medicines (Infarmed) adops an informal threshold of 30,000/QALY.'	68.55	28,393
스웨덴	50,173	Uses societal perspective	69.60	45,183
태국	4,419	Explicit	65.25	15,735
영국	65,871	Explicit	68.60	39,762
미국	100,000	This value is often referred to as both QALYs gained and DALYs averted	67.85	54,630

PPP: purchasing power parity

받는 신약의 수는 더욱 줄어들고 있는 현실에서 지나치게 낮은 ICER 임계치는 막대한 비용을 투자한 혁신적인 신약의 한국 시장 진출 의지를 저해하는 요인이다. 당연히 이렇게 저해된 시장 진출 의지는 환자의 신약 접근성을 떨어뜨린다.

일부 항암제 또는 희귀질환 치료제의 경우 ICER 임계치를 GDP의 2배, 즉 4천만 원까지도 적용한다고 알려졌다. 〈신약 등 협상대상 약제의 세부평가기준〉에서는 ICER의 임계치에 대해 '질병의 위중도, 사회적 질병 부담, 삶의 질에 미치는 영향, 혁신성 등을 고려해서 탄력적으로' 적용이 가능하다고 기술했지만, 각 요소가 어떻게 의사 결정의 과정에 반영되는지 구체적으로 명시하고 있지는 않아 제약사 입장에서는 적정한 가격을 책정하는 데 어려움을 겪는다.

(3) 위험분담제의 실효성 부족

'위험분담제'는 현행 경제성 평가 방식의 한계가 초래한 낮은 신약 접근성을 강화하기 위해 도입된 제도이다. 위험분담제의 대상 의약품은 경제성 평가를 면제받는 대신에 약제비 총액을 제한하고, 만일 초과분이 발생하면 이를 제약사가 정부에 환수한다는 조건으로 급여를 인정한다. 2013년 '4대 중증질환 보장성 강화 정책'의 일환으로 일부 암과 희귀난치성질환에만 위험분담제가 시행됐다.

한국보건사회연구원이 발간한 〈2007~2018년 국내 허가 신약의 특성과 지출 동향〉에 따르면 위험분담제로 보험급여가 인정된 약제의 수는 매년 증가했다. 예를 들어 2016~2019년 사이에 등재된 신약 중에서 위험분담제 적용 대상 의약품의 비율은 33.3%(47개·141개)였고, 2016년~2017년 허가된 항암제 중에서는 90% 이상이 위험분담제를 통해 보험급여를 인정받았다(표 4-6, 그

표 4-6. 2007~2018년 국내 허가 신약의 건강보험 등재 현황 [출처: 한국보건사회연구원. 〈보건복지 ISSUE & FOCUS〉. 2020;387.]

구분	전체 개수	건강보험 등재된 약	급여 등재 중 위험분담제 현황
신약	570	383(67.2%)	54(14.1%)
항암제 신약	141	99(70.2%)	45(45.5%)

주) 위험분담제의 비율은 등재 약 중에서 차지하는 비율로 계산함.

그림 4-9. 2007~2018년 허가된 항암제 신약의 허가 연도별 보험급여 현황 [출처: 한국보건사회연구원. 〈보건복지 ISSUE & FOCUS〉. 2020;387.]

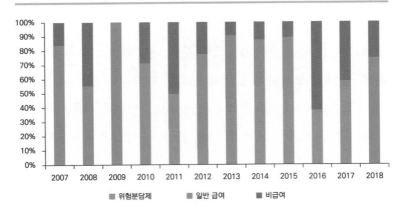

림 4-9). 따라서 위험분담제는 항암제 분야에서 신약 접근성을 강화하는 데 일정 부분 기여했다.

또한 2019년부터 임상적으로 의미 있는 삶의 질 개선을 입증하거나 위원회에서 인정하게 되면, FDA의 획기적 의약품 지정*breakthrough designation* 또는 EMA의 신속심사*PRIME* 트랙으로 허가를 받았거나 이에 준하는 약제로 약평위가 인정하는 경우처럼 위험분담제를 적용할 수 있는 조건을 구체화했다. 이처럼 위험분담제가 적용되는 신약의 범위를 항암제 및 희귀의약품뿐만 아니라 일반 약제로 넓히면 환자의 신약 접근성이 더욱 향상될 가능성이 크다.

그런데 제도가 시행된 초기에는 특정 질환에만 위험분담제를 적용했기 때문에 2014년 12월에 시범사업이 시작된 이후 2015년부터 2017년까지 3년 동안 위험분담제로 혜택을 본 환자는 26,098명에 불과했다. 더욱이 위험분담제를 시행해 추가로 지원한 보험급여는 2017년 기준 전체 약제비 대비 1.6%에 그쳐, 정부가 과연 환자의 신약 접근성을 강화할 의지가 있는지는 여전히 의문이다.

뿐만 아니라 위험분담제를 도입하면서 신약의 급여율은 향상됐지만, 급여 목록에 등재되기까지 걸리던 시간을 단축하는 데에는 여전히 실효성을 거두지 못했다. 위험분담제를 통해 급여가 되는 신약도 일반적인 경우와 마찬가지로 경제성 평가를 거치기 때문이다. '대체 치료법이 없거나 치료적 위치가 동등한 의

표 4-7. 항암제 급여 등재 기간(2013.12~2018.7) [출처: 박으뜸 기자. 〈[초점] 신약 등재 제도 'RSA'…왜 제대로 활용하지 못하나〉.《메디파나뉴스》. 2019.03.12.]

허가 연도	급여 등재 품목 수	항암제 급여 등재 기간 (소요 개월)												
		6<	6~12	12~18	18~24	24~30	30~36	36~42	42~48	48~54	54~60	60~66	66~72	72~78
2007	1													1
2008	0													
2009	2								1	1				
2010	0													
2011	3						1	1						1
2012	4				1						1		2	
2013	8			1		2	1	1	1	1	1			
2014	6		1		1	1	1	1		1				
2015	10		1		1	1	6		1					
2016	4		1	3										
2017	3		3											
합계	41													

위험부담제   경평특례, 약가 협상 면제   일반 등재

약품이 없는' 질환을 대상으로 하면서 대체 약제가 전제되는 경제성 평가를 해야 하는 것은 아이러니이다. 실제로 위험분담제가 도입된 2014년 이후 2017년까지 급여된 17개 품목의 소요 기간은 746일, 위험분담제를 통해 급여가 된 7개 품목의 평균 급여 기간은 729일로 차이가 없었다. 특히 항암제의 경우 급여 기간이 짧게는 6~12개월에서 길게는 5년 이상 걸리기도 했다(표 4-7). 그나마 더 최근의 자료를 분석한 논문에서는 위험분담제를 적용한 항암제의 급여 등재 소요 기간이 729일보다 다소 짧아졌다. 2017

년부터 2019년 3월까지 급여 등재된 32개의 항암제를 분석한 결과, 절반에 해당하는 16개가 위험분담제로 급여 등재됐는데, 급여 등재까지 소요된 기간은 평균 21.8개월(약 654일)이 걸렸다. 여전히 의약품 이용이 가능하지만, 지불이 가능하지 않은 상태로 환자가 2년여를 기다려야 한다는 의미이다. 의료서비스에 접근 가능하려면 '적시에 *timely*' 의료서비스를 이용할 수 있는 상황이 전제돼야 한다. 따라서 급여 등재율뿐 아니라 급여 등재 기간 또한 중요한데, 현재의 위험분담제는 환자가 필요할 때 적시에 의료서비스를 이용할 수 없다는 측면에서 접근성을 높이는 데 미흡해 보인다.

경제성 평가를 생략하고도 급여 등재를 신청할 수 있는 약제는 2015년 5월 도입된 '경제성 평가 특례제도'를 적용받는 약제에 제한된다. 희귀질환 치료제 또는 항암제이면서 임상적 필요도가 높고, 비용효과성에 대한 근거 생산이 곤란해야 하는 까다로운 요건을 만족해야 하며, 2020년 10월 개정 이전까지는 총액 제한형으로만 급여 등재가 가능했다. 따라서 이 제도에 따라 급여에 등재된 건 2020년 6월 기준으로 17개 약제에 불과하다.

위험분담제가 실시됐더라도 실제 약가와 등재 약가가 다른 이중가격 구조 문제는 해결되지 않았다. 예를 들어 등재 약가에 따라 부여되는 각종 세금을 포함한 재정 부담을 가중시키고 실제 가격을 포함한 정부와 제약사 간의 계약 내용이 공개되지 않는 투명성 문제가 여전히 남아 있다.

위험분담제의 계약 기간이 만료된 후 재평가를 수행하고 계약을 연장하는 기준이 모호하다는 점도 문제다. 심평원이 2020년 10월 개정 공고한 〈신약 등 협상대상 약제의 세부평가기준 개정안〉에는 적용 대상, 계약 기간, 기간 만료 평가 방법의 개정 사항이 포함됐다. 또한 적용 대상에 치료적 위치가 동등한 약제가 있는 후발 약제나 경제성 평가 면제 약제 및 3상 조건부 허가 약제가 추가됐다. 그리고 위험분담 계약의 기간이 만료된 경우 평가 내용에 '위험분담제 적용 대상 여부'를 삭제하고 '임상적 유용성, 비용효과성 평가 등'만 남겨두었는데, '제네릭 등재 등으로 위험분담 계약이 중도 해지'되지 않으면 사실상 계약을 연장할 수 있는 것으로 해석된다. 하지만 여전히 '임상적 유용성, 비용효과성 평가 등'을 위해 제출해야 하는 자료의 종류나 평가 방법론의 세부적인 기준은 제시하지 않아 구체적인 기준 마련이 필요하다. 또 최초 계약 시 3상 임상시험 실시를 조건부로 급여를 결정한 약제의 경우, 3상 임상시험 결과가 어떻게 나올지 불확실하므로 추가적인 임상적 유용성 및 비용효과성 입증이 계약 조건에 명시돼야 하지만, 그렇지 않은 경우에도 같은 조건을 적용해야 할지 그 기준을 명확히 해야 한다.

(4) 위험분담제 이외의 제도 활용 부진

경제성 평가가 어려운 일부 약제의 빠른 급여 목록 등재를 위한 대안으로 위험분담제 이외에 '경제성 평가 특례제도', '진료상 필수약제제도', '선별급여제도'를 마련했지만 해당 제도가 적용되는 약제는 극히 제한적이다. 진료상 필수약제제도는 대체 치료법이 없고 생존을 위협할 정도의 심각한 질환의 치료제이면서 대상 환자 집단이 작고 상당한 임상적 개선을 입증한 약제에 한해서만 적용된다. 즉 제도는 다르지만 적용 조건은 앞서 언급한 경제성 평가 특례제도와 유사하다. 이러한 까다로운 조건 때문에 2020년 9월 기준으로 진료상 필수약제제도의 적용 약제는 10개에 불과하며, 그나마 2014년 '카바글루' 이후 추가된 약제는 없다.

비록 암이나 희귀질환의 경우에는 활용이 매우 부진하더라도 원칙적으로 경제성 평가 특례제도나 진료상 필수약제제도의 적용을 받을 수 있지만, 그 외의 질환은 경제성 평가 이외의 대안이 거의 없다. 임상적 유용성, 대체가능성 및 사회적 요구도에 따라 일반적인 본인 부담률(항암제 5%, 희귀질환 약제 10%, 일반 약제 30%)보다 높은 30% 또는 50% 정도를 적용하는 선별급여제도는 적용되는 질병을 제한하지 않으나, 새로 등재되는 약제에는 적용되지 않고 급여 기준을 확대할 때만 활용된다. 따라서 정부와 제약사 사이에 신약의 보험급여를 둘러싼 협의가 원활하지 않을 경우, 비급여보다는 환자 부담을 낮춰줄 수 있는 대안으로 선별급여제도가 적용되는 질병이나 신약의 종류를 확대하는 방식을 생각해볼 수 있다.

또 비용효과성을 입증하지 못하더라도 우선 급여를 실시한 후에 실제 임상현장에서 얻은 자료로 생성한 근거*real-world evidence,*

표 4-8. 유럽 6개국 의료기술평가 기관의 RWD 정책 및 활용 정도 비교 [출처: 변지혜. 〈의료기술평가(HTA)에 있어서 Real World data의 활용 현황〉. 《건강보험심사평가원 정책동향》. 2018;12(1).]

HTA 기관명	국가	정책연구 보고서 또는 가이드라인	급여 등재		약물 경제성 평가		조건부 급여	
			RWD 수용/요구	RWD 결론에 대한 평가	RWD 수용/요구	RWD 결론에 대한 평가	RWD의 목적	RWD가 의사 결정에 미치는 영향
TLV	스웨덴	있음	특수한 상황에서 가능	신중한 평가 (희귀질환의 경우, 예외적으로 인정 가능)			조건부 급여제도가 없음	
NICE	영국	있음		상동	상동	상동		
IQWiG	독일	있음		아니오	아니오	아니오		
HAS	프랑스	있음		언급된 적 없음	특수한 상황에서 가능		효과 (effectiveness), 비용·효과성 확인	생성된 자료가 충분히 근거 자료의 갭을 설명하는지, 연구 프로토콜에 순응도 정도
AIFA	이탈리아			언급된 적 없음		신중한 평가, 믿을 수 있는 매개변수에 대한 평가	효과 (effectiveness), 비용·효과성 확인, 약가 재협상	생성된 자료가 충분히 근거 자료의 갭을 설명하는지 여부
ZIN	네덜란드			신중한 평가 (희귀질환의 경우, 예외적으로 인정 가능)			효과 (effectiveness)	생성된 자료가 충분히 근거 자료의 갭을 설명하는지, 연구 프로토콜에 순응도 정도

자료 Makady A, et al(2017)의 표를 재정리
주) HTA: Health Technology Assessment, TLV: Tandvårds-och läkemedelsförmånsverket, NICE: The National Institute for Health and Care Excellence, IQWiG: Institut für Qualität und Wirtschaftlichkeit im Gesundheitswesen, HAS: Haute Autorité de Santé, AIFA: Agenzia Italiana del Farmaco, ZIN: Zorg-instituut Nederland

*RWE*를 전향적으로 분석해 급여 여부 또는 약가를 조정하는 사후 평가(재평가) 또한 고려 가능한 대안이다. 일부 유럽 국가는 이미 급여를 등재할 때 특수한 상황에 한해 RWE를 수용하며 프랑스, 이탈리아, 네덜란드는 조건부 급여를 적용할 때 RWE를 효과*effectiveness*나 비용효과성 확인에 활용하고 있다(표 4-8). 한국에서도 의약품 급여 관리에 RWE를 활용하기 위한 플랫폼 마련 연구를 진행하고 가이드라인을 마련할 예정인 것으로 알려졌다.

(5) 급여 등재 절차의 경직성

전항에서 소개한 대로 선별등재제도에서 급여 등재는 심평원의 경제성 평가와 공단의 약가 결정이라는 이원화 방식으로 진행된다. 그런데 심평원이 급여의 적정성 평가를 통해 신약의 비용효과성을 입증했더라도 공단이 다시 약가를 인하하는 방향으로 협상이 진행되면서 급여 지연이 자주 발생한다. 선별등재제도를 시행한 이후 2018년까지 공단에서의 전체 약가합의율은 91.2%였지만 신약은 85.3%로 낮았으며, 진료상 필수의약품은 이보다도 낮은 60%였다. 문제는 협상이 결렬되더라도 약가 결정의 근거를 공개하지 않는다는 점이며, 제약사의 소명 기회도 없어 재협상할 때 어려움이 크다는 점이다.

2012년 한-미 FTA는 의약품과 치료 재료의 보험급여 및 상한 금액을 결정하는 데 관련된 사항을 독립적으로 검토하는 절차를 마련하기로 합의했다. 이 합의에 따라 만일 제약사가 심평원 및 공단의 평가 결과에 불복할 때는 독립적 검토를 통해 재평가받을 수 있는 제도가 마련됐다. 그러나 2016년부터 2019년 8월까지 의약품 급여와 관련된 독립적 검토는 단 한 건도 없었다. 가장 큰 이유는 독립적 검토 절차 적용 대상에서 약가 협상 또는 결렬에 따른 결정 사항은 제외하고 있기 때문이다(표 4-9). 따라서 경제성 평가에 불복해 이의를 제기하고 독립적 검토 절차가 진행되더라도 그 결과가 최종 약가를 결정할 때 반영되기 어렵다. 사실 제약사가 공단의 약가 결정에 이의를 제기할 방법은 전무하다. 그러므로 독립적 검토 절차와 같은 기존의 제도를 내실 있게 운영함으로써 공단과의 협상이 결렬될 경우 제약사가 소명할 기회를 제공하는 것이 등재 지연을 줄이는 한 방법이다.

표 4-9. 독립적 검토 절차 적용 대상 [출처: 대한민국 정책 브리핑. 〈독립적 검토절차, 상설 이의신청기구 두는 것 아냐〉. 보건복지부. 2011.11.25.]

적용 분야	적용 대상	비고
의약품 분야	경제성 평가에 따른 비급여 결정 필수의약품 약가조정 결과 의약품 경제성 평가 등 복지부장관의 일부 직권 조정 사항	약가 협상(결렬) 및 건강보험정책심의 위원회의 결정 사항은 대상에서 제외
치료 재료 분야	치료 재료의 가격 및 급여 여부 결정	

11장

신약 접근성: 보험급여 등재 이외의 약가 정책

>> 국내 약가 정책의 개괄 및 변천사

1977년 약가 기준을 제정하면서 생산 원가에 12%의 유통 마진율을 가산해 상환가를 결정하던 '직권실사제'가 건강보험에서 의약품을 급여하는 제도의 효시이다. 하지만 전국 271개 생산업소에서 원가를 조사하는 데 어려움이 크자 직권실사제는 1982년 '고시가상환제'로 변경됐다. 고시가상환제는 제조업자가 제약협회를 경유해 신고한 공장도 출하가격에 제약협회에 설치된 의료보험약가심사위원회를 거쳐 보건사회부 장관이 정한 유통 및 거래 비용의 폭을 가산해 의약품 가격을 결정하는 것이다. 그러나 고시가와 실거래가 사이의 차이가 의약품의 유통 질서를 어지럽혀, 1999년 11월부터는 시장에서 조사한 거래 내역을 토대로 상

표 4-10. 한국 약가제도의 변천사 [출처: 건강보험심사평가원. 〈2018 급여의약품 청구 현황〉. 2019.]

날짜	출처
1977.7.	• 약가 기준 제정 　- 고시가(생산 가격과 유통·거래 비용의 폭)
1982.2.	• 약가제도 전면 개정 　- 고시가(공장도 출하가와 유통·거래 비용의 폭)
1999.2.	• 의약품 등재 및 약가 산정업무 이관(제약협회 → 의료보험연합회)
1999.11	• 실거래상환제도 도입 　- 약가상환 기준: 상한금액 범위 내에서 실거래가로 보상
2010.10.	• 시장형 실거래가제도 실시(2012년 2월부터 2년간 유예) 　- 상한금액과 실거래가 차액의 70%를 요양기관에 인센티브로 지급 　　(저가 구매 장려)하고 실거래가에 따라 다음 해에 약가 인하
2012.1.	• 약가제도 개편(산정 기준 전면 개정) 　- 등재 순서에 따른 계단형 약가 결정 방식 폐지, 동일 성분에 동일 가 　　격 부여
2014.9.	• 처방·조제 약품비 절감 장려금제도 시행 　- 저가구매 인센티브제도 폐지, 저가구매 장려금 + 사용량 감소 장려금 　　제도 시행

환액을 결정하는 '실거래가상환제'를 실시했다.

2000년에 의약분업이 시행되자 약가 마진이 사라지면서 의료기관이 환자에게 고가의 오리지널 제품을 처방하는 경향이 두드러져 건강보험의 재정이 압박을 받았다. 증가하는 약제비 지출을 억제하고자 비급여로 고시된 의약품을 제외한 전체 의약품을 급여하던 네거티브 리스트 방식에서 2006년에 선별등재제도로 전환됐다. 2012년에는 등재 순서에 따른 계단형 약가 결정 방식을 폐지하고 동일 성분에 동일 가격을 부여하는 방식으로 약가제도를 개편했다. 2014년에는 '처방·조제 약품비 절감 장려금제도'가 도입됐다. 의료기관 및 약국이 의약품의 등재 상한선보다 낮은 가격으로 의약품을 구매하거나 사용량이 감소하면 인센티브를 지급하는 게 이 제도의 주 골자이다.

≫ 국내 약가 정책의 종류별 특징과 영향

신약의 보험급여가 결정된 이후에도 정부는 '사용량·약가 연동제도' 및 '시장형 실거래가제도'의 도입, 오리지널 및 제네릭 약가 선정 기준 전면 개정과 같은 여러 가지 사후 약가 조절제도를 도입해 약제비를 조절해왔다. 한국의 약가 통제 정책은 '처방·조제 약품비 절감 장려금제도'를 제외하고는 대부분이 사용량 조절보다 약가를 직접적으로 통제해 약품비를 절감하는 형태로 진행됐다. 이제부터 각 약가 정책의 특징과 시장에 미친 영향을 살펴보겠다.

(1) 실거래가 조사에 의한 약가 인하

'실거래가상환제'는 요양기관이 조사 대상 기간에 청구한 약제 내역을 활용해 가중평균가격을 산출한 후 기준상한금액을 인하하는 제도다. 2010년 상한금액과 실거래가 차액의 70%를 요양기관에 인센티브로 지급해 저가구매를 장려하고, 실거래가에 따라 다음 해에 약가를 인하하는 '시장형 실거래가제도'가 도입됐다. 그러나 '1원 낙찰'처럼 의약품 유통시장의 혼란이 커져서 이 제도는 2012년부터 2년간 유예됐다가 2014년 2월부터 다시 시행됐다.

2017년 실거래가 조사에 의한 약가 인하의 결과 3,619개 품목의 약가가 평균 1.3% 인하돼 연간 808억 원의 재정 절감 효과가 있었으리라 추정된다. 2019년 조사에서도 900~1,000억 원 정도의 재정이 절감됐으리라 추정돼, 실거래가 조사에 근거한 약가 인하는 어느 정도 재정 절감의 효과를 보였다. 그러나 이러한 재정 절감은 약 17조 원(2018년 기준) 규모의 전체 약제비 지출을 생각하면 0.5% 수준에 불과하다. 또한 저가 공급을 이유로 약가의 상한금액을 인하하면 오히려 제약사의 저가 공급 의지를 저해할 수 있다. 뿐만 아니라 거래 구조상 대형의료기관에서 사용되는 원내 조제 의약품의 약가가 낮아질 가능성이 크지만, 전체 약제비 규모에 비춰 약가 인하의 효과가 크지 않다는 문제점을 가지고 있다.

(2) 사용량·약가 연동제도

2009년 도입된 '사용량·약가 연동제도'는 매년 동일 제품군이나 해당 약제의 청구액이 일정량 이상 증가하면 약가를 인하하는 제도이다. 그러나 강예림 등은 이 제도가 다른 약가 조절 정책과 중복 적용될 수 있고, '예상 청구액을 설정하는 문제, 유형에 따라 적용 시점이 다른 문제, 비가역적 가격 인하 때문에 발생하는 문제, 협상 기준 가격에 대한 문제'가 발생한다고 지적하면서, 2009년부터 2015년까지 7년간 재정 절감 효과는 총 700억 원가량으로 연간 약품비 총액의 0.07%에 해당하는 연 100억 원에 불과해 제도의 실효성에 의문을 제기했다. 이혜재 등도 2015~2017년 3개년 동안 총 112개(232품목)의 약가가 평균 4.6% 인하됐지만, 총약제비 절감액은 약 600억 원에 불과해 약가 인하 및 약품비 절감 효과는 크지 않아 실효성을 제고해야 한다고 지적했다.

(3) 급여 범위 확대 시 약가인하제도

적응증이 추가되거나 사용 제한 조건이 완화돼 의약품의 급여 범위가 확대될 때 약가를 인하하는 제도이다. 급여 범위가 확대돼 일정 금액 이상으로 청구액이 증가하리라 예측되면 예상 추가 청구액과 청구액 증가율에 따라 인하율을 적용해 상한금액을 최저 1.5%에서 최고 5%까지 사전에 인하한다(표 4-11).

급여 범위를 확대할 때 약가인하제도의 가장 큰 문제점은 증가될 청구액을 정확하게 예측하기 어려울 뿐만 아니라, 약가를 인하하는 절차가 투명하지 못하다는 점이다. 2017년 10월 1일부터 2020년 6월 1일까지 보건복지부의 '사용 범위 확대 약제의 상한금액 조정 기준'에 따라 약값이 인하됐다고 보이는 78개의 약제 중에서 18개 품목은 법령이 정한 기준을 벗어난 과도한 약가

표 4-11. 사용 범위 확대 약제의 약가 인하율(%) [출처: 보건복지부 고시 제2017-80호. 〈약제의 결정 및 조정 기준〉. 일부 개정.]

예상 추가 청구액 청구 금액 증가율	15억 이상 25억 미만	25억 이상 50억 미만	50억 이상 75억 미만	75억 이상 100억 미만
25% 미만	1.5	2.2	2.9	3.6
25% 이상~50% 미만	1.9	2.6	3.3	4.0
50% 이상~75% 미만	2.2	2.9	3.6	4.3
75% 이상~100% 미만	2.6	3.3	4.0	4.7
100% 이상	2.9	3.6	4.3	5.0

인하의 가능성이 제기되기도 했다. 적응증 확대가 초래할 재정 효과를 놓고 제약사와 정부가 다른 해석을 하더라도 제약사가 해당 인하율을 수용하지 않으면 정부가 다음 단계로 넘어가지 않기 때문에 제약사는 '울며 겨자 먹기'로 자진 인하를 할 수밖에 없기 때문이다.

(4) 제네릭 약가 정책

건강약제비 지출 중에서 많은 부분을 차지하는 것이 제네릭의 약품이다. 한국의 제네릭 약가가 지나치게 높다는 건 이미 여러 차례 지적됐다. 사실 신약 R&D에 소요되는 막대한 비용이 들지 않아 의약품 개발의 무임승차자라고 할 만한 제네릭은 원가에 비해 높은 약가를 인정받아왔다. 한국의 제네릭 약가는 2018년 4분기 기준 경제협력개발기구OECD 국가 중에서 4번째로 높았고

(그림 4-10), 전체 약품 중에서 제네릭이 차지하는 비중은 3위였지만, 사용량은 16위로 낮았다(그림 4-11). 요컨대 1개의 오리지널 의약품 대비 제네릭 개수가 매우 많음에도 불구하고, 제네릭 사용량은 많지 않으면서 제네릭 약가의 비중이 높다는 이러한 통계 수치는 한국의 제네릭 약가가 지나치게 높다는 주장을 뒷받침한다.

정부도 제네릭 약가를 낮추기 위한 여러 제도를 시행해왔다. 예를 들어 2006년에는 첫 번째 제네릭이 등재되면 오리지널 의약품의 약가는 특허 만료 전 오리지널 가격의 80%, 다섯 번째 제네릭까지는 68%, 여섯 번째 제네릭부터는 최저가 의약품 가격의 90%로 책정하는 계단식 가격 인하 방식을 채택했다. 그리고 2012년에는 특허 만료 후 오리지널 및 제네릭의 상한가격을 특

그림 4-10. 캐나다 대비 국가별 제네릭 약가비(2018년 4분기) [출처: Patented Medicine Prices Review Board, Canada. Generics 360 - Generic drugs in Canada, 2018.]

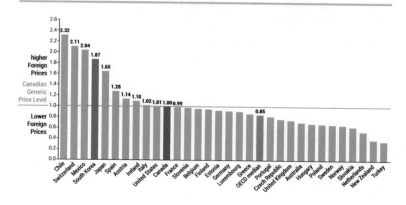

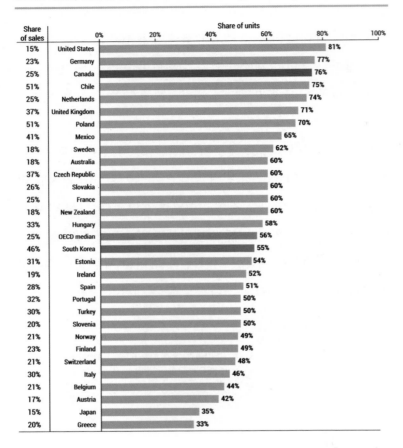

그림 4-11. 2018년 OECD 국가별 제네릭 시장점유율 [출처: Patented Medicine Prices Review Board, Canada. Generics 360 – Generic drugs in Canada, 2018.]

허 만료 전 오리지널 가격의 53.55%로 일괄 적용하면서 추가로 약가를 인하했다(그림 4-12).

2012년 일괄적으로 약가를 인하하면서 당시 등재된 약 13,814개의 약제 중에서 47.1%에 해당하는 6,506개 품목의 가격이 평

그림 4-12. 2012년 전후 제네릭 약가 정책의 변화 [출처: 보건복지부, 국민건강보험공단, 건강보험심사평가원. 〈약가 인하 가이드북〉. 2012.]

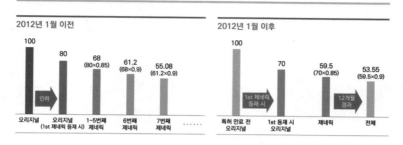

균 21%나 내렸고, 따라서 일괄 약가 인하를 통해 약제비 급여를 절감할 수 있으리라 기대됐다. 또한 제네릭 제약사의 가격 경쟁을 유도함으로써 상한가격 아래로 추가적인 제네릭 약가 인하를 야기할 것으로 예상했다. 하지만 일괄적으로 약가를 책정함으로써 대부분의 제네릭 약가가 정부가 지정한 상한선에 머물러 정부가 기대했던 경쟁 기전은 전혀 발휘되지 않았을 뿐만 아니라, 약제비 절감의 효과 또한 미미했다.

Suh 등은 당뇨 치료제를 대상으로 2009년 1월부터 2013년 6월까지 일괄 약가 인하 전후의 처방 패턴 변화를 가격이 인하된 약제군(특허가 만료된 브랜드 약제와 제네릭)과 유지한 약제군(특허 만료 이전 오리지널 약제)으로 나누어 분석했다. 그 결과 전체 약제와 가격이 인하된 약제군의 처방량은 일시적으로 각각 6%와 23% 줄었으나 곧 증가세를 회복했다. 또한 가격을 유지한 약제군의 사용량은 약가 인하 정책이 없는 상황의 예측치 대비 연간 16% 늘었다(그림 4-13). 이는 가격을 인하한 제네릭이나 특허가 만료된 브랜드 약제 대신 더 고가의 특허 만료 이전 오리지널 약제로 처방을 바꾼 것으로 해석되며, 따라서 의도했던 전체 약제비 지출 감소 효과도 거두지 못했다. 제네릭 약가와 오리지널 약가의 차이가 크지 않은 상황에서 환자나 의사가 더 저가의 약제를 선택하도록 하는 유인이 없기 때문으로 해석된다.

이러한 변화 패턴은 다른 연구의 고지혈증 치료에서도 확인됐다. 2006년에서 2010년 사이의 고지혈증 치료제 건강보험청구건을 분석한 결과, 월별 약제비 지출은 증가했고, 특히 고가의 오리지널 약제 처방이 늘었던 것이 원인 중 하나로 분석됐다.

한국에서 제네릭은 제한 없는 공동 생물학적 동등성시험(공동 생동 또는 위탁 생동)을 통해 쉽게 허가받은 뒤, 저가의 원료의약품을 들여와 판매하는 사례가 많다. 뿐만 아니라 제네릭 사이에 차별성이 없음에도 불구하고 제네릭을 브랜드화해 마케팅에 지나치게 많은 비용을 들인다. 결국 제네릭 난립이 초래한 제약사 간 경쟁 심화는 가격 경쟁이 아닌, 원가 절감을 위한 저가의 원료의약품 사용으로 이어지면서 품질에 큰 문제가 생기는 일도 발생했다. 발사르탄과 라니티딘에 있었던 불순물 검출 사태가 그 대표적인 예이다.

이러한 문제를 해소하고자 보건복지부는 새로운 '제네릭의약품 차등보상제도'를 도입했다. 이 제도에 따르면, 2020년 7월부터 자체 생물학적 동등성시험자료 등 임상시험 입증자료 제출과 그림 **4-13.** 2012년 일괄 약가 인하 전후로 약가 인하 여부에 따른 당뇨병 치료제의 처방 패턴 변화 비교 [출처: Suh HS, et al. "Effects of a price cut reform on the cost and utilization of antidiabetic drugs in Korea: a national health insurance database study". *BMC Health Services Research* 2018;18:429.]

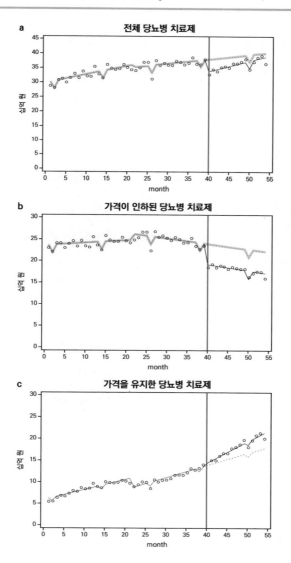

등록된 원료의약품 사용이라는 조건을 만족하지 못한 제네릭은 추가로 상한금액을 최초 등재 제품의 45.5%(1개 조건 충족 시) 또는 38.6%(2개 모두 미충족 시)로 하고, 동일 제네릭 제제가 20개 이상 등재되면 동일 제제 상한가 중에서 최저가와 38.7%로 산정되는 금액 중 더 낮은 금액의 85%로 제네릭 가격을 자동 산정한다.

하지만 제네릭과 특허가 만료된 오리지널 의약품 사이의 가격 차이가 크지 않은 상태에서 환자가 제네릭을 선호할 유인이 거의 없으며, 이는 의사의 처방에도 그대로 반영된다. 결국 한국의 제네릭 약가가 지나치게 높게 책정되고 제네릭 생산 제약사 사이에 가격 경쟁을 유도할 정책 수단이 거의 없는 상황에서, 제네릭 고가 정책은 건강보험 재정의 불건전성을 촉진하는 주요 요소가 된다.

이러한 문제 인식은 실증 연구를 통해서 입증됐다. 박실비아 등은 〈건강보험 약제비 지출 효율화 방안〉에서 2018년 제네릭의 약품의 사용률과 금액 비율은 각각 55.7%와 49.3%로 OECD 평균(2017년 각각 52%, 25%)에 비해 높았으나 제네릭 사용률과 금액 비율의 차이가 거의 없다는 사실을 지적했다. 제네릭 약가가 상대적으로 고가이므로 제네릭 사용 확대를 통해 국가 총약제비 지출을 줄이는 성과가 미흡하다는 의미다. 제네릭의 동일 제제 동일 약가제도로는 시장에서 약가 경쟁을 유도하기 어려워, 제네릭과 특허 만료 오리지널 약제의 가격 차이가 발생하지 않기 때문이다. 따라서 박실비아 등이 같은 보고서에서 제안한 대로, 동일 가격이 적용되는 제품 수를 20개에서 10개 또는 5개로 조정하고, 해당 약품군에서 정한 참조가격보다 높은 가격의 제품을 조제받아 구매할 때는 참조가격과 상한가격의 차이를 전액 본인이 부담하는 참조가격제, 저가 약품을 선택할 때 환자 및 의사에게 경제적 이득을 제공하는 방식 등을 도입해 한국의 고가 제네릭 약가를 낮추는 게 시급하다. 다만 참조가격제를 통해 환자에게 제네릭 선택권을 제공하기 위해서는 제네릭의 품질이 우선 보장돼야 하고, 환자가 약제에 대한 정보에 쉽게 접근할 수 있는 제도적 장치가 마련돼야 한다.

한편, 제네릭의 약가를 낮추면 제네릭이 매출의 대부분을 차지하는 국내 제약사에 타격이 커지면서 제약산업이 위축된다는 우려의 목소리도 있다. 과거에 국내 제약사가 신약개발을 할 자본과 역량이 부족했기에 제네릭 약가를 보전해주는 방식으로 산업을 육성해온 건 사실이다. 하지만 제네릭 판매로 축적한 자본을 신약개발에 투자하고 있는지는 의문이다. 심평원은 '제약사들의 연구개발비 증가율은 2009~2012년 24.6%에서 2013~2017년 9.7%로 감소한 데 비해, 판관비는 6.2%에서 6.5%로 올랐다'고 지적했다.

2012년부터 시행된 '혁신형 제약기업 인증'은 국가가 제약사의 연구개발을 장려하는 좋은 제도의 예이다. 이 제도를 통해 정부는 연구개발에 많이 투자하는 제약기업이 개발한 제품의 약가를 우대하고, 정부 과제에 지원할 때 가점과 세제 지원 혜택을 준다. 그러나 제약기업의 규모나 특성을 반영하지 않은 채 일괄적인 기준을 적용하며 지원금이 크지 않다는 점은 개선이 필요한 부분이다.

12장

신약 접근성:
외국의 보험급여 및 약가결정제도

　　다른 나라와 한국의 의약품 보험급여 등재 시스템을 비교해보
면, 한국은 약가에 집중하며 상대적으로 사용량이나 사용금액의
제한은 적다는 사실이 드러난다. 특히 한국은 혁신의 가치를 인
정하는 데 인색하고 강력한―때로는 지나치거나 비현실적인―
근거를 요구하는 반면, 등재에 걸리는 시간과 환자 부담률 면에
서는 다른 나라에 비해 우호적이지 못하다. 그림 4-14는 영국, 프
랑스, 독일, 일본을 비롯한 여러 국가의 급여 등재 및 약제비 시
스템 중 의료기술·가치 평가, 약제 접근성, 약제비(가격, 사용량, 총
지출) 결정에 정부가 개입하는 정도를 요약해 보여준다.

　　그림 4-14에서 점의 색깔이 적색에 가까울수록 제약사에 제한
적인 환경을, 녹색에 가까울수록 제약사에 우호적인 환경을 의
미한다. 예를 들어 영국은 의료기술·가치를 평가하는 절차가 투

그림 4-14. 국가별 급여 등재 시스템 평가 요약 [출처: Kearny AT. "Pricing and Market Access: Landscape Assessment and Implications". *Final report*. 2019.]

명하고, 대조약과 증거 수준을 자유롭게 선택하도록 허용하며, 신약의 시장 진입이 빨라 우호적인 급여 시스템을 가지고 있고, 약가 결정에 정부가 적게 개입한다. 반면, 약품별로 총지출 한도를 설정하는 것과 같이 약제비 지출은 통제하는 편이다. 독일은 혁신의 가치를 높이 평가하고 신약의 시장 진입 속도가 매우 빠르다는 점에서 우호적인 급여 등재 시스템을 가졌다. 프랑스는 의료기술·가치 평가 절차가 다소 제한적인 편이나, 시장 진입 속도가 빠르고 등재에 실패하는 약제의 수가 많지 않아 약제 접근성은 높은 편이다. 마지막으로 일본은 급여 등재 절차의 투명성이 떨어지고 환자 부담률이 높은 편으로, 급여 등재 시스템이 다소 제한적이고 강제적인 약가 인하와 같이 약가에 대한 통제는 강한 편이나, 사용량과 지출에 관해서는 제한이 적다.

지금부터 신약 접근성이 좋은 몇몇 나라들의 약가 통제 정책을 알아봄으로써 한국 약가 정책의 개선점을 도출하는 데 도움을 얻고자 한다.

》 영국

영국은 2005년 이후 출시된 의약품의 국가별 판매율이 조사된 31개국 가운데 3위를 차지할 정도로 신약 접근성이 전 세계에서 가장 좋은 나라 중 하나이다. 영국은 EMA를 통한 통합절차 *centralized authorization*를 통해 신약을 허가하고, 영국의 의료기술평가 *health technology assessment* 기관인 국립건강임상우수협회*National Institute for Health and Clinical Excellence, NICE*를 통해 임상적 유효성·비용효과성·사회적 영향을 고려해 급여 여부를 결정한다. 국가보건의료서비스 *National Health System, NHS*가 운영하는 병원에서는 일부 비급여 약제를 제외하고는 환자 부담이 없는 네거티브 리스트 방식을 따르며, 지역 정부의 보건의료기관은 NICE 평가에 따라 등재 여부를 결정한다. 경제성 평가 시에는 QALY당 ICER 임계치를 보통 US \$26,227~39,340(£20,000~30,000)를 적용하되, 희귀질환의 경우 별도의 ICER 임계치를 적용하고, 항암제는 경제성 평가가 아닌 별도의 평가와 재정지원 시스템을 통해 급여를 인정한다. 뿐만 아니라 비용효과성을 입증하지 못하더라도 NHS에서 급여가 가능하도록 하는 환자 접근성 향상제도*Patient-access schemes*를 통해 신약 접근성을 높였다.

약가규제체계*Pharmaceutical Price Regulation Scheme, PPPS*는 브랜드 약제의 등재 약가를 관리한다. 5년마다 보건의료부*Department of Health*와 전영제약협회*Association of the British Pharmaceutical Industry* 사이에 자발적인 계약을 통해 약가를 결정하고, PPRS를 선택하지 않는 제약사는 PPRS와 유사한 방법을 사용하는 법적 규정을 준수해야 한다. 또한 한국의 '사용량·약가 연동제도'와 유사하게, 일정 비율 이상의 수익이 발생할 때 추후 약가를 인하하거나 영국 정부에 리베이트를 지불하는 형태로 수익 상한을 정한다. 새로운 임상 증거로 인해 기존의 적응증이나 새 적응증의 가치에 변화가 생기면 약가를 인하 또는 인상하는 것도 가능하다. 이처럼 영국은 약가를 직접 통제하기보다는 약제 사용량이나 제약사의 사용 금액을 위주로 통제한다.

≫ 독일

독일은 우호적인 신약 접근성 정책을 통해 혁신의 가치를 높이 평가함으로써 신약이 빠르게 시판될 수 있는 시스템을 갖추었다. 독일 국민의 85%는 132개의 경쟁적 질병기금 중 하나를 통해 급여되는 법정 건강보험에 가입하고 있으며, 허가받은 처방약의 대부분이 질병기금에서 급여되는 네거티브 리스트 방식이다. 의사, 치과의사협회, 병원, 질병기금의 대표로 구성된 연방연합위원회*Federal Joint Committee*가 약가를 평가하는데 헬스케어 품질 및 효율성연구소*Institute Quality and Efficiency in Health Care*가 독립적으로 과학적 증거를 평가하고 경제 모델링을 시행한 결과를 참고해 급여 여부와 약가를 결정한다. 이때 임상적 효용의 정도에 따라 6점 스케일로 평가하며, 같은 제품이라도 적응증이나 대상군에 따라 다른 점수를 받을 수 있다.

한편, 신약이라도 추가적인 혁신 또는 가치가 없다고 판단되면 이미 시판 중인 비슷한 약제의 가격을 참조하는 '내부참조가격제'에 따라 약가를 결정한다. 그러나 신약이 기존의 약제보다 혁신적이라고 판단될 때는 내부의 참조가격이 아닌 협상을 통해 급여 정도를 결정한다. 최초로 의약품이 판매된 후 1년 동안에는 제약사가 시장가를 결정하고, 그 후에는 국가법정건강보험펀드연합회*National Association of Statutory Health Insurance Funds*가 약가를 결정한다. 결국 판매가 시작된 지 최소 1년 동안에는 제약사가 임의로 정한 약가로 급여를 인정하고, QALY당 비용효과성을 입증하지 않아도 돼서 혁신적인 신약을 쓸 수 있는 접근성이 매우 높다. 혁신 신약이 아닌 참조가격제에 따라 약가가 정해지는 약제(예를 들면 제네릭)일 때, 정해진 급여 상한을 초과하는 가격의 약제를 처방할 경우 의사가 환자에게 고지해야 할 의무가 있으며 차액은 환자가 부담한다. 그러나 참조가격보다 30% 이상 약가가 낮은 약제를 선택할 때 환자 부담률은 0이다.

≫ 프랑스

프랑스에서는 '임시사용허가*Autorization Temporaire d'Utilization, ATU*' 제도를 통해 혁신적인 신약이 시판 허가를 받기 전부터 보험급여로 사용될 수 있게 한다. ATU 제도는 혁신적인 신약이 치료 효과가 좋고, 프랑스 내에서 임상시험을 통해 접근이 어려울 때 적용하며, 추가적 임상 근거 수집을 조건으로 급여가 적용된다. 약가는 급여가 결정되기 전까지 제약사가 연간 지출 한도 내에서 자유롭게 설정할 수 있다. ATU의 적용 기간이 끝나면 의료기술평가에서 대체약제 대비 신약의 상대적 가치를 의미하는 '임상적 편익 개선 수준*Amélioration du service médical rendu*'을 I~V(1~5)로 평가한다. I~Ⅲ로 평가받으면 혁신 신약으로 분류되어 독일, 이탈리아, 스페인, 영국과 비슷한 수준의 약가를 받을 수 있다.

외래환자 급여 대상 의약품은 '임상 편익 수준*Service Médical Rendu*'에 따라 환자 부담률에 차이를 보인다. 예를 들어 심각한 질병에 중대한 임상적 혜택이 있을 때는 35%, 심각한 질병에 중등도의 임상적 혜택이 있을 때는 70%, 심각하지 않은 질병에 중대하거나 중대하지 않은 혜택이 있을 때는 70%, 혜택이 적을 때는 85%

를 환자가 부담한다. 그러나 암처럼 중증 만성질환에 급여를 인정받은 약제를 쓸 때의 환자 부담률은 0이다. 제한적인 임상적 증거가 있는 신약은 시판 후 연구*post-marketing studies*를 통해 확인된 임상 성과에 따라 급여 가격을 조건부로 책정하는 제도 또한 마련해 불확실성이 높은 신약의 접근성을 높였다.

» 일본

일본은 신약이 허가받은 지 60일 이내(예외가 있을 때는 90일 이내)에 약가를 책정한다. 매우 빠른 시간 내에 신약이 급여 목록에 등재되는 것이다. 신약이 혁신적이거나 임상적 이익이 클 때는 약가 선정에 프리미엄을 부여하는 것이 일본 제도의 가장 큰 특징이다. 일본은 프리미엄을 부여한 이후 여러 가지 약가 인하 기전을 통해 약가를 통제한다.

일본에서는 유사약의 약가에 따라 약가를 결정하거나(비교 방식), 유사약이 없을 때는 전반적인 생산 및 판매비용을 평가해 약가를 결정(원가 계산 방식)한다. 기존에 동일 효과를 보이는 유사약이 있다면 유사약의 1일 약가와 동일하게 신약의 1일 약가를 산정하고, 만약 치료적 유용성이 기존 비교약제보다 뛰어나다면 비교약제의 약가에 가산점을 부여해 신약의 약가를 정한다. 제네릭 약가 역시 비교 방식에 따라 결정한다. 지난 10년 동안 등재된 동일 계열의 모든 약제의 평균 일일 투약 비용과, 지난 6년 동안 등재된 동일 계열인 모든 약제의 최저 일일 투약 비용 중에서 낮은 가격으로 제네릭 약가를 산정하는 방식이다. 급여 목록에 신약과 유사한 약이 없으면 원가 계산 방식에 의거해 가격을 결정하는데, 획기성(70~120%)이나 유용성(등급에 따라 5~60%), 시장성(희귀질환 여부나 일본에서의 우선 도입 여부 등, 5~20%)에 따라 보정 또는 가산하고 외국의 평균 약가에 따라 최종 약가를 조정한다.

일본에서는 기존 등재 약품의 고시 가격과 실제 판매 가격의 차이를 축소하기 위해 시장 실제 가격에 따른 인하를 2년마다 시행한다. 또한 동일 제제가 등재되면 4~6%를 추가로 인하한다. 혁신적 약제의 개발을 장려하기 위해 신약개발 R&D를 수행하거나, 후생성의 요청에 의해 신약을 개발하는 회사에서 제조 판매하는 등재 약제에는 프리미엄이 신약의 약가에 더해진다.

이 외에도 일본에서는 제네릭 약가 인하, 장기 등재 의약품의 가격 인하, 시장 확대에 따른 가격 인하, 채산성이 없는 제품의 가격 재산정처럼 다양한 약가 인하 정책을 집행한다.

≫ 미국

미국은 의료를 국가에서 통제하지 않고 자유시장 경쟁 논리에 따라 건강보험을 운영하며 약가도 같은 방식으로 결정한다. 미국의료보험은 크게 공적의료보험과 민간의료보험으로 나뉜다. 공적의료보험은 주로 65세 이상이거나 장애인을 대상으로 하는 메디케어*Medicare*, 저소득층이나 차상위가구 아동이 가입 대상이 되는 메디케이드*Medicaid*, 아동건강보험*Children's Health Insurance Program* 등이 있으며, 2019년 기준으로 인구의 약 40%가 가입했다. 미국 인구의 55.9%가 가입한 민간의료보험은 직장 단위와 개인 단위의 보험으로 나뉘며, 민간의료보험 가입자의 대부분(86.7%)이 직장 단위의 민간보험에 가입했다. 공적의료보험과 민간의료보험의 중복 가입자를 제외한 보험 미가입자는 약 9%이다.

미국 약가제도의 가장 큰 특징은 약제비관리기구*Pharmacy Benefit Manager, PBM*에 있다. PBM은 공적보험과 민간보험회사를 대신해 제약사와 처방의약품의 최종 가격을 협상하여 의약품 등재목록 *formulary*을 선별 및 유지하는 역할을 한다. PBM이 의약품 등재 여부를 결정할 뿐만 아니라 등급 구분*tier*에 따라 할인율과 환자 부담금을 조정할 수 있기에 신약이 비교적 빨리 시장에 진입할 수 있다. 또한 등재 전향적·후향적 의약품 처방 조제 지원서비스 *drug utilization review*를 운영하면서 특정 약물·약효군의 처방을 관리하고, 만성병 환자들이 적절한 시기에 재처방을 받을 수 있도록 리마인더를 보내 복약 순응도를 높이며, 더 싼 약제(주로 제네릭)를 제시해 처방을 유도한다(그림 4-15). 익스프레스 스크립츠*Express Scripts*, CVS 헬스*CVS Health*, 유나이티드헬스그룹*United Health Group*의 상위 3개 PBM이 전체 시장의 76%(2018년 기준)를 점유하고 있으

그림 **4-15.** PBM의 역할 [출처: 한국제약바이오협회. 〈KPMA Brief: 한국제약바이오협회 정책보고서 2016 vol.10〉. 2016.]

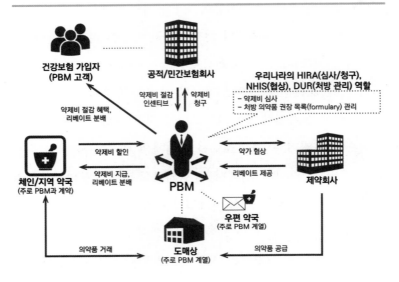

며, PBM에 따라 할인과 리베이트 그리고 협상력을 이용해 다양한 가격 전략을 구사한다.

제네릭 약가 또한 제약사에서 임의로 정한다. 첫 번째 제네릭은 180일간의 독점권을 보장해서 비교적 높은 가격을 매길 수 있는데, 시장에 진입하는 제네릭의 수가 많아지면 시장 경쟁에 의해 가격이 오리지널의 85% 수준으로 매우 낮아지게 된다. 따라서 제네릭의 수나 처방량이 늘어나더라도 가격이 저렴하므로 전체 약제비는 적정하게 유지될 수 있다. 요약하면 미국에서는 자유시장 경쟁 논리에 따라 신약이 보다 빨리 시장에 진입하고 약가가 결정되므로 제약사는 시장 경쟁력을 더욱 높이기 위해 혁신적인 신약과 신의료기술을 활발히 개발하는 선순환 구조가 공고하다.

≫ 해외 및 한국의 보험급여

유전자치료제 킴리아™(성분명: 티사젠렉류셀, tisagenlecleucel)는 단 한 번의 투여로 더 이상 치료법이 없던 환자의 장기 생존 가능성을 높여주는 획기적인 첨단바이오의약품이다. 환자에게서 채취한 T세포 표면에 암세포의 특정 항원을 인지하는 키메릭 항원 수용체*Chimeric Antigen Receptor*가 발현되도록 유전자를 재조합한 뒤, 다시 환자의 몸에 주입하는 방식의 1인 맞춤형 치료제다. 완제품으로 제조돼 모든 환자에게 동일하게 투여하는 일반적인 치료제와 달리, 환자의 혈액에서 T세포를 채취하고 세포를 재프로그래밍한 뒤 배양하는 까다로운 과정을 거치기 때문에 킴리아™는 그야말로 첨단기술이 집약된 혁신적인 신약이다. 하지만 킴리아™의 적응증에 해당하는 질환을 앓고 있는 환자 수가 적어 확증적 3상 임상시험을 진행하기 어렵고, 약가가 5억 원에 이르는 초고가라는 점에서 기존과 다른 급여 방식이 필요하다. 킴리아™는 2017년과 2018년에 각각 미국과 유럽에서 시판 허가를 받았으며, 2019년 일본에서 아시아 최초로 허가를 받았다.

킴리아™ 허가는 2상 임상시험인 JULIET 연구와 ELIANA 연구 결과를 기반으로 이뤄졌다. 이 두 임상시험을 통해 킴리아™가 성인의 재발성 또는 불응성 미만성 거대 B세포 림프종*diffuse large B cell lymphoma, DLBCL*과 25세 이하의 소아 및 젊은 성인 환자의 재발성 또는 불응성 B세포 급성 림프성 백혈병*acute lymphoblastic leukemia, ALL* 치료에 유효함을 입증했다. DLBCL 환자의 60~65%는 기존 항암요법으로 완치가 가능하지만 이 중 40%는 1년 내 재발하며, 재발하는 경우 사실상 치료법이 없어 기대 수명은 6개월 정도로 매우 짧다. ALL은 표준 항암화학요법으로 치료한 후 재발했을 때 조혈모세포이식을 하는데, 조혈모세포이식을 한 환자여도 2차 치료에 실패하면 기대 여명은 6개월 미만이다.

성인 DLBCL 환자를 대상으로 한 JULIET 연구에서 연구대상자의 40%가 킴리아™ 투여 후 완전관해*complete response*를 보였고, 최고 전체 반응률*best overall response rate*은 52%로 나타났다. 반응이 있었던(치료 효과를 나타냈던) 환자의 65%는 첫 반응 12개월 이후 재발하지 않고 생존*relapse-free survival*했으며, 완전관해를 보인 환자의 73%가 12개월까지 재발 없이 생존했다. 놀랍게도 JULIET 연구에 참여한 환자는 모두 현재까지 생존했다. 25세 이하의 소아 및 젊은 성인 ALL 환자를 대상으로 한 ELIANA 연구에서는 킴리아™ 투여 3개월 후 전체관해율*overall remission rate*이 82%였으며, 이 중 불완전한 혈액 수치 회복이 있는 완전관해*complete remission with incomplete hematologic recovery*를 제외하더라도 완전관해율이 60%였다. ELIANA에 참여한 연구대상자의 76%는 킴리아™ 투여 후 12개월까지 생존했다.

이러한 획기적인 연구 결과를 바탕으로 2021년 7월 기준으로 전 세계 32개국에서 킴리아™ 시판이 허가됐으며, 약가가 5억 원에 달하는 초고가임에도 불구하고 미국, 일본, 유럽을 포함한 20개국에서는 킴리아™의 보험급여를 일찍 적용했다.

킴리아™가 보험급여 목록에 등재된 나라에서는 킴리아™에 성과기반 급여나 사후급여 재평가와 같은 새로운 보험급여 방식을 적용한 경우가 많다(표 4-12). 예를 들어 영국에서는 향후 5년 동안 킴리아™의 실사용 데이터*real-world data*와 허가의 근거자료가 됐던 임상시험의 장기 추적관찰 데이터를 확인한 후, 2023년에 급여 적정성을 재평가할 예정이다. 독일에서는 추가로 생성되는 임상적 근거를 기반으로 해마다 급여 적정성을 재평가하는 기전과 환자의 치료 반응에 따라 급여 여부를 결정하는 성과기반의 급여 기전을 킴리아™의 급여에 적용한다. 성과기반 급여 기전은 환자가 킴리아™ 치료 후 일정 기간(비공개) 이상 생존하지 못했을 때, 제약사가 보험자에게 일정 금액(비공개)을 환급하는 방식이다. 프랑스에서는 앞서 소개한 ATU 제도를 킴리아™에 적용했다. 다시 말해 킴리아™에 우선 급여를 적용한 후, 레지스트리를 통해 수집된 프랑스 환자의 실사용 데이터와 허가의 근거자료가 됐던 2상 임상시험의 장기추적 데이터를 기반으로 해마다 급여 적정성을 재평가하기로 했다. 미국도 킴리아™의 급여에 성과기반 급여 기전을 채택했다. ALL 환자에 한해 킴리아™ 치료

표 4-12. 유럽과 미국의 킴리아™ 급여 기전 [출처: 다음 두 논문을 바탕으로 저자 작성. Jørgensen J, Kefalas P. "The use of innovative payment mechanisms for gene therapies in Europe and the USA". *Regen Med* 2021;16(4):405-422. & Jørgensen J, Hanna E, Kefalas P. "Outcomes-based reimbursement for gene therapies in practice: the experience of recently launched CAR-T cell therapies in major European countries". *J Mark Access Health Policy* 2020;8(1):1715536.]

	급여 기전	급여 기전에 활용하는 데이터의 특성 및 출처	등재 가격
프랑스	• 추가 코호트 데이터에 기반하여 해마다 의료기술 재평가	• Lymphoma Academic Research Organisation 레지스트리를 통해 수집된 프랑스 환자의 일상적 사용 데이터 • Pivotal Trial의 장기추적 데이터	€320,000
독일	• 추가 코호트 데이터에 기반하여 해마다 의료기술 재평가 • 건강보험회사에 제공되는 개인 환자 데이터를 활용하여 치료 성과기반으로 리베이트	• ELIANA 연구의 최종 5년 추적 데이터(2023년 9월 1일까지 제출 예정)에 근거하여 급여 결정 및 가격 조정 • 생존 여부에 따른 리베이트	€320,000
이탈리아	• 개인 환자 데이터를 활용하여 치료 성과기반으로 분할 지급	• 3회 분할 지급: 치료 시 첫 번째 지급하고 치료 후 6개월 및 12개월에 성과 달성 및 지속 여부에 따라 후속 2회 지급 • AIFA(Italian Medicines Agency) 레지스트리를 통해 수집된 데이터	€300,000
스페인	• 개인 환자 데이터를 활용하여 치료 성과기반으로 분할 지급	• 완전관해 기준 • 2회 분할 지급: 치료 시 1회, 치료 후 18개월에 치료 반응에 따라 2회 분할 지급 • Spanish National Health Service에서 운영하는 시스템을 통해 수집된 데이터	€320,000
영국	• 5년 후(2023년) 의료기술 재평가	• 재평가 시, 전체 생존율과 킴리아 치료 후 조혈모세포이식이나 정맥 내 면역 글로불린 치료가 필요했던 환자의 비율도 함께 고려 • Systemic Anti-Cancer Therapy 데이터세트를 통해 수집된 실사용 데이터(real-world data)와 JULIET, Schuster, ELIANA, ENSIGN 및 B2101J 연구의 추적 데이터 활용	£282,000 (약 €319,000)
미국	• (ALL 환자에 한해) 개인 환자 데이터를 활용하여 성과기반으로 지급	• 30일 이내에 완전관해 또는 부분관해를 보이지 않은 환자는 급여를 청구하지 않음 • 병원에서 수집된 데이터 활용	$475,000 (약 €406,000)

후 30일 이내에 치료에 반응을 보이지 않으면 제약사가 보험자에게 급여를 청구하지 않는다. 이때 킴리아™의 치료 반응은 병원에서 수집한 개인 환자 데이터를 활용해 평가한다.

한국에서 킴리아™는 '첨단바이오의약품의 품목허가·심사 규정'에 따라 허가된 제1호 첨단바이오의약품이지만, 최초 허가국인 미국에 비해 무려 4년이나 늦은 2021년 3월에야 시판 허가를 받았다. 그리고 시판 허가 후 1년이 지난 2022년 4월에 보험 급여가 적용됐다. 킴리아™의 급여 적용을 앞당기고자 '허가-급여 평가 연계제도'를 통해 시판 허가 전에 급여 등재가 신청됐지만 여전히 급여 평가 기간의 원칙인 240~270일을 훌쩍 넘겨 390여 일 만에 급여가 적용됐다. 4년 전인 2017년 미국에서 킴리아™가 최초로 허가됐을 때부터 킴리아™가 보험 재정에 상당한 영향을 주리라 예견됐음에도 불구하고 정부가 초고가 약제의 급여에 제대로 대비를 하지 않았다고 해석된다.

그나마 한국도 다른 나라의 사례를 참고해 국내에서 최초로 성과기반 위험분담을 적용해 초고가 신약이 허가 후 1년 여만에 급여에 등재될 수 있었다. 비단 킴리아™뿐만 아니라 앞으로 나올 혁신적인 세포치료제나 유전자치료제를 위해서라도 성과기반 급여 또는 선급여 후 재평가를 통한 급여 조정과 같은 혁신적인 급여 기전의 도입을 더 적극적으로 고려해야 한다. 혁신 신약의 급여가 지연될수록 기대 여명이 짧은 환자들은 신약 치료를 받지 못하고 목숨을 잃는다.

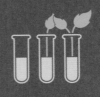

5부

결론: 신약개발에 K자를 붙이려면

1부에서 4부까지 한국의 신약개발 비즈니스 생태계의 현황과 문제점을 살펴봤다. 5부에서는 지금까지 다룬 내용을 바탕으로 국내 제약바이오산업의 비즈니스 생태계의 현재_as-is_를 요약하고 나아갈 방향_to-be_을 제시한다. 이어서 전체 내용을 종합해 한국 제약바이오산업에 필요한 정책을 제언한다.

13장

한국의 신약개발
비즈니스 생태계

≫ 현재 vs 미래

지금까지 살펴본 대로 현재 한국의 신약개발 비즈니스 생태계
는 각 단계마다 해결돼야 할 문제가 선결되지 않으면 선순환하
기 어렵다(그림 5-1의 'AS-IS'). 5,000~10,000개의 후보물질을 발굴하
더라도 그중 단 1개만이 신약으로 개발되므로 우선 최대한 많은
후보물질을 발굴해야 한다. 그러나 단지 2,500여 명에 불과한 신
약개발 연구인력으로 한국의 신약 파이프라인 수를 늘리는 데에
는 한계가 있다. 2020년 기준으로 559개의 파이프라인을 확보했
지만, 여전히 글로벌 신약개발 성공 사례를 기대하기에는 절대
적인 후보물질의 수가 적다.

대학·연구소가 발굴한 파이프라인을 계속 연구개발로 이어

가려면 기술이전이나 창업을 통해 발굴한 후보물질이 사업화돼야 한다. 정부가 대학·연구소 신약개발 연구 결과가 사장되지 않도록 사업화 지원 정책을 펼친 결과, 신약을 개발하는 바이오벤처 창업이 매년 눈에 띄게 증가했다. 하지만 바이오벤처 창업 후 가시적인 연구 성과를 낼 때까지 연구개발비를 조달하기란 쉬운 일이 아니다. 정부의 연구비 지원은 대학과 연구소에 집중돼 있고, 벤처 캐피털과 같은 민간 투자자의 자본은 아직 극히 일부의 바이오벤처에만 투자되기 때문이다.

임상시험 단계에서는 개발 분야 인력이 부족하고, 임상시험 후기로 갈수록 천문학적으로 높아지는 임상시험 비용을 조달하기 어려워 신약개발이 지연되는 시련을 겪는다. 또한 식약처의 지나치게 까다로운 임상시험계획 승인 심사가 걸림돌이 되기도 한다. 식약처의 IND 심사 법정 업무처리 기한과 관계없이 최초 IND 신청부터 최종 승인까지 1년 이상 걸리기도 해, 국내외 제약바이오기업 중에는 한국에서 임상시험을 아예 포기하는 곳들도 있다. 특히 지나치게 까다로운 식약처의 초기 임상시험 IND 심사는 한국의 임상시험이 글로벌 리더십을 발휘하는 데 걸림돌이 된다. 또 스마트 임상시험과 같이 발전하는 과학기술과 변화하는 임상시험 환경에 맞춰 식약처가 선제적으로 규제 지침을 마련해주지 않아 글로벌 임상시험 산업에서 한국의 경쟁력이 떨어질 수 있다.

한편, 현재 한국에는 신약개발 정책을 '총괄'하는 기관이나 조직이 없고 여러 부처와 사업단이 산발적으로 신약개발 지원 프로그램을 진행해 특정 개발 단계에만 정부의 지원금이 몰리기도 한다. 뿐만 아니라 BT, 바이오헬스, 제약산업과 같이 주요 산업 영역의 범위가 다른 지원책이 여러 부서를 통해 중복으로 진행돼 효율성도 떨어진다.

그럼에도 정부와 일부 국내 제약바이오기업의 연구개발 투자가 꾸준히 늘어나면서, 최근에는 해외 글로벌 제약바이오기업에 기술이전을 하거나 주요 FDA나 EMA의 허가를 시도하는 사례도 늘었다. 하지만 신약개발에 성공한 국내 신약 34개 중에 글로벌 시장에서 상업적인 성과를 낸 사례는 없다. 국내 시장에서도

그림 5-1. 한국의 신약개발 비즈니스 생태계: 현재의 문제점(AS-IS)과 나아갈 방향(TO-BE)

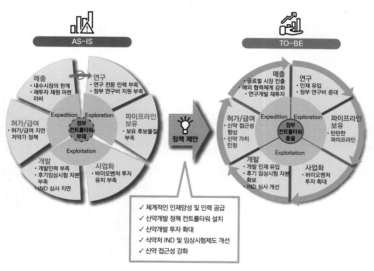

매출 성과가 좋은 신약은 손에 꼽히며, 국내 신약 중 비급여 약제는 대부분 매출 실적이 연간 10억 원 이하이거나 사실상 판매하지 않는다. 국내 제약바이오기업이 글로벌 시장에 진출하거나 국내 시장에서 적정한 약가로 급여 등재가 되지 못하면 지속적인 연구개발 재투자로 이어지기 어렵다.

한국의 신약개발 비즈니스 생태계는 계속 신약개발이 이어질 수 있는 선순환 구조로 진화해야 한다(그림 5-1의 'TO-BE'). 우선 기초연구와 탐색 단계의 연구 능력을 갖춘 전문 인력이 유입되도록 우수한 인재가 많이 양성돼야 하고, 연구에만 몰두할 수 있도록 연구별로 충분한 연구비가 확보돼야 한다. 아울러 파이프라인이 최대한 많이 확보되면 그다음에는 확보한 파이프라인을 사업화하고 연구개발을 계속할 수 있도록 자금이 투입돼야 한다. 신약개발에는 오랜 기간이 소요되므로 보유한 IPO나 기술이전을 통해 수익이 창출될 때까지 정부뿐만 아니라 민간 투자 역시 활성화돼야 한다.

임상시험 단계에서도 인재양성은 중요하다. 임상시험실시기관과 제약바이오기업, CRO에 필요한 인재가 안정적으로 그리고 골고루 양성돼야 임상시험의 질이 더 높아지고 신약개발 기간을 단축할 수 있다. 더불어 국내 제약바이오기업은 임상시험 수행 역량과 자본력을 갖춰 후기 임상시험까지 주도할 수 있는 전문성을 확보해야 한다. 한국 연구자들은 풍부한 후기 임상시험 경험을 통해 쌓인 역량을 바탕으로 초기 임상시험에 더 많이 참여해 글로벌 리더십을 발휘해야 한다. 이 과정에서 한국이 초기 임상시험에 더 많이 참여하고 국내 제약바이오기업의 신약개발 기간을 단축하려면 식약처의 IND 심사제도와 실제 행태가 바뀌어야 한다.

뿐만 아니라 정부는 신속한 허가와 적정한 약가 부여를 통해 신약의 가치를 인정하고 환자의 신약 접근성을 보장해야 한다. 아울러 국내에서 개발된 신약이 글로벌 시장에 진출하고 블록버스터도 한두 개 나와야 한다. 국내 제약바이오기업이 개발한 신약이 글로벌 시장에 진출해 신약의 가치를 인정받아 매출이 증가하면, 이를 연구개발에 다시 재투자함으로써 신약개발 비즈니스 생태계의 선순환이 완성된다.

>> 한국의 신약개발 비즈니스 생태계를 위한 정책 제안

비즈니스 생태계는 연구개발부터 생산, 허가, 급여와 약가 결정, 유통, 처방에 이르기까지 여러 이해 당사자가 서로 밀접하게 연결돼 역동적인 관계를 형성하는데, 성공적으로 신약을 개발하려면 비즈니스 생태계의 관점에서 근본적인 변화와 개선이 필요하다. 건강한 국내 신약개발 비즈니스 생태계 구축을 통해 신약개발의 역량을 강화하고 신약의 접근성을 강화하기 위해 다음과 같이 제안한다.

(1) 체계적인 인재양성 및 인력 공급

신약개발에 참여할 인재를 양성하기 위해서는 가장 먼저 신약
개발의 각 세부 분야에 어떤 인력이 얼마나 필요한지를 분석해
야 한다. 예를 들어, 정부는 최근 반도체산업에서 향후 10년간 필
요한 인력을 총 36,000명으로 추산했다. 반도체산업은 제약바이
오산업과 마찬가지로 연구개발 집약적인데, 최근 산업의 구조를
메모리 반도체 중심에서 시스템 반도체 중심으로 변경하기 위해
인재양성이 시급한 상황이다. 따라서 정부는 반도체산업에서 향
후 10년간 학사 출신 신입, 석·박사급 전문 인력, 실무 인력이 각
각 얼마나 필요한지 세부적으로 분석하고 부족한 인력을 어떻게
양성할지를 체계적으로 계획했다. 그러나 정부가 제약바이오산
업의 인재양성 정책을 세울 때는 이러한 체계적인 인력 수요분
석 없이 막연하게 교육 프로그램을 계획해왔고, 그로 인해 전문
인력이 모자라는 신약 연구개발 분야의 인력 부족 문제가 오랫
동안 해결되지 않았다. 따라서 정부는 실효성 없는 교육 프로그
램만 인재양성 정책으로 내세우기 전에 제약바이오산업에서도
연구개발 각 단계 또는 세부 분야의 인력 수요를 정확히 분석하
는 작업을 선행해야 한다.

인력 수요분석이 끝난 후에는 다음과 같은 정책을 통해 체계
적으로 인재를 양성하고 인력을 공급하기를 제안한다.

첫째, 기초연구에서 후보물질 발굴 및 전임상연구를 아우르
는 탐색 단계에 필요한 인재를 양성하는 방안으로, 대학과 제약

바이오기업이 연계해 신약개발에 특화된 '계약학과' 혹은 '주문식 교육과정'을 대학원에 신설하고 운영하기를 제안한다. 먼저 '계약학과'는 대학과 산업체가 계약을 맺고 산업체가 졸업생을 채용하는 조건으로 학자금의 일정 부분을 부담하면서 기업에서 필요한 교육과정을 대학에 요구하는 제도이다. '주문식 교육과정'은 기존의 학과 내 산업체에서 필요한 교육과정을 대학이 운영하고, 기업은 교육과정을 이수한 학생들의 취업을 약정하거나 우대하는 제도이다.

정부는 제약산업 인재를 육성하기 위해 제약바이오산업 특성화대학원(2012~2021년)과 규제과학대학원(2021~2025년)을 설립했다. 하지만 이 두 대학원 과정은 신약의 연구개발에 특화된 과정이 아니다. 더군다나 대학원 과정 운영에 제약바이오기업이 참여하지 않아 제약바이오기업의 요구를 교육과정에 반영하기 어렵다. 결국 두 대학원 과정을 통해 학위를 취득한 인력은 제약바이오기업에서 필요로 하는 인재로 흡수되지 못할 수 있다. 따라서 제약바이오기업의 요구를 반영한 신약개발 전문 '계약학과' 또는 '주문형 교육과정'을 대학원에 개설하면, 제약바이오기업에서 인원 충족률이 가장 낮은 연구개발 분야의 전문 인력 영입에 도움이 될 것이다. 국내에는 한 학과의 졸업생 전체를 채용할 만한 수준의 제약바이오기업이 거의 없으므로, 몇 개의 제약바이오기업이 연합하거나 한국제약바이오협회 또는 한국바이오협회와 같은 협회가 대학과 계약을 체결하는 것도 대안이다.

둘째, 임상시험 단계의 인력 문제 중에서 가장 시급한 CRC의 직업 안정성을 보장하기 위해 주요 임상시험실시기관에서는 일정 경력과 조건을 갖춘 CRC를 의무적으로 병원 임상시험센터 소속 정규직으로 채용하기를 제안한다. 예를 들어 CRC 경력이 없는 신입은 3년간 계약직 고용을 허용하되 단독으로 임상시험을 담당할 수 없도록 제한하고, 3년 이상의 경력을 갖추고 CRC 인증 취득을 포함한 일정 조건을 만족한 경우 임상시험센터 정규직으로 고용하도록 한다. 당연히 현재 연구자 개인이나 연구과에 고용된 계약직 CRC도 정해진 조건을 만족한다면 모두 임상시험센터 정규직 CRC로 전환해야 한다. 이렇게 계약직 CRC가 정규직으로 전환되면 역할 수행의 질과 완결성이 높아지며 CRC의 이직률이 줄어들어 임상시험 업무의 속도와 질이 개선되리라 예상된다.

일정 조건을 갖춘 CRC를 정규직으로 의무 채용하는 규정은 임상시험 실시 건수 기준으로 상위 10% 기관에만 우선 적용할 것을 고려해볼 수 있다. 왜냐하면 7장에서 언급했듯이 한국의 임상시험 대부분이 상위 10%에 해당하는 20여 개 기관에서 진행되는데, 이 상위 20여 개 기관은 제약사 임상시험의 연구비에서 CRC 인건비의 대부분을 조달할 수 있으리라 예상되기 때문이다. 또 상위 10%에 해당하는 20여 개 기관에는 대부분 임상시험센터가 잘 갖춰져 있어 임상시험센터를 통해 CRC 인력을 관리하고 교육하기에 용이하며, 연구자 개인이나 연구과에서 계약직으로 고용했던 CRC를 정규직으로 흡수하기에도 적합하다. 물론 제약사에서 지급하는 연구비에 CRC 인건비가 포함돼 있어도 퇴직급여, 4대 보험료, 복지비와 같은 간접노동비용을 감안하면 CRC의 정규직 고용은 임상시험실시기관에 여전히 부담이 될 수 있다. 따라서 정부가 일정 기간 CRC 정규직 고용에 상응하는 인센티브를 임상시험실시기관에 지급할 것을 제안한다. CRC의 고용이 안정되고 전문성이 높아지면 임상시험의 속도와 질이 개선돼 임상시험실시기관의 신뢰도가 상승하므로, 임상시험실시기관의 입장에서도 CRC 정규직 고용은 장기적으로 이득이 될 수 있다.

임상시험실시기관 정규직 CRC 채용 조건으로 KoNECT의 CRC 인증제 중에서 2단계 'Certified'를 고려해볼 수 있다. 'Certified' CRC는 3년 이상의 실무 경력과 일정 교육 이수를 응시 조건으로 하기 때문에 'Certified' CRC를 취득한 CRC는 일정 경력과 조건을 충족하는 전문 인력이다. 하지만 2015년 2단계 인증제가 처음 시행된 이후 2020년까지 2단계 인증 취득자는 54명에 불과하다. 2단계 인증 취득자가 이렇게 적은 이유는 인증을 취득한다 해도 직접적인 혜택이 없어 응시하는 사람이 많지 않았기 때문이라고 짐작된다. 인증 취득자에게 채용 조건이나 급여 수준에 혜택을 준다면 자연히 인증시험 응시자가 많아지고 전문성을 갖춘 CRC 또한 늘어날 것이다. 다만 인증 취득자가 너무 적어 현재의 CRC 인증제가 전문성 검증에 적합한지 판단하기 어려우므로, KoNECT CRC 인증 취득을 정규직 CRC의 채용 조건으로 활용하기 적절한지에 관해서 전문가 집단이 먼저 점검해야 한다.

셋째, 재직자 중심의 단기 교육 위주에서 벗어나 분야별·수준별 맞춤의 임상시험 종사자 교육 프로그램을 더 많이 개설할 것을 제안한다. 현재 진행되는 임상시험 종사자 교육 프로그램은 항암제와 비항암제 분야, 국내 CRO와 외국계 CRO, 주요 의료기관의 임상시험센터와 그 외 나머지 임상시험실시기관 사이의 뚜렷한 역량 차이를 고려하지 않아 일률적이다. 〈약사법〉에서 규정한 임상시험 종사자 교육으로는 신규자 교육과 심화·보수 교육이 있으며, KoNECT는 일부 주제와 관련한 심화 교육 프로그램 또한 개설해 운영해왔다. 하지만 KoNECT에서 제공하는 주제의 심화 프로그램은 모두 0.5~2일짜리 일회성 교육이다. 3일 미만의 단기간 교육과정으로 깊이 있는 수준별·역량별 교육을 하기란 불가능하다. 따라서 임상시험 인력의 역량을 고르게 향상하기 위한 수준별 맞춤 교육 프로그램을 더 많이 마련해야 한다.

(2) 신약개발 정책 컨트롤타워 설치

신약개발에는 10~15년의 오랜 시간이 소요되므로 장기적인 전략을 수립해야 하고, 연구지원사업이 여러 개발 단계 중 특정 단계에 중복되거나 공백이 발생하지 않아야 한다. 따라서 컨트롤타워 한 곳에서 장기적인 신약개발 전략을 총괄해야 효율적이다. 앞서 해외 사례를 통해 살펴본 대로 제약바이오산업 선진국인 미국, 영국은 오래전부터 정부 기관 한 곳에서 제약바이오산업을 포함한 보건의료 분야 연구개발 전략을 총괄해왔다. 일본은 과거 한국처럼 주로 3개 부처에서 보건의료 분야 연구지원사업을 나눠 진행했지만 2015년에 각 부처의 사업을 일원화하는 별도의 기구를 설립했다. 한국도 과기부, 복지부, 산자부를 중심으로 여러 부처에서 산발적으로 진행하는 신약개발 관련 정책을 장기간 총괄할 컨트롤타워를 설립해야 한다. 한국의 신약개발 컨트롤타워는 다음과 같은 조건을 갖출 때 효율적이고 성과를 내기 용이하리라 기대된다.

첫째, 신약개발 컨트롤타워는 운영 기간이 한정된 사업단이나 자문단이 아닌 상설기구여야 한다. 신약개발 컨트롤타워 격으로 출범한 범부처전주기신약개발사업단이나 국가신약개발사업단은 9~10년으로 사업 기간이 한정됐기 때문에 후보물질을 발굴해서 신약허가까지 성과를 내기에 기간이 짧다. 예를 들어 2021년에 시작한 국가신약개발사업은 유효·선도물질 단계의 연구에 전체 연구지원 예산의 약 40%를 투자하지만, 사업 첫해 시작한 유효·선도물질 단계의 연구가 이후 단계에서 아무리 성공적이라도 사업 기간 내에 연구물질이 신약으로 허가되기 어렵다. 또 기한이 정해진 사업단은 사업을 장기간 연속적으로 진행할 수 없어서 1~2년 단위로 진행되는 연구지원이나 사업화 지원 외에 인프라 조성이나 인재양성과 같이 장기 계획이 필요한 정책은 담당할 수 없다. 아울러 기한이 정해진 사업단은 직원의 장기 고용을 보장할 수 없으므로 전문성을 갖춘 상주 인력을 확보할 수 없다. 따라서 신약개발 컨트롤타워는 10년 이상의 장기적인 정책을 펼칠 수 있고, 장기간 안정적으로 전문 인력을 고용할 수 있는 상설 기구로 설립돼야 한다.

둘째, 신약개발 컨트롤타워는 기존 정부 부처나 기관과 관련 없이 독립적으로 운영돼야 한다. 신약개발은 여러 단계를 거치고 대학 및 연구소, 병원, 기업까지 다양한 이해 당사자가 관여하는 복잡한 과정이므로 기존의 정부 부처 중 한 곳에서 관할하기가 어렵다. 그래서 그동안 정부도 신약개발 관련 정책을 세울 때 여러 부처가 관여하게 했다. 예를 들면 국가신약개발사업은 과기부, 복지부, 산자부가 공동으로 이사회를 구성해 사업 추진에 필요한 주요 의사 결정을 한다. 그러나 이렇게 여러 부처가 정부 사업을 공동으로 운영하면 각 부처의 입장에 따라 의견을 조율하는 과정을 거쳐야 해서 빠른 의사 결정을 내리기 어렵다. 따라서 신약개발 컨트롤타워는 독자적으로 예산을 집행하고 주요 의사 결정을 내리는 독립적인 기구로 설립돼야 한다. '바이오헬스 R&D 투자전략'을 마련하는 바이오특별위원회처럼 신약개발 컨트롤타워를 대통령 직속 독립기구로 설립해 신약개발을 총괄하는 것도 신약개발 컨트롤타워의 독립성을 보장하는 좋은 방안이 될 수 있다. 다만 앞서 강조한 대로 바이오특별위원회와 같이 자문위원회로 그칠 것이 아니라 상설기구로 설립돼야 한다.

셋째, 신약개발 컨트롤타워는 사업의 범위를 BT 전반이 아닌 신약개발 또는 신약개발과 관련 있는 보건의료기술 개발에 집중해야 한다. 신약개발 정책의 거시적 방향이 잘 드러난 '바이오헬스 R&D 투자전략', '3차 생명공학육성 기본계획', '제약산업 육성·지원 종합계획' 중에서 신약개발에만 집중하는 정책은 없다. '바이오헬스 R&D 투자전략'은 의약품 분야뿐만 아니라 헬스케어서비스, 임상·보건 분야까지 포함한다. '3차 생명공학육성 기본계획'은 식품과 환경 분야까지 광범위한 BT 분야를 다룬다. '제약산업 육성·지원 종합계획'이 그나마 제약산업에 집중돼 있으나 신약 이외에도 개량신약과 바이오시밀러의 연구개발뿐만 아니라 생산, 그리고 제네릭 중심 제약기업의 해외 진출까지도 사업 범위에 포함한다. 즉 '바이오헬스 R&D 투자전략', '3차 생명공학육성 기본계획', '제약산업 육성·지원 종합계획'은 신약개발 이외의 분야에 집중이 분산돼 있다. 신약개발 컨트롤타워는 다른 BT 분야 산업 대비 제약산업의 시장 규모나 글로벌 신약 블록버스터의 파급 효과를 고려해 신약 또는 신약개발과 관련된 보건의료기술의 연구개발에만 재원을 집중해야 한다.

넷째, 신약개발 컨트롤타워는 연구지원뿐만 아니라 인프라 조성 및 관리, 인재양성, 사업화를 위해 산학 협력 및 네트워크 형성을 포함한 신약개발 생태계 조성에 필요한 전반적인 정책을 관장해야 한다. 특히 신약개발 컨트롤타워에서 전국 16개 지역에 산재해 있는 바이오클러스터의 시설과 제공 가능한 서비스 및 기능을 파악하고 역할을 재분배해 신약개발에 활용도를 높여야 하며, 신약개발 전략에 맞는 인재를 양성하는 교육 프로그램도 관장해야 한다. 그리고 최근 정부의 신약개발 연구지원사업이나 주요 바이오클러스터에서 비중 있게 추진하는 사업화 지원 프로그램도 그대로 신약개발 컨트롤타워로 옮겨와 계속 진행해야 한다.

(3) 정부의 신약개발 투자 확대 및 민간 투자 활성화

신약개발 연구를 안정적으로 수행하는 데 필요한 자본을 마련하기 위해 정부의 신약개발 투자를 확대하고 민간 투자를 활성화해야 한다. 먼저 정부는 한정된 재원을 효율적으로 사용하기 위해 최근의 추세대로 신약개발 R&D 투자를 대학이나 연구소에서 진행하는 기초연구 또는 초기 파이프라인 발굴 연구에 더욱 집중하고 첨단바이오의약품에 투자하는 비중을 늘려야 한다. 다만 현재 여러 부처에서 산발적으로 진행하는 연구지원사업으로 분산된 예산을 한 곳으로 모아 과제당 연구비 규모를 늘려야 하는데, 앞서 언급한 신약개발 컨트롤타워가 설립된다면 이 문제는 해결되리라 예상된다.

정부는 연구비 지원사업 이외에도 정부 벤처캐피털 프로그램을 통해 신약개발에 특화된 펀드를 조성하여 투자를 더욱 늘려야 한다. 2008년부터 2017년까지 결성됐던 투자조합의 출자자 현황을 보면, 최대 출자자가 정책기관인 경우가 353건으로 가장

표 5-1. 2008~2017년 결성된 투자조합의 최대 출자자 현황 [출처: 권흥순, 윤병섭. 〈벤처캐피털의 투자성과 분석: 정부벤처캐피털과 민간벤처캐피털의 비교〉.《金融工學研究》. 2019;18(1):167-192.]

(단위: 개, %, 억 원)

출자자	조합 수	구성비	출자 금액(A)	조합결성 금액(B)	출자 비중(A/B)
정책기관 (모태펀드)	353 (316)	42.7 (38.3)	24,397 (37,935)	79,912 (69,853)	53.1 (54.3)
금융기관 (산업은행)	154 (65)	18.7 (7.9)	25,576 (14,489)	47,797 (27,989)	53.5 (51.8)
연금/공제회	44	5.3	14,492	32,477	44.6
벤처캐피털	51	6.2	4,161	8,459	49.2
일반 법인	116	14.0	11,534	20,535	56.2
기타 단체 (성장사다리펀드)	55 (24)	6.7 (2.9)	8,953 (3,831)	20,081 (10,110)	44.6 (37.9)
개인	43	5.2	1,412	4,768	29.6
외국인	10	1.2	1,759	4,187	42.0
합계	826	100.0	110,283	218,216	50.5

많았으며 353건 중 모태펀드[1]의 형태가 316건으로 대부분을 차지했다(표 5-1). 즉 정부는 벤처캐피털에 투자할 때 대부분 모태펀드의 형태로 펀드를 조성한다. 그런데 현재 운용 중인 691개 모태펀드 중에서 제약산업에 중점을 둔 것은 3개에 불과하고, 결성총액도 1,500억 원 정도이다. 모태펀드를 운영하는 한국벤처투자는 ICT·바이오·제조 분야의 경우 각 펀드의 중점 분야와 관계

---

1 민간 벤처투자 활성화를 위한 정책펀드로 벤처캐피털이 조성하는 벤처펀드(투자조합)에 매칭 출자하는 방식으로 운용된다.

없이 대부분의 펀드에서 투자가 가능하다고 했지만, 앞서 벤처캐피털의 투자를 유치한 경험이 있는 의료·제약 분야 바이오벤처는 조사 대상의 1.5%에 불과했다. 따라서 신약개발을 하는 바이오벤처가 좀 더 안정적으로 자금을 확보하기 위해서는 정부가 나서서 신약개발에 특화된 펀드를 조성하고 투자를 늘려야 하며, 아울러 정부의 연구지원 범위에서 벗어나 있는 글로벌 3상 임상시험에도 투자가 이루어지도록 펀드 결성액을 10조 원 단위까지 늘리는 일명 '메가펀드'의 도입이 시급하다.

신약개발에 필요한 자본을 확충하기 위해서는 민간 투자도 더욱 늘려야 한다. 정부가 전폭적으로 신약개발을 지원하는 투자정책을 시행하면 민간 투자 활성화도 가능하다. 예를 들어 2008년부터 2017년까지 10년 동안 정부 벤처캐피털과 민간 벤처캐피털이 제조업에 투자한 1,046건을 분석한 결과, 정부 벤처캐피털의 투자가 민간 벤처캐피털의 투자를 유인하는 효과를 보였음을 알 수 있었다. 국가 정책을 통해 정부의 지원이 지속되리라는 믿음이 수익성 예측에 긍정적으로 작용해 최종적으로 민간 투자로도 이어졌다고 해석된다.

민간 투자를 더욱 활성화하기 위해서는 바이오벤처가 투자자를 만나는 사업화 세미나나 기술교류회와 같은 공식적인 네트워크 기회가 마련돼야 한다. 앞서 살펴본 것처럼 벤처캐피털의 바이오 분야 투자는 해마다 상당히 증가하는데, 실제로 벤처캐피털의 투자를 유치한 경험이 있는 바이오벤처는 극히 일부에 불과했다. 미국 보스턴의 바이오클러스터나 스탠퍼드대학교의 SPARK 프로그램이 연구개발의 사업화에 성공적이었던 요인으로 인재와 기술력뿐 아니라, 자본을 투자하는 벤처캐피털을 바이오벤처와 연결해주는 네트워크 플랫폼의 역할이 컸다. 예를 들어 미국 보스턴 바이오클러스터에 있는 공유오피스인 케임브리지 이노베이션 센터*Cambridge Innovation Center, CIC*는 센터 내의 카페에서 창업자가 투자자를 만나 사업을 설명하는 자리를 매주 마련해 창업자가 투자 기회를 물색할 수 있게 했다. 스탠퍼드대학교의 SPARK 프로그램도 연구자가 연구 내용을 발표하고 연구자 사이에 조언을 주고받거나, 제약회사 및 벤처캐피털리스트가 연구자에게 연구 결과를 사업화하는 방법을 조언해주는 세미나를 연다.

CIC의 사업 설명회나 SPARK는 민간에서 운영하는 프로그램이지만, 한국에서는 우선 정부가 주도해 바이오벤처 창업자가 벤처캐피털을 직접 만나 기술을 설명하고 투자를 유치할 수 있는 네트워크의 장을 마련할 것을 제안한다. 바이오벤처가 보유한 기술을 설명하고 투자자와 정보를 교환하는 정기적인 세미나를 개최하거나, 바이오클러스터 내에 벤처캐피털의 사무실을 입점시키고 사업화 지원 프로그램을 진행할 때 바이오벤처에 벤처캐피털과 같은 투자자를 연결해주는 서비스를 제공하는 방안을 고려해야 한다.

(4) 식약처의 IND 심사 기간 단축과 분산형 임상시험제도의 마련

한국의 신약개발 역량을 강화하기 위해 식약처에서는 가장 먼저 IND 심사 기간을 단축해야 한다. 식약처의 IND 심사 기간이 오래 걸리는 이유는 보완 요청을 자주 하기 때문인데, 식약처의 IND 보완 요청을 최소화하기 위해 다음과 같이 바뀌어야 한다.

첫째, 식약처는 IND 신청 방법과 제출해야 할 서류의 종류를 〈의약품 임상시험계획 승인에 관한 규정〉과 같은 문서로만 안내하지 말고, 상세한 IND 준비 방법을 설명한 교육자료를 만들어 배포해야 한다. 특히 이전에 IND 신청을 한 경험이 없는 바이오벤처가 최초로 IND 신청을 할 경우 IND 준비 방법에 관한 교육자료를 이수한 후 IND 신청을 하도록 유도하고, 자주 나왔던 보완사항을 정리한 〈의약품 임상시험계획(변경) 승인 보완사례집〉을 주기적으로 업데이트하고 알려야 한다.

둘째, 식약처의 보완 요청 기한을 제한하고 보완 요청 방식을 개선해야 한다. IND 심사 법정처리 기한 30일에 임박해서 보완을 요청하면 심사가 지연될 수밖에 없으므로 IND 접수 15일이 경과하면 원칙적으로 보완 통보를 할 수 없게 제한하고, 보완을 요청할 때는 구체적으로 어떻게 보완해야 하는지 명확한 지침을 전달해야 한다. 또한 보완서류를 제출한 후에는 추가되거나 수정된 부분에만 추가 보완을 요청할 수 있도록 제한해서 보완 요청 횟수를 최소화해야 한다.

셋째, 사전검토제를 활성화해야 한다. IND 신청 서류가 잘 갖취졌는지 사전에 충분히 검토된 상태에서 정식 IND 접수를 하면, 완성도 높은 자료를 미리 준비할 수 있어 빠른 시간 내에 심사 결과를 낼 수 있다. '임상시험 발전 5개년 종합계획'에 따라 2020년부터 도입된 사전검토제를 정착시켜 IND 심사 기간을 단축해야 한다.

넷째, IND 심사 기간을 단축하기 위해서는 무엇보다 식약처의 IND 심사인력을 확충해야 한다. 식약처의 보완 요청을 최소화하기 위한 장치를 마련하더라도 IND 심사인력이 절대적으로 부족하다면 IND 심사 기간을 실질적으로 줄이지 못하게 되므로 전문성을 갖춘 IND 심사인력 확보가 가장 시급하다. 전문 심사인력을 확보하고 인력의 이탈을 막기 위해 IND 심사비를 현실적인 수준으로 인상하고, 심사인력의 확충과 대우 수준 개선에 활용할 것을 제안한다. 만약 단기간에 IND 심사인력을 확보하기 힘들거나 대우 조건을 개선하기 어렵다면 초기임상시험 혁신 심사팀의 초기임상시험 자문단과 같이 외부 전문가 위원회를 활용하는 방법도 고려할 수 있다. 다만 이런 경우에는 외부 전문가 위원회의 의견을 IND 심사에 참고하는 정도로 그치지 않고 최종 결정 사항으로 확정하도록 외부 전문가 위원회에 강력한 의결권을 부여해야 한다.

마지막으로 4차 산업혁명에 맞춰 임상시험에 ICT 기술을 적극 활용하는 분산형 임상시험을 위한 제도와 정책을 조속히 마련할 것을 제안한다. 코로나19 팬데믹 상황으로 전자화·탈집중화된 임상시험의 필요성이 갑자기 커졌다. 하지만 최근 몇 년간 ICT 기술이 발전하면서 임상시험 산업 관계자들은 ICT 기술을 임상시험에 활용해 임상시험의 비용을 절감하고 효율성을 높이려는 시도를 지속해왔다. 즉 코로나19 팬데믹과 관계없이 스마트 임상시험을 위한 환경을 준비해야 한다.

(5) 환자의 신약 접근성 보장 및 신약개발 재투자 동기 부여

환자의 신약 접근성을 보장하고 제약바이오기업이 계속해서 신약개발에 재투자할 동기를 부여하기 위해서는 다음과 같은 정책이 필요하다.

첫째, 신약의 급여 목록 등재 여부를 결정할 때 ICER의 임계치를 국민 소득 수준의 증가, 질병의 위중도 및 특이성, 환자의 필요를 고려해 탄력적으로 적용해야 한다. 의약품 경제성 평가 자체는 비용효과성이 입증된 약제만 급여를 인정함으로써 보험 재정을 효율적으로 운영하는 좋은 수단이다. 하지만 국내에서 현재 비용효과성을 판단하는 기준은 지나치게 보수적이다. 또한 ICER 임계치를 넘어서더라도 신약의 혁신성이나 형평성, 질병의 위중도, 생애 말기의 생명 연장 의미와 같은 사회적인 가치를 종합적으로 평가하는 제도적 장치가 필요하다. 혁신적인 신약을 개발하려면 천문학적인 R&D 비용을 투자해야 하며 이 비용은 지속적으로 증가하는 추세다. 아울러 과거에 비해 현저히 증가한 한국의 GDP 및 구매력을 고려해 ICER의 임계치를 다른 선진국 수준으로 높여야 한다. 또한 신약의 경제적·사회적 가치가 더 분명한 암과 같은 중증질환이나 희귀질환의 경우에는 더 높은 임계치를 수용하거나, ICER 임계치 이외의 대안을 적용해야 한다. 예를 들어 암이나 희귀질환에는 ICER 임계치를 설정하는 대신 적정한 ICER 값을 밴드 형식으로 설정하는 방식도 방법이 될 수 있겠다.

둘째, 경제성 평가 이외의 대안을 개발하고 다양한 신약 급여 목록 등재 기전을 적극적으로 활용해야 한다. 경제성 평가가 어렵거나 적절하지 않은 만성질환에는 위험분담제 적용을 고려해야 한다. 뿐만 아니라 신약의 보험급여 여부를 결정하는 과정에서 제약회사와 정부 사이의 협상 내용과 절차를 더욱 투명하게 관리함으로써 필요 없는 등재 지연이 발생하지 않도록 하는 제도적 뒷받침이 필요하다. 또한 가용한 치료제나 치료 방법이 없다면 우선 신약에 보험급여를 하고, 일정 기간이 지난 다음 사후 평가를 통해 급여 여부나 약가를 조정하는 재평가 시스템의 도입도 적극 고려해야 한다. 등재 신청 후 바로 선급여를 적용하는 것이 어렵다면, 예를 들어 '180일'과 같은 등재 목표 기간을 설정한 후 목표 기간 이전에 합의에 도달하지 못했을 때 선급여를 적용하는 방법도 고려할 수 있다. 최근에 빅데이터와 인공지능기술이 발전하면서 실제 임상 환경에서 확보된 자료, 즉 실사용 데이터를 이용해 경제성이나 의약품의 성과를 분석할 수 있는 다양한 방법론이 개발됐는데, 사후 재평가에 이러한 기술을 적용할 수 있다. 정부와 제약회사 사이에 신약의 보험급여를 둘러싼 협의가 원활하지 않을 때는 비급여보다는 환자 부담을 낮춰줄 수 있는 대안으로 선별급여제도가 적용되는 질병이나 신약의 종류를 확대하는 방식도 생각해볼 수 있다. 환자 부담률이 낮은 항암제(5%)나 희귀질환(10%)의 경우, 환자 부담률을 30~50% 정도로 높이더라도 급여 등재에 실패해 환자가 약값의 100%를 내는 것보다는 훨씬 부담이 적으니 이렇게라도 급여가 적용되기를 희망하는 환자들의 목소리가 높다.

셋째, 건강보험 약제비 재정을 효율적으로 운용해 중증질환자의 신약 접근성을 강화하는 쪽으로 재분배해야 한다. 예를 들어 너무 높게 책정된 제네릭 약가를 낮추고 질이 떨어지는 제네릭의 난립을 막아 제네릭 급여에 지출되는 약제비를 줄여야 한다. 그러나 현행 제도처럼 직접 정부가 제네릭 가격의 상한선을 정해 가격을 통제하려는 시도보다는 시장에서 가격 경쟁이 일어나도록 정책을 집행해야 한다. 또한 한방 첩약처럼 과학적 근거가 부실하고 의학적 중요도가 떨어지며, 무엇보다 비용효과성을 입증하지 못한 의료서비스에 급여를 하느라 낭비되는 비용을 줄여야 한다. 보험 재정의 낭비 요소가 줄면 신약 접근성을 강화하는 데 필요한 재원이 당연히 늘어나게 된다.

넷째, 건강보험 재정 이외에도 별도의 기금을 조성해야 한다. 앞서 기술한 방법으로도 신약 접근성이 여전히 제한된다면 건강보험 이외의 재원을 마련하는 것이 대안이 될 수 있다. 치료가 시급한 환자에게는 건강보험 재정이 아닌 별도의 기금을 통해 급여를 제공한다면 건강보험의 재정 상태와 관계없이 신약의 접근성을 보장할 수 있다. 약제급여 결정 전문가와 이해관계자를 대상으로 한 설문에서 응답자 35명 중 82.9%와 65.7%가 각각 희귀질환 약제와 항암제에 별도의 기금을 도입하는 것을 찬성한다고 응답했다. 찬성하는 이유는 신약 접근성을 강화하면서 동시에 건강보험 재정의 건전성을 유지해야 한다는 의견이 가장 많았다. 이미 몇몇 선진국은 항암제나 희귀질환에 대해 별도의 기금을 마련해 재정 지원을 하는 제도를 운영 중이다. 영국의 'New Cancer Drug Fund'나 'New Medicines Fund', 호주의 'Life Saving Drugs Program', 캐나다의 'New Drug Funding Program'과 'Rare Diseases Drug Program' 등이 대표적이다. 이 제도들의 재원은 대

그림 5-2. 환자의 신약 접근성을 강화하기 위한 정책 제안

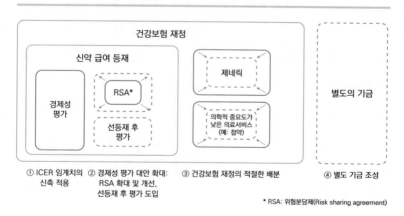

① ICER 임계치의 신축 적용 ② 경제성 평가 대안 확대: RSA 확대 및 개선, 선등재 후 평가 도입 ③ 건강보험 재정의 적절한 배분 ④ 별도 기금 조성

* RSA: 위험분담제(Risk sharing agreement)

부분 정부에서 마련하지만, 영국의 'New Medicines Fund'나 이탈리아의 '5% AIFA 기금'과 같이 제약기업을 통해 자금을 조성하는 경우도 있다. 물론 별도의 기금을 어떻게 마련할지에 관한 사회적 합의가 필요하며, 정부가 이 과정에서 리더십을 발휘해야 한다.

한국은 1999년에 최초로 신약개발에 성공한 이후 22년간 34개의 신약을 개발했지만 글로벌 신약으로 키워낸 경험은 없다. 2000년대부터 정부도 신약개발에 본격적으로 투자하기 시작했지만, 한정된 자원으로 연구과제 수만 늘리는 방식의 지원 정책으로는 곧 한계에 부딪혔다. 신약개발에 본격적으로 투자한 지 20여 년이 지난 최근에 와서야 파이프라인의 수가 500여 개로 늘어나고, 해외 글로벌 제약사에 기술이전 성과를 내기 시작했다. 그러나 언제까지 해외 제약사에 기술을 이전하는 방식으로는 국내 제약바이오업계의 지속적인 성장을 담보하기 어렵다. 후기 임상시험까지 자체 진행할 수 있는 자본과 경험, 역량을 확보해 글로벌 블록버스터 신약을 개발하고 시장에서 성공을 거둬야 한다.

전례 없이 빠른 속도로 코로나19 백신 개발에 성공한 미국과 달리 한국은 전폭적인 지원을 할 만한 정부의 자본력도, 백신 개발의 토대가 될 만한 기초과학기술과 전문 인력도, 산업계-대학-연구기관의 협력 경험도 아직은 모두 부족하다. 정부가 장기적인 안목을 가지고 신약개발에 민간 투자를 적극 유치하고, 기초연구부터 임상시험 그리고 규제에 이르기까지 전문 인력의 양성에 더욱 힘써야 한국도 전 세계 인류의 건강 증진에 이바지할 수 있는 글로벌 신약을 성공적으로 개발할 수 있다.

무엇보다 한국의 제약바이오산업이 발전하기 위해서는 '혁신성'을 최우선의 가치로 삼는 비즈니스 생태계가 마련돼야 한다. 혁신적인 연구를 시도할 수 있는 연구 문화가 조성돼야 하고, 혁신적인 기술을 개발할 역량을 갖춘 인재가 많아져야 하며, 혁신적인 연구와 의약품의 가치를 높이 평가하는 규제 시스템이 갖춰져야 한다.

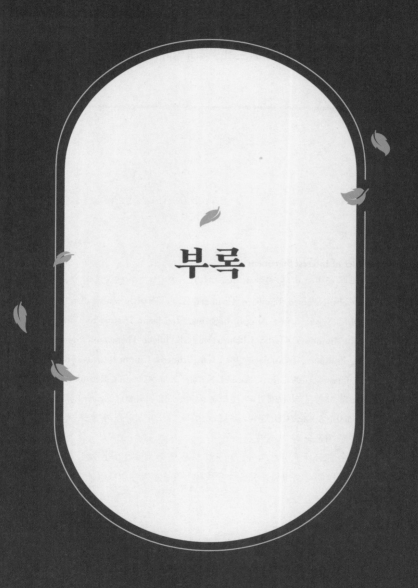

부록

의약품 정책의 중심은 제품이 아니라 환자다.[1]

〈약제비 적정화 방안〉에 드러난 국내 약가 정책의 문제점 고찰

Conflict of Interest Statement

1. 필자는 이전에 한독, 삼양사, 한국MSD, 한국애보트(이상 국내사), Avanir, Brain Cells, Nitomed, Biomarin, Centocor, Bayer, Pfizer, Novartis, AstraZeneca, BMS, Wyeth-Ayerst, Amgen, Boehringer Ingelheim Pharma KG, Takeda America, Immunex, Guilford Pharmaceuticals, Inhale Therapeutic Systems, Enzon, Emisphere Technologies Inc., Ivax, Trimeris, Chiron Pharma, Adolor, Arriva Pharmaceuticals Inc., Ascend, Serono, ZymoGenetics, Recordati(이상 외국사)의 요청에 의해 개인 자격 또는 의약품개발과학센터(Center for Drug Development Science, CDDS)의 일원으로 이들 회사의 의약품 개발 또는 허가 등에 관한 자문을 한 적 있다.

2. 필자는 지금까지 상기 회사를 비롯한 다른 어떤 제약기업의 주식 또는 주식에 준하는 기타 유가증권 등을 소유하거나 거래한 적이 없다.

――――

1 해당 글은 저자가 '약과 건강사회포럼'에 발표한 논문으로 이 책의 근거를 제공한 문건이기도 하다. [출처: 이형기. 〈의약품 정책의 중심은 제품이 아니라 환자다(〈약제비 적정화 방안〉에 드러난 국내 약가 정책의 문제점 고찰)〉. 약과 건강사회포럼. 2006.12.19.]

» 요약

　적절하고 합리적인 의약품 소비를 유도함으로써 국민 건강을 증진하는 것은 매우 중요하다. 그러나 〈약제비 적정화 방안〉은 다양한 이해 당사자stakeholder 집단 중에서 공급자인 제약기업에만 초점을 맞춤으로써 출발부터 균형 감각을 상실했다. 더 큰 문제는, 성공 가능성이 높지 않은 이 정책으로부터 초래될 각종 부작용의 짐을 모든 이해 당사자 집단이 멋모르고 나눠지게 생겼다는 사실이다.

　약가 통제로 약제비 지출이 감소한다는 근거는 없다. 오히려 다른 나라의 예들은 약가 통제로 약 소비량이 증가하고 결국은 약제비 지출이 증가했음을 보여준다. 약가 통제와 의약품 선별등재는 정부의 관료적 재량권만을 극대화해, 이미 다른 영역에서 진행돼온 보건의료 정책의 실정을 고착화시킨다. 의약품에 대한 접근이 제한돼 국민의 건강 수준은 떨어지고, 반기업적 환경이 조성됨으로써 모두가 패자로 전락하는 구도가 펼쳐질 것이다.

　비용-효과성은 보편타당한 포괄적 기준이 아니며, 의약품 선택의 최상위 기준은 더더욱 아니다. 약가 통제는 모방의 무임승차를 용인하는 허술한 국내 지적재산권 보호제도와 상승작용을 일으켜 혁신의 대가에 대해 정당한 값을 치르지 않는, 염의廉義 없는 사회 풍토를 조장할 것이다. 이는 결국 국가 경쟁력의 상실로 이어진다. 무엇보다 의약품 정책의 중심은 제품이 아니라 '환자'가 돼야 한다.

　망치를 들면 세상 모든 것이 못으로 보이는 법이다. 권력을 이용해 통제라는 망치를 휘둘러보려는 유혹이 강함은 쉽게 짐작할 수 있다. 그러나 통제의 열매는 매우 쓰고, 잘못하면 모든 이를 병들게 한다. 〈약제비 적정화 방안〉은 재고돼야 한다.

>> 배경 및 문제 제기

2006년 7월 26일 보건복지부는 의약품의 선별등재제도 도입을 주요 내용으로 하는 〈국민건강보험 요양 급여의 기준에 관한 규칙〉 개정안을 입법 예고했다. 또한, 이 규칙의 시행 세칙 마련을 위해 〈신의료기술 등의 결정 및 조정기준〉 개정안이 입안 예고된 적 있다. 이들은 의약품 비용 지출을 억제하는 여러 대책을 포함하고 있기 때문에 흔히 〈약제비 적정화 방안〉이라고 불린다. 한편, 지난 11월 23일에는 규제개혁위원회 본회의에서 보건복지부의 개정안이 거의 원안대로 통과됨으로써 제도 시행을 목전에 두게 됐다.

정부의 논리와 입장은 단순하다. 즉, 건강보험 총진료비 중 약제비 비중이 2001년 23.5%에서 2005년 29.2%로 증가했다. 이를 절대금액으로 환산하면 2001년 4조 1,804억 원에서 2005년 7조 2,289억 원으로 73.0% 증가했다는 게 보건복지부의 설명이다. 따라서 이러한 추세가 지속할 경우 건강보험 재정이 심각한 위협을 받게 된다는 추측이 가능하다. 결국 정부는 〈약제비 적정화 방안〉을 통해 의약품에 지출되는 비용을 줄여야 한다고 주장한다.

〈약제비 적정화 방안〉의 골자는 다음과 같이 크게 셋으로 나누어볼 수 있다.

1. 포지티브 리스트(positive list): 우수한 비용-효과성이 입증된 의약품만 건강보험의 급여를 인정. 선별등재라고도 함.
2. 일방적 약가 인하: 최초 복제의약품이 등재될 때 신약의 가격을 20% 인하하고, 복제의약품 가격은 인하된 신약 가격의 80%로 산정.

3. 건강보험공단의 가격협상력 강화: 예상 사용량에 근거한 상
   한가격 결정. 이후 1년이 경과한 시점에서 30% 이상 사용량
   이 증가한 의약품의 가격을 재조정(가격-수량 연동제).

Mrazek 등은 약제비 지출을 절감하기 위한 수단을 직접 또는 간접적인 방법으로 구분했다.[2] 직접적인 수단에는 약가 협상, 고정 최대가격, 국가 간 약가 비교, 약가 인하 및 동결 등이 포함된다. 또한 간접적인 방법으로는 이윤 통제, 참조가격제*reference pricing*, 지표가격제*index pricing* 등이 있다. 따라서 Mrazek 등의 분류를 따르면 〈약제비 적정화 방안〉의 핵심은 '직접적 수단을 동원한 약가 통제'인 셈이다.

의약품 정책의 목표는 본질상 다원적이다. 예를 들어 약제비가 무분별하게 증가하는 것도 문제이지만, 그렇다고 약제비를 무조건 적게 지출해 보건의료의 질이 떨어진다면 그것은 더 큰 문제이다. 또한 일방적인 약가 인하 또는 동결은 단기적인 약제비 상승 억제에는 도움을 줄지 모르지만, 결국 제약기업의 연구개발 의지를 꺾어 국민의 건강 증진에 꼭 필요한 의약품이 적기에 공급되지 못할 수도 있다.

이처럼 의약품 정책에 의해 영향을 받는 대상들은 서로 매우 밀접하게 연결돼 있다. 요컨대, 어느 한쪽에 대한 결정은 바로 다른 쪽에 영향을 미친다. 이러한 이유로 의약품 정책 입안자들은 건강 증진, 약제비 지출 억제, 제약기업 성장과 같은 상충적인 정책 목표들 사이에서 고민한다.

약제비 정책으로부터 직접 영향을 받는 주요 이해 당사자는 다음과

---

2   Mrazek M, Mossialos E. "Regulating pharmaceutical prices in the European Union". *Regulating pharmaceuticals in Europe: striving for efciency, equity and quality*. Open University Press. 2004;114-129.

같이 다섯 개 정도의 집단으로 나눈다.[3]

1. 정부 및 정부 관련 기관(예: 보건복지부, 건강보험심사평가원)

2. 보험자(예: 건강보험관리공단)

3. 국민(환자와 건강보험비를 부담하는 당사자라는 두 가지 입장이 있다.)

4. 보건의료 제공자(예: 의료계)

5. 제약기업

　안전하고 효과적인 양질의 의약품을 원한다는 관점에서 이들의 이해는 동일하다. 동시에 이들 모두는 현재와 미래의 건강 수준이 향상되기를 원한다.[4]

　그러나 이들의 이해가 항상 일관되는 것은 아니다. 예를 들어, 국민은 환자의 입장에서 가능하면 제한을 받지 않고 양질의 의약품—이들은 대개 신약이며 상대적으로 고가이다—을 사용하고 싶어 한다. 그러나 건강보험비 부담자로서 국민은 국가 전체의 의료비(약제비) 지출을 낮은 수준으로 유지하고 싶어 한다.

　이해가 서로 충돌하는 경우도 있다. 보건의료의 전문가들은 가격에 관계없이 양질의 의약품을 사용하려고 하며, 처방에 관한 전문권*professional privilege*을 제한하는 정부의 정책에 반발한다. 제약기업은 양질의 의약품을 공급하려고 하지만, 경쟁적인 시장에서 제반 기업 활동을 영위할 수 있는 충분한 이윤이 보장되는 한에서만 그렇게 할 수 있다. 정

3　Walley T, Earl-Slater A, Haycox A, Bagust A. "An integrated national pharmaceutical policy for the United Kingdom?". *BMJ* 2000;321:1523-1526.

4　Ess SM, Schneeweiss S, Szucs TD. "European healthcare policies for controlling drug expenditure". *Pharmacoeconomics* 2003;21:89-103.

부 역시 적정 의약품의 사용과 기업 활동의 진작을 통한 경제 성장이라는 두 가지 정책 목표 사이에서 고심해야 한다.

이처럼 본질적으로 다원적일 수밖에 없는 의약품 정책의 복합성과 여기에 영향을 받는 이해 당사자 집단 역시 다기하다는 사실에 비추어, '약가'에만 집중한 〈약제비 적정화 방안〉의 단순성이 우선 매우 놀랍다. 구체적으로 정부의 〈약제비 적정화 방안〉은 다음과 같은 문제를 갖고 있다. 이어지는 장에서 각각의 문제를 더 깊게 논의하도록 하겠다.

1. 직접적 약가 통제로 약제비 지출이 억제된다는 근거*evidence*가 없다.
2. 약가 통제는 정부, 국민, 제약기업 모두를 패자로 만드는 정책이다.
3. 비용-효과성은 보편타당한 포괄적*global* 기준이 아니며, 의약품 선택의 최상위 기준은 더더욱 아니다.
4. 약가 통제는 혁신의 대가를 치르려 하지 않는 사회 풍토와 문화를 조성함으로써 국가 경쟁력의 상실을 초래한다.
5. 모든 의약품 정책의 중심은 제품이 아니라 '환자'가 돼야 한다.

≫ 약가 통제로 약제비 지출을 억제할 수 있는가?

전술한 대로 정부의 〈약제비 적정화 방안〉은 직접적인 약가 통제 수단을 사용해 약제비 지출을 억제하겠다는 정책 의지를 담고 있다. 즉, 비용-효과성 평가에 근거한 선별등재, 약가 인하, 건강보험공단의 약가 협상력 강화, 가격-수량 연동제 등은 모두 약제비 지출을 '약가' 측면에서 접근한 정책 수단들이다.

따라서 정부의 주장이 타당하려면 약가 통제를 통해 약제비 지출을 절감할 수 있다는 충분한 근거가 제시돼야 한다. 구체적으로 약가가 약제비 지출을 결정하는 제일 중요한 요소이며 상대적으로 다른 요소들의 영향은 미미하다는 사실이 입증돼야 한다. 또한 실제로 약가를 통제함으로써 약제비 지출을 절감한 경험적 증거들이 있어야 한다.

이러한 질문에 답하기에 앞서 먼저 필자의 개인적 경험을 소개하고자 한다. 필자는 전 국민 의료보험이 실시되기 이전에 수련의로서 병동 주치의를 맡은 경험이 있다. 당시 수련을 받던 병원에는 종말간질환*endstage liver disease*으로 입원한 환자들이 매우 많았다. 복수*ascites*를 줄여주는 것은 이들의 치료에서 매우 중요한 역할을 차지했다. 그런데 종말간질환을 앓는 환자들이 대개 그렇듯이 이들의 혈청단백, 특히 알부민 수치는 낮은 경우가 많았다. 따라서 알부민 정주*intravascular injection*는 알부민 수치도 높이고, 또 과량의 복수를 빼줄 때 적절한 혈관내용량*intravascular volume*을 유지할 수 있게 해주는 효과적인 치료법이었다.[5]

하지만 매우 예외적인 경우를 제외하고 알부민 주사액은 의료보험의 급여 대상이 아니었다. 그래서 많은 주치의들이 환자와 보호자에게 이 사실을 설명하고 병원 앞 약국에서 알부민 주사액을 사 오도록 했다. 정확하지는 않지만, 당시 250ml 알부민 주사액 한 병의 시중 가격이 5~6만 원 정도였던 것으로 기억한다. 지금도 그렇지만 상황의 시점이 17년 전임을 감안하면 이는 매우 큰 금액이다. 그러나 필자는 한 번도 알부민 주사액을 사 오길 거부한 환자나 가족들을 본 적이 없다.

---

5   Gentilini P, Vizzutti F, Gentilini A, Zipoli M, Foschi M, Romanelli RG. "Update on ascites and hepatorenal syndrome". *Dig Liver Dis* 2002;34(8):592-605.

물론 이러한 환자들에게서 복수를 경감해주는 것이 생명 연장에 어떤 효과가 있는지는 분명하지 않다.[6] 더 나아가, 간이식 외에는 다른 치료법이 없는 종말간질환 환자들에게 알부민 치료는 비용-효과적이지 않을 수 있다. 또한 필자의 경험은 일화적*anecdote*인 것이어서 다른 경우로 일반화되기 어려운 예일지 모른다.

그럼에도 불구하고 필자의 경험은 약가와 약제비 지출의 관계를 파악하는 데 적지 않은 통찰을 제공한다. 즉, 약가 이외에도 약제비 지출을 결정하는 중요한, 그러나 쉽게 간과되는 다른 요소가 있다는 것이다. 요컨대 '수요자'가 매우 결정적 역할을 하는 약 소비량을 가리킨다. 또한 약 소비량을 결정하는 수요자, 즉 환자의 가치체계는 비용-효과성이 가장 중요하다고 인식하는 정부의 그것과는 매우 다르다는 사실에 주목할 필요가 있다.

그림 1에 나온 것처럼 약제비 지출이 약가와 약 소비량의 곱으로 결정된다는 사실을 이해하기 위해 고급이론이 필요하지는 않다. 또한 환자의 요구, 의사의 처방 행태, 그리고 의료보험의 급여 규정 등이 복잡하게 얽혀 약 소비량을 결정한다는 것도 상식에 속한다.[7]

약가 통제의 효과는 일단 논외로 하더라도 '약제비 지출=약가×약 소비량'이라는 관계로부터 도출할 수 있는 결론은 명백하다. 즉, 정부의 주장처럼 약가를 통제해 약제비 지출을 절감하려면 다음 두 가지 전제 조건이 '모두' 만족돼야 한다.

---

6 Bass NM. "Intravenous albumin for spontaneous bacterial peritonitis in patients with cirrhosis". *N Engl J Med* 1999;341(6):443-444.

7 Mrazek M. "The impact of different regulatory frameworks on the post-patent pharmaceutical market of the United Kingdom, United States and Germany, 1990 to 1997[dissertation]". *London: London School of Economics and Political Science.* 2001.

그림 1. 약제비 지출을 결정하는 공급자 및 수요자 요소 [출처: Mrazek M. 2001.]

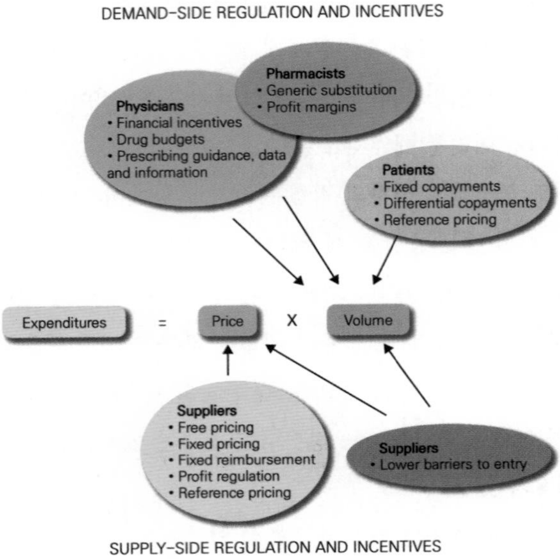

DEMAND-SIDE REGULATION AND INCENTIVES

Physicians
• Financial incentives
• Drug budgets
• Prescribing guidance, data and information

Pharmacists
• Generic substitution
• Profit margins

Patients
• Fixed copayments
• Differential copayments
• Reference pricing

Expenditures = Price X Volume

Suppliers
• Free pricing
• Fixed pricing
• Fixed reimbursement
• Profit regulation
• Reference pricing

Suppliers
• Lower barriers to entry

SUPPLY-SIDE REGULATION AND INCENTIVES

1. 가격이 인하된 의약품만 환자가 소비한다.
2. 약 소비량이 약가 통제 이전 수준으로 유지된다(즉, 약 소비량의 변화는 없다).

우선 첫 번째 전제 조건의 타당성부터 검토해보자. 경험적으로 의약품의 수요에 대한 가격탄력성*price elasticity of demand*은 대략 -0.4인 것으로 추정됐다.[8] 이는 1.3~1.8로 추정되는 의약품의 소득탄력성*income elasticity*

---

8   Vogel RJ. "Pharmaceutical pricing, price controls, and their effects on pharmaceutical sales and research and development expenditures in the European Union". *Clin.Ther* 2004;26:1327-1340.

*of demand*과 비교했을 때 22~31%에 불과한 수치이다.[9] 다시 말해, 의약품의 가격이 1% 늘면 의약품 사용이 단지 0.4% 줄지만, 수입이 1% 늘면 의약품 사용이 1.3~1.8%나 증가한다는 것이다.

앞서 소개한 필자의 경험에서도 이러한 사실이 재확인된다. 환자는 조금이라도 도움이 될 것으로 기대되는 의약품(치료법)에 대해 매우 가격 비탄력적인 양상을 나타낸다. 즉, 아무리 비싸더라도 의사나 환자(보호자)는 필요한 의약품을 사용하려는 경향을 보인다. 요컨대 가격이 인하된 의약품만 환자가 소비할 것이라고 믿는 것은 진료와 임상현장을 모르는 비전문인들의 단순한 희망 사항에 불과하다.

그런데 〈약제비 적정화 방안〉이 약가 통제의 수단으로 제시한 선별등재제도가 시행되면 신약, 특히 혁신적인 신약이 가장 먼저 규제의 장벽에 부딪힐 것이다. 왜냐하면 신약은 상대적으로 고가이며, 도입 초기에 신약의 진정한 혁신성을 판단하기란 결코 쉽지 않은 과제이기 때문이다. 따라서 고가의 신약은 건강보험의 급여 대상에서 제외될 개연성이 높다.

물론 이 과정에서 건강보험공단은 약제비 지출을 절감할 수 있을지 모른다. 하지만 고가임에도 불구하고 신약을 사용하려는 의사나 환자의 수요까지 건강보험공단이 통제할 수는 없다. 결국 새 제도에서는 늘어난 약가 부담이 고스란히 환자와 그 가족에게 전가되는 셈이다. 더욱이 국가 전체로 보아서는 오히려 약가 부담이 증가하는 기현상이 벌어지지 말란 법도 없다. 왜냐하면 환자는 구매력을 바탕으로 건강보험급여의 대상에서 제외된 신약의 가격을 스스로에게 유리하도록 결정할

9   Schieber GJ, Poullier JP, Greenwald LM. "U.S. health expenditure performance: an international comparison and data update". *Health Care Financ.Rev* 1992;13:1-87.

수 있는 메커니즘이 없기 때문이다.[10]

약가 통제가 약제비 지출 감소로 이어진다는 정부의 주장이 설득력을 갖기 위한 두 번째 전제 조건은 약가 통제의 전후에 약 소비량의 변화가 없어야 한다는 것이다. 하지만 경제학 원리의 기본을 이해하면 이러한 가정이 타당하지 않음을 쉽게 알 수 있다. 즉, 가격의 감소는 필연적으로 수요의 증가로 이어진다.

우리나라는 전통적으로 약물치료에 대한 의존성이 매우 높다. 따라서 일방적인 약가 인하는 고가약 사용에 대한 심리적 장벽을 낮춤으로써 약 소비량의 촉진으로 이어질 가능성이 크다. 이것이 심해지면 약가를 전혀 고려하지 않는 처방 또는 약 소비 행태와 같은 도덕적 해이 *moral hazard*도 발생할 수 있다.

이러한 염려는 단지 기우가 아니다. 잘 알려진 것처럼 대부분의 유럽연합 국가들은 다양한 방식으로 약가 통제를 실시해왔다(표 1).[11] 이 중에서도 프랑스, 그리스, 스페인 등의 예는 주목할 만하다. 특히 프랑스는 현재 우리 정부가 도입하려는 것과 비슷한 형태로 직접적 수단을 동원해 약가 통제를 실시해온 나라이다.[12]

---

10 요양급여의 대상으로 선정된 의약품 중에서 보험 재정에 상당한 부담을 초래할 경우 본인이 요양급여 비용의 100분의 100을 부담하도록 하는 제도가 있다. 따라서 이 경우에는 건강보험공단이 가격 결정 과정에 관여할 수 있다. 그러나 정부의 개정안은 경제성이 없다고 판단돼 선별등재 목록에 포함되지 않는 의약품은 원칙적으로 요양급여의 대상이 아닌 것으로 간주하는 것처럼 보인다.

11 Mrazek MF. "Comparative approaches to pharmaceutical price regulation in the European Union". *Croat.Med.J* 2002;43:453-461. & Ess SM, Schneeweiss S, Szucs TD. "European health-care policies for controlling drug expenditure". *Pharmacoeconomics* 2003;21:89-103.

12 Vogel RJ. "Pharmaceutical pricing, price controls, and their effects on pharmaceutical sales and research and development expenditures in the European Union". *Clin.Ther* 2004;26:1327-1340.

표 1. 유럽연합 국가들의 약가 통제 정책들 [출처: Mrazek MF. 2002.]

EU country	Free pricing	Fixed pricing	Cost-effectiveness pricing	Profit controls	Reference pricing	Applies to in-patent drugs	Applies to multi-sourced drugs[a]	Applies to OTC[b]
Austria		✓				yes	yes	yes
Belgium		✓				yes	no	no
Denmark	✓		✓			yes	no	yes
					✓	no	yes	no
Finland		✓	✓			yes	yes	no
France		✓	✓			yes	yes	no
Germany	✓					yes	no	no
					✓	no	yes	yes
Greece		✓				yes	yes	yes
Ireland		✓	✓			yes	yes	no
Italy		✓	✓			yes	no	no
Luxembourg		✓				yes	yes	yes
Netherlands		✓			✓	yes	yes	no
Portugal		✓	✓			yes	yes	no
		✓				yes	no	no
Spain		✓				yes	yes	yes
					✓	no	yes	no
Sweden		✓	✓			yes	yes	yes
					✓	no	yes	no
United Kingdom			✓	✓		yes	no	no
		✓				no	yes	no

[a]Multi-sourced drugs – brand name drugs that have generic equivalents.
[b]Over-the-counter pharmaceuticals.

표 2. 유럽연합 국가들의 약가 수준 및 약제비 지출 [출처: Mrazek MF. 2002.]

Country	Average ex-manu-facturer's price per package in PPP[d]	
	1989	1998
Austria	53	90
Belgium	64	110
Denmark	NA	NA
Finland	65	113
France	42	49
Germany	83	113
Greece	49	71
Ireland	83	103
Italy	70	88
Luxembourg	NA	NA
Netherlands	NA	NA
Portugal	96	134
Spain	54	84
Sweden	105	170
United Kingdom	88	120

예를 들어, 표 2에 도시된 것처럼 프랑스는 전체 유럽연합 국가 중 제일 낮은 평균 약가를 유지해왔다. 즉, 구매력*purchasing power parity*을 조정한 평균 공장도 약가 지수가 1989년에는 42, 1990년에는 49로 스웨덴(170, 1990년) 또는 영국(120, 1990년)에 비해 매우 낮았다. 그리스나 스페인도 비슷한 경향을 보였다. 처방약의 약가 수준을 비교해도 유사한 결과를 보인다.[13] 즉, 표 3에는 독일의 약가를 100으로 했을 때 유럽연합 각국의 상대적 약가 지수를 나타냈는데 프랑스(98), 그리스(69), 그리고 스페인(77)이 모두 100 미만의 수치를 보이는 저약가국이다.

따라서 〈약제비 적정화 방안〉이 타당하려면 프랑스, 그리스, 스페인처럼 다양한 약가 통제 수단을 동원해 약가를 낮게 유지한 국가들의 약

표 3. 유럽연합 국가들의 처방약가 지수 [출처: Ess SM. 2003.]

Country	Price index	Difference from 100(%)
Belgium	122	+22
Denmark	107	+7
France	98	−2
Germany	100	0
Greece	69	−31
Italy	104	+4
The Netherlands	106	+6
Spain	77	−23
Sweden	–	–
Switzerland	160	+60
United Kingdom	110	+10

---

13 Ess SM, Schneeweiss S, Szucs TD. "European healthcare policies for controlling drug expenditure". *Pharmacoeconomics* 2003;21:89-103.

제비 지출 규모가 실제로 작았다는 경험적 증거들이 뒷받침돼야 한다. 아울러, 약가를 상대적으로 높게 유지한 네덜란드, 스위스, 덴마크 등(표 3)은 약제비 지출이 많은 것으로 드러나야 한다. 그러나 실제로는 정반대의 결과가 관찰됐다.

예를 들어, Mrazek에 따르면 구매력을 조정했을 때 1999년 프랑스의 1인당 공공 약제비 지출은 $283이었다.[14] 이는 상대적으로 높은 약가 체계를 유지한 덴마크($97), 네덜란드($160)의 두세 배에 달하는 수치였다. 표 4와 그림 2는 이 사실을 좀 더 극명하게 보여준다. 즉, 저약가국인 프랑스, 그리스, 스페인의 1996년 일인당 총약제비 지출은 각각 $632, $389, $351로 고약가국인 네덜란드($150) 또는 덴마크($156)보다 훨씬 높았다(표 4). 국내총생산GDP 대비 공공 약제비 지출을 도시한 그림 2도 마찬가지이다. 요컨대, 저약가국의 GDP 대비 약제비 지출이 고약가국보다 월등히 높았다는 것이다.

Ess 등은 이러한 결과에 대해 다음과 같은 결론을 내렸다.[15]

"…이는 총약제비 지출이 가격과 소비량의 함수라는 사실을 일깨워준다… 약가 통제를 실시하는 나라에서 약제비 지출이 감소된다고 보이지 않는다…"

다시 말해 약가를 통제함으로써 국가 전체의 약제비 지출이 절감된다고 주장할 만한 경험적 증거가 없다는 것이다. 사실 이것은 너무나도

---

14 Mrazek MF. "Comparative approaches to pharmaceutical price regulation in the European Union". *Croat.Med.J* 2002;43:453-461.

15 Ess SM. 2003. 앞의 문헌.

표 4. 유럽연합 국가들의 1인당 약제비 지출 [출처: Vogel RJ. 2004.]

EU Country	(5) Per-Capita Drug Spending($), 1996*	(6) Per-Capita Drug Spending as a Percentage of GNP per Capita
Austria	191.58	–
Belgium	320.83	1.2
Denmark	155.57	0.6
Finland	182.45	0.7
France	631.43	2.6
Germany	233.80	0.9
Greece	388.93	2.3
Ireland	202.24	0.8
Italy	372.02	1.6
Luxembourg	278.89	0.6
Netherlands	149.67	0.6
Portugal	278.56	1.6
Spain	351.10	1.8
Sweden	206.22	0.8
United Kingdom	225.43	1.0
Total EU	–	–
United States	369.59	1.1

그림 2. GDP 대비 공공 약제비 지출 백분율 [출처: Ess SM. 2003.]

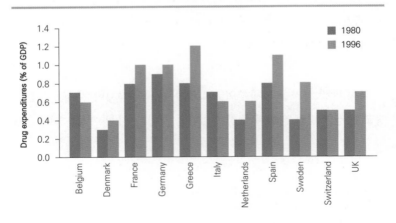

당연한 결과이다. 왜냐하면 약제비 지출은 약가와 약 소비량의 곱으로 주어지기 때문이다. 더욱이, 그림 1에 도시된 것처럼 약가와는 달리 약 소비량은 여러 가지 다양한—대부분은 통제가 어려운—주변 요소들에 의해 많은 영향을 받는다. 또한, 약가와 약 소비량이 서로 독립적인 요소라고 할 만한 아무런 증거가 없다. 즉, 약가가 내려가면 약 소비량이 증가하는 것처럼 이 둘은 서로 연결돼 있다. 한 마디로 〈약제비 적정화 방안〉이 우리나라의 총약제비 지출을 줄여줄 것으로 기대하기란 어려운 일이다.

물론, 정부는 가격을 수량에 연동시키는 방안도 함께 제안했다. 그러나 이는 과잉 규제에다 사유재산권 침해의 소지가 높다. 무엇보다 이는 이미 약 소비량이 늘어난 다음에 사후약방문 격으로 적용될 조치이므로 그 실효성이 의심스럽다. 왜냐하면 수량이 늘어 가격을 낮추면 이는 또 다른 약 소비량 증가의 유인으로 작용할 것이기 때문이다.

혹자는 이러한 지적을 할 수도 있다. 지금까지 필자가 논의에 인용한 예들은 엄밀한 연구방법론을 사용해 검증한 것이 아니라 단순한 관찰 또는 경험적 결과이므로 일반화가 어렵다는 것이다. 맞는 지적이다. 그리고, 사실 이게 더 큰 문제이다.

모름지기 한 나라의 정책을 결정할 때 타당한 근거의 제시나 입증 없이 입안자의 막연한 기대나 또는 일방적 주장에 의존하는 것은 매우 위험한 도박이다. 사실, 이 정부는 '근거 제시'를 입버릇처럼 되뇌어왔다. 예를 들어, 정부는 의료계를 향해 '근거중심의학*Evidence Based Medicien, EBM*'의 실시를 요구하고, 심지어는 이를 이용해 다분히 당근과 채찍의 양면성을 띤 보건의료 정책을 실시하겠다고 공언했다.[16] 하지만, 정부가 언제 한 번이라도 '근거중심정책*Evidence Based Policy*'을 편 적이 있는가?[17]

예를 들어, 복지부와 심평원은 2004년 7월부터 약물사용평가*Drug Use Review, DUR* 제도를 강제적으로 도입했다. '병용금기' 또는 '특정 연령대 금기'라고 이름 붙여진 170여 개의 경우를 미리 정해놓고, 전산 심사를 거쳐 의사의 처방이 조제로 연결되지 못하도록 하는 게 이 제도의 골자다. 정책의 주창자이며 집행자인 보건복지부와 건강보험심사평가원은 DUR 제도가 '의약품의 처방이 적절하고 의학적으로 필요하며 부정적인 의학적 결과를 낳지 않을 것을 보장하기 위한 제도 또는 시스템'이라고 주장했다. 그러나 이러한 주장을 할 만한 충분한 '근거'가 있는가?

순수하게 임상약리학적 관점에서만 본다면, 항진균제인 케토코나졸과 항히스타민제인 터페나딘의 병용처럼, 치명적인 부정맥을 일으켜 환자를 위험에 빠트릴 '개연성'이 충분한 경우도 DUR 제도의 병용금기 항목에 포함돼 있기는 하다. 그러나 정작 큰 문제는 DUR 제도가 국내는 물론이고, 1990년 이래 메디케이드*Medicaid* 환자에 대해 후향적 DUR 제도를 강제화해온 미국에서조차 '단 한 번도' 정부가 주장한 것과 같은 정책 효과를 근거로써 입증하지 못했다는 사실이다.[18] 국내에서 실시되고 있는 것과 같이 온라인을 이용한 전향적 또는 동시적 DUR도 처방 행태의 개선이나 긍정적인 의료성과를 전혀 가져오지 않

---

16 유지영 기자. 〈EBM, 심평원의 새로운 무기?〉. 《청년의사》. 2005.09.16.

17 이형기. 〈[특별기고] 복지부와 심평원부터 먼저 근거중심정책(Evidence Based Policy)을 펴라〉. 《청년의사》. 2005.09.26.

18 Hennessy S, Bilker WB, Zhou L, et al. "Retrospective drug utilization review, prescribing errors, and clinical outcomes". *JAMA* 2003;290:1494-1499.

음이 알려져 있다.[19] 근거중심의학을 주장하는 정부부터 근거중심정책을 펴고 있지 않다는 사실이 매우 희화적이지 않은가?

다시 약가 통제와 약제비 지출의 관계로 돌아오자. 근거중심의학 개념을 정립하는 데 앞장서온 Cochrane Collaboration은 최근 광범위한 문헌 조사와 자료 검토를 이용해 각종 약가 정책의 효과를 분석했다.[20] 그런데 이들은 〈약제비 적정화 방안〉에 포함된 것과 같은, 직접적인 약가 통제 정책의 효과를 검정한 문헌(논문, 보고, 요약 등)을 '단 한 건'도 찾아낼 수 없었다. 단지 참조가격제 또는 지표가격제의 효과를 검정한 논문이 각각 10편과 1편이었는데, 그나마 이들도 각종 방법론적인 약점 때문에 일관된 결론을 도출하기 어려웠다.

결국 직접적인 약가 통제 수단을 통해 약제비 지출을 줄이겠다는 정부의 〈약제비 적정화 방안〉은 이론적 바탕에서도, 경험적 증거 측면에서도, 그리고 과학적 근거의 제시라는 관점에서도 모두 실격이다. 약가 통제로 약제비 지출이 억제된다는 근거는 어디에서도 찾을 수 없었다.

따라서 정부의 기대처럼 약제비 지출이 절감될 가능성은 희박하다. 오히려 그 반대로 전개될 가능성이 훨씬 크다. 다른 나라의 반복된 경험들이 이러한 우울한 예측을 뒷받침하고 있다. 결국, 〈약제비 적정화 방안〉은 표면적 타당성*face validity*도 갖추지 못한 것처럼 보인다.

---

19   Chrischilles, et al. "Iowa Medicaid OPDUR Demonstration Project Continuation Year Final Report". 1998.

20   Aaserud M, Dahlgren AT, Kosters JP, Oxman AD, Ramsay C, Sturm H. "Pharmaceutical policies: effects of reference pricing, other pricing, and purchasing policies". *Cochrane.Database.Syst.Rev* 2006;CD005979.

≫ 약가 통제는 모두를 패자로 만드는 정책

흔히 사람들은 정부로 총칭되는 관료 집단이 국민의 이익을 대변할 것으로 막연히 기대한다. 그리고 관료 또는 포괄적으로는 정치인들도 마치 그런 것처럼 주장한다. 예를 들어, 지난 2006년 6월에 개최된 '약가제도 개선을 위한 정책토론회'에서도 어김없이 이러한 발언들이 등장했다.[21]

> "…그러나 분명히 해둘 것은 정부의 안은 <u>우리 국민을 위한 제도로서</u> 결코 협상의 대상이 될 수 없다는 것과, 우리나라 고유의 주권 행사에 대해 특정 국가가 간섭해서는 안 된다는 것입니다…."
>
> - 강기정(국회의원, 열린우리당)

> "…약제비 적정화를 위한 정부 정책은 <u>국민 건강을 보호하고 소비자 주권을 확립하기 위한</u> 국내 고유 정책입니다…."
>
> - 유시민(보건복지부 장관)

이들이 '국민을 위한다'고 했지만, 의약품 소비와 관련해 국민이 원하는 것은 과연 무엇인가? '필요한 약을 전문가들의 견해에 따라 합리적인 가격으로 사용할 수 있게 되는 것', 그 이상도 이하도 아니다. 다시 말해, 국민(환자) 입장에서는 의약품접근권*access*이 제일 중요하다는 말이다.

복잡한 보건의료 이론을 들먹이지 않더라도 건강보험공단과 심사평

---

21   약가제도 개선을 위한 공청회[국회의원 강기정(주최). 2006.06.26. 국회 도서관 대강당]

가원이 존재하는 이유는 분명하다. 국민을 대신해 의약품을 비롯한 제 보건의료서비스의 접근성을 최대화하고, 그 과정이 수월하도록 관리하는 것이다. 주인 대신 살림을 맡은 집사*steward*가 이들의 역할이다.

하지만 누구도 집사가 주인 행세를 하는 것을 원치 않는다. 그런데 정부의 〈약제비 적정화 방안〉에 따르면 곳간 열쇠를 맡은 집사가 이제는 안방을 차지하고 주인에게 이래라저래라 하는 형국이다. 당연히 이것은 처음 기대와는 다르고, 옳지도 않다.

잘 알려진 것처럼 우리나라의 건강보험은 저비용 저급여로 시작했다. 물론, 다분히 정치적인 의도가 있었지만 그것은 이 글의 논점 대상 밖이다. 중요한 것은 저비용은 그동안 크게 바뀐 게 없는데, 급여는 기하급수적으로 늘었다는 사실이다. 더욱이, 이 정부는 '보장성을 80%까지 확장하겠다'라는 식의 선심성 정책을 지속적으로 추진해왔다.[22] 들어오는 보험료는 제한돼 있거나 미미한 수준으로 증가하는데도 급여의 내용과 범위를 무작정 넓히면 재정이 거덜 난다는 것은 상식이다.

이쯤에서 필자의 경험 하나를 더 소개하겠다. 필자의 가족은 카이저 *Kaiser Permanente*라는 건강관리기구*Health Maintenance Organization, HMO*를 통해 의료보험에 가입해왔다. 가족 모두가 건강한 편이었으므로, 굳이 더 많은 보험료를 내고 의사 선택이 조금 더 자유로운 PPO*Preferred Provider Organization*에 가입할 필요가 없었기 때문이다.

사실은 다른 이유도 있었다. 필자의 아내가 제왕절개수술을 통해 출산하게 됐는데, 산전진찰*antenatal care*, 분만, 그리고 신생아가 만 2세가 될 때까지 마쳐야 하는 예방진료 및 예방접종 등이 카이저에서는 모두 요양급여 대상이었기 때문이다. 물론, 아내가 수술 후 하루 만에 퇴원

---

22   김한중. 〈퍼주기 健保 정책이 가는 길〉.《조선일보》. 2006.12.04.

해야 하기는 했지만, 어차피 무균창상*clean wound*이므로 큰 문제가 되지 않았다.

보험 적용이 돼 필자는 한 푼도 내지 않았지만, 진료비 총액이 얼마였는지는 나중에 알려주었다. 이것저것 다 합해서 약 2만 불 정도였다. 보험 적용을 받았기 때문에 안도했지만, 동시에 보험 재정의 균등 사용이라는 관점에서 많은 생각을 하게 됐다.

제왕절개는 비교적 간단한 수술이지만, 만일 심장수술과 같이 고난도가 되면 진료비 총액이 백만 불을 쉽게 넘어간다. 물론, 보험이라는 제도의 목적 자체가 '불의의 사태'를 대비하는 데 있지만, 이렇게 되면 분명히 도덕적 해이라고 할 만하다. 몇몇 환자에게 과도하게 지출된 보험급여 때문에 다른 사람이 마땅히 누려야 할 일상적인 혜택이 줄게 된다는 것이다.

하지만 필자의 예처럼 만일 사전에 이러한 급여 정책이 공개되고, 의료보험의 종류나 보험자를 선택할 수 있는 기회가 주어진다면 상황은 다르다. 급여의 범위와 다양함에 따라 보험료가 차등적으로 매겨진다면 상황은 더욱 달라진다. 예를 들어, 오리지널 약을 일차 선택 약으로 고를 수 있게 허용하는 보험은 제네릭의약품만을 선택할 수 있는 경우보다 보험료가 더 비싼 식이다. 이 정도면 선택과 기회의 균등이라는 관점에서 비교적 공평하다고 말할 수 있다.

건강보험공단이 요양급여를 확충해온 것 자체는 문제가 아닐 수 있다. 그러나 한정된 예산을 갖고 '섣달그믐날 개밥 퍼주듯' 보험 재정을 사용한 뒤, 이제 와서 꼭 필요할 때 원하는 약을 쓰고 싶어 하는 일반적이고 다수에 해당하는 환자들에게 정부에서 정해준 값이 싼 약만 사용하라고 강요하는 것은 매우 공평하지 못한 처사이다. 필자의 경험을 소개할 때 지적한 것처럼, 이는 정부가 앞장서서 보험 재정에 관한 도덕적 해이를 부추긴 꼴 밖에 되지 않는다.

이러한 정부의 방관은 건강보험공단이 우리나라의 '유일한' 의료보험자라는 사실 때문에 더 문제가 된다. 국민(환자)들은 다른 선택 사항이 없다. 요컨대, 건강보험공단의 일방적이며 편중된 급여 정책이 마음에 들지 않더라도 다른 보험자가 없다는 사실 때문에 그냥 참고 지내야 한다. 그러나 이는 국민이 원하는 것도 아니고, 국민을 위하는 것은 더더욱 아니다.

따라서 "포지티브 리스트제도 시행의 최대 수혜자는 재량권을 극대화한 보건기관으로 그 중심인 복지부를 비롯, 건강보험심사평가원, 보험공단 등 정부 조직이 될 것"이라는 조동근 교수[23]의 지적은 매우 적확하고 의미심장하다. 동시에, 정부(건강보험공단)는 〈약제비 적정화 방안〉이 원안대로 시행되더라도 결국 패자로 남아 있을 수밖에 없다. 왜냐하면 제도 시행과는 관계없이 재정 운용의 효율성과 관료적 체질을 개선할 수 있는 기회를 또 한 번 잃어버리기 때문이다. "정부는 결코 배우지 못한다. 오직 국민만이 배울 뿐이다*Governments never learn. Only people learn*." 얼마 전 타계한 자유주의 경제학의 대가 밀턴 프리드만의 통찰은 이 경우에도 어김없이 사실이다.

이제 국민(환자)의 입장에서 생각해보자. 고가의 신약은 선별등재 목록에서 제외될 가능성이 높다. 그러나 국민에게는 필요한, 무엇보다 자신이 원하는 의약품에 대한 접근권이 중요하다. 따라서 성실한 관리자로 남아 있어야 할 정부가 마치 주인 행세를 하며 국민의 신약 접근권을 일방적으로 제한한다면 큰 불편이 초래될 것은 분명하다. 하지만 정

---

23   김상준 기자. 〈포지티브제도 최대 수혜자는 정부〉. 《의협신문》. 2006.11.16.

작 심각한 문제는 신약 접근권의 제한이 단순히 불편함 정도에서 끝나지 않는다는 사실에 있다.

Lichtenberg는 1996년 '의료비 지출패널 서베이*Medical Expenditure Panel Survey, MEPS*'[24] 자료를 이용해 신약 사용이 상병*morbidity*, 사망, 그리고 의료비용 지출에 어떤 영향을 미치는지 실증적으로 분석했다.[25] 그 결과 이미 시장에 나와 오랜 시간이 경과한 약 대신 신약을 사용할수록 사망률과 질병으로 인한 결근일이 모두 감소했음이 밝혀졌다. 그리고 이는 모두 통계적으로 의미 있는 결과였다.

흥미로운 것은 신약을 사용하면 의약품 이외의 다른 모든 의료비용*nondrug medical spending*이 줄어든다는 사실이었다. 전술한 MEPS 자료를 1996~1998년으로 확대해 추가 분석한 결과, 낮은 연령[26]의 의약품(즉, 신약)은 약제비 지출의 증가를 상쇄할 뿐만 아니라 더 나아가 다른 의료비의 지출을 7.2배나 감소시켜준다는 사실이 확인됐다.[27]

표 5는 시장에 나온 지 15년 되는 소위 '구약*old drug*' 대신 5.5년 된 상대적 신약을 사용했을 때, 전체 연구대상(두 번째 칼럼)에서 각종 의료비용의 지출이 어떻게 바뀌는지 보여준다. 예를 들어 약제비는 $18 증가하지만, 입원 감소($80), 재택치료 감소($12), 의사 방문 감소(office visits, $24), 외래 감소($10), 그리고 응급실 이용 감소($3)가 이루어져 결국은

---

24 MEPS는 요양시설 등에 수용되지 않은 미국인들을 대상으로 보건의료서비스의 이용 및 의료비 지출 등에 대해 매우 자세한 내용을 조사하는 서베이로, 미국 전역을 대표한다. 1996년 MEPS 자료는 모두 23,230명으로부터 얻었다.

25 Lichtenberg FR. "Are the benefits of newer drugs worth their cost? Evidence from the 1996 MEPS". *Health Aff.(Millwood)* 2001;20:241-251.

26 허가일로부터 연구 시점일까지의 기간. 예를 들어 1995년에 허가받은 의약품은 이 연구의 시점인 2000년에 5세가 된다.

27 Lichtenberg, FR. "Benefits and Costs of Newer Drugs: An Update". *NBER Working Paper Series*. 2002.

표 5. 신약 사용이 의료비용에 미치는 영향 [출처: Lichtenberg FR. 2002.]

Effect of a unit decrease in log(DRUG_AGE) — e.g., a switch from 15 years-old drugs to 5.5 year old drugs — on expenditures per condition, by expenditure type, population, and payer			
Expenditure type	Entire population, expenditure by all payers	Medicare population, expenditure by all payers	Medicare population, Medicare expenditure
total	-$111	-$155	
prescription drugs	$18	$21	
total non-drug	-$129	-$176	-$127
hospital	-$80	-$102	-$82
home health care	-$12	-$37	-$21
office visits	-$24	-$34	-$20
outpatient	-$10	-$2	-$4
emergency room	-$3	$1	-$1

$111의 총의료비용 감소를 시현할 수 있다는 것이다.

한편, 47개의 중요한 만성질환을 앓는 20만 명의 환자를 대상으로 관찰한 또 다른 연구에서도 신약을 사용하면 가장 적게 잡아도 약제비 지출의 2.5배에 달하는 근로능력*ability to work* 향상을 가져오는 것이 알려졌다.[28] 결국 이러한 제 연구들의 결과가 일관되게 보여주는 결론은 명확하다.[29] 신약 사용으로 약제비 지출은 늘어나지만, 약제비 이외의 의

---

28 Lichtenberg FR. "Availability of new drugs and Americans' ability to work". *J.Occup.Environ. Med* 2005;47:373-380.

29 Miller 등은 심혈관계질환에서 의약품의 연령과 약제비 이외의 비용 감소가 연관이 있다는 것을 재현하지 못했다. (Miller GE, Moeller JF, Stafford RS. "New cardiovascular drugs: patterns of use and association with non-drug health expenditures". *Inquiry* 2005;42(4):397-412.) 하지만 이 연구에서도 의약품의 수가 많거나 서로 다른 연령의 의약품을 섞어 사용하면 약제비 이외의 비용이 증가한다는 사실이 밝혀졌고, 이들이 일종의 confounder로 작용할 가능성이 제기됐다. Miller 등의 연구에 대한 방법론적 비판은 'Lichtenberg FR. "On New Cardiovascular Drugs: Pattern of Use and Association with Non-Drug Health Expenditures". *Inquiry* 2006;43:80-82'를 참조할 수 있다.

료비를 줄여줌으로써 오히려 전체적으로는 막대한 비용 감소의 효과가 있다는 것이다. 뿐만 아니라, 환자의 입장에서 더 의미 있는 것은 상병이나 사망의 감소와 같이 중요한 의료성과*health outcomes* 변수의 개선을 동반한다는 사실이다.

특정한 질병군에서도 유사한 실증적 증거들이 얻어졌다. 예를 들어 FDA에서 허가를 받아 에이즈 치료에 사용할 수 있는 신약의 숫자가 하나씩 증가하면 그다음 해에 에이즈로 사망하는 환자의 수가 6,093명씩 줄어드는 것으로 밝혀졌다.[30] 또한 허가받은 신약의 수를 보정했을 때 총의약품 사용량과 사망 수 감소 사이에 유의한 상관관계가 관찰되지는 않았지만, 총사용량을 보정하더라도 허가받은 신약의 수와 에이즈로 사망한 환자 수의 감소 사이에는 여전히 유의한 상관관계가 있었다. 쉽게 말해, 의사 또는 환자가 선택할 수 있는 치료약의 숫자*number of therapeutic options*가 약 사용량보다 사망 환자 수를 감소시키는 데 더 중요한 역할을 했다는 뜻이다.

이는 선별등재와 관련해 매우 중요한 의미를 갖는 결과이다. 정부는 여러 차례에 걸쳐 선별등재제도가 실시되더라도 진료에는 영향을 미치지 않는다고 강변해왔다. 예를 들어 건강보험공단은 다음과 같이 주장했다.

"…선별목록제도는 비용효과성이 우수한 의약품과 환자의 진료상 반드시 필요하다고 평가되는 의약품들을 선별하는 방식이기 때문에, 건강보험 적용 의약품 수가 줄어든다 할지라도 필수

---

30 Lichtenberg FR. "The effect of new drug approvals on HIV mortality in the US, 1987-1998". *Econ.Hum.Biol* 2003;1:259-266.

약품과 대체의약품까지 제외되는 것은 아니므로 진료에 지장을 초래하는 경우는 거의 없을 것이다…."[31]

요컨대, 선택할 수 있는 의약품의 숫자는 줄어들더라도 다른 약들을 더 많이 쓰면 되므로—즉, 의약품의 총사용량은 변하지 않으므로—진료에 문제가 없다는 것이다. 하지만 위의 연구 결과에 의하면 이러한 주장의 타당성은 떨어진다. 왜냐하면 의사 또는 환자가 선택할 수 있는 의약품의 숫자, 즉 얼마나 다양한 의약품을 구비하고 있는가 하는 것이 환자의 의료성과를 증진시키는 데 더 중요한 변수임이 밝혀졌기 때문이다.

사실, 의사들은 이처럼 선택 가능한 치료법의 숫자가 환자의 건강 증진에 매우 중요하다는 원리를 오래전부터 체득하고 있다. 예를 들어, 같은 계열 또는 심지어 같은 항고혈압제라고 하더라도 개개 환자의 유효성 및 안전성 양상은 그야말로 천차만별이다. 이렇게 될 수밖에 없는 이유는 아직까지 의약품 개발이 개인별 맞춤*individualization* 단계까지 이르지 못했기 때문이다. 즉, 여전히 의약품 개발은 환자 집단의 평균적인 반응 양상에 초점을 맞추고 있다. 따라서 의사의 중요한 역할 중 하나는 환자 개개인에게 제일 잘 맞는 의약품을 찾아내 소위 '맞춤치료*individualized therapy*'를 시현하는 것이다. 이때 선택 가능한 의약품이 더 다양할수록 환자 개인의 특성에 맞추는 것이 용이함은 물론이다. 치료 선택 폭의 확대가 환자의 건강 증진으로 이어지는 것은 너무나 당연한 귀결이다.

선별등재제도 때문에 환자의 건강 수준이 떨어지거나 전체 의료비가 증가하는 부작용은 반드시 신약의 경우로 국한되지 않는다. 미국 주

---

31   국민건강보험공단. 〈건강보험 의약품 선별적용에 대한 쟁점〉. 2006.

정부는 저소득층의 보건의료서비스를 지원하기 위해 1965년 이래 메디케이드 프로그램을 운영해왔다. 그런데 점증하는 약제비를 통제하기 위해 최근 들어 소위 '선호의약품목록*Preferred Drug List, PDL*'이라는 제도를 도입했다.[32]

PDL은 선별등재제도와 비슷하다. 즉, 값이 싼 의약품을 PDL로 정해놓고 이를 처방하는 의사들에게 각종 유인책을 제공하거나, PDL에 포함되지 않는 의약품을 처방하기 전에는 반드시 사유서를 첨부해 사전승인을 받도록 하는 등 절차를 복잡하게 만들어서 PDL 의약품을 사용하도록 '반강제'하는 제도이다. 예를 들어, 항고혈압제의 경우 이뇨제, 베타차단제, 알파차단제와 같이 약가가 싼 의약품들은 PDL을 따로 지정하지 않는다. 그러나 칼슘길항제나 ACE저해제처럼 값이 비싼 의약품군에는 PDL을 지정해놓는 식이다. 이 경우 보통 제네릭이 PDL로 지정된다.

Murawski 등은 심혈관 질환을 앓는 메디케이드 환자들의 내원, 입원, 의사 방문, 그리고 의료비가 PDL에 의해 어떤 영향을 받았는지 분석했다.[33] 그 결과 표 6에 도시된 것처럼, PDL 시행 이후 메디케이드 환자들은 비메디케이드 환자들보다 각종 의료서비스를 35~78% 더 사용했다. 또한 이들은 연간 의료비로 평균 $219~242를 더 지출했다.

Murawski 등은 "고혈압 환자의 평균(연간) 약제비가 $850~939라는 사실에 비추어 PDL 시행으로 의료비 절감이 가능하려면 적어도 25% 이상 약제비를 줄이지 않으면 안 된다"라고 결론을 내렸다. 더 나아가

---

32   Owens MK. "State Medicaid Program Issues: Preferred Drug Lists". *Reston, Va: National Pharmaceutical Council, Inc.* 2004.

33   Murawski MM, Abdelgawad T. "Exploration of the impact of preferred drug lists on hospital and physician visits and the costs to Medicaid". *Am.J.Manag.Care* 2005;35-42.

표 6. PDL 이후 비메디케이드 환자 대비 메디케이드 환자들의 연간 의료서비스 이용 및 비용 [출처: Murawski MM. 2005.]

Visit Type	Average No. of Visits		Average Cost	
	Increase	% Increase	Increase($)	% Increase
Inpatient	0.022~0.025	37~42	162~185	37~42
Outpatient	0.067~0.077	35~41	20	61
Physician	0.188~0.223	66~78	37	151

이들은 "이러한 계산은 PDL 제도 자체를 수행하기 위해 필요한 각종 행정 비용은 감안조차 하지 않은 것이다"라고 꼬집었다.

약가 통제, 특히 선별등재제도는 신약에 대한 접근성을 떨어뜨림으로써 환자의 건강 수준을 감소시킴은 물론, 약제비를 제외한 기타 의료비의 지출을 늘려 건강보험의 재정을 악화시킨다는 증거들이 쌓여 있다. 정부의 〈약제비 적정화 방안〉은 국민의 건강을 떨어뜨려 보건의료의 패자로 전락시킬 가능성이 높은 정책이다. 더 나아가 건강 수준의 감소로 의료서비스 이용이 늘어나 보험 재정은 더욱 악화될 것이다. 국민은 추가 비용을 부담함으로써 또 한 번 패자가 되는 셈이다.

이제, 제약기업에 대해서 생각해보자. 〈약제비 적정화 방안〉이 의약품의 공급자에 초점을 맞추고 있기 때문에 제약기업이 일차적인 패자라는 점은 이론의 여지가 없다. 그러나 단순히 제약기업의 수익성이 감소하는 정도로 사안이 끝나지 않는다는 데 문제의 심각성이 있다.

앞에서 살펴본 것처럼 유럽은 전통적으로 강력한 국가 주도의 약가 통제 정책을 펴왔다. 유럽은 미국보다 1인당 약제비 소비가 60% 낮으며, 이러한 절감 폭은 지난 1992년 이래 거의 두 배 이상으로 커진 것이

다. 그래서 약가 통제 정책의 지지자들은 이 정책이 성공적이었다고 주장한다.[34]

그러나 의약품의 개발부터 사용에 이르는 전 과정을 통해 사회가 총체적으로 얻을 수 있는 가치를 고려할 때 이는 매우 편협한 주장이다. 환자의 건강 증진과 총의료비 감소를 도외시한 채 오직 약가 통제에만 집착한다는 점에서, 이 주장은 환자와 자신을 보건의료의 패자로 만들려는 정부의 논지와 닮았다.

2004년 세계경제포럼*2004 World Economic Forum*에서 발표된 Bain & Company의 연구에 따르면, 1992년 유럽에서 의약품 연구개발로 지출된 비용은 100억 불이었고, 미국은 90억 불이었다.[35] 이후 10년 동안, 미국에 근거를 둔 제약기업은 연간 11%의 증가율로 의약품 연구개발에 투자해 2002년 그 비용이 총 260억 불에 달했다. 그러나 같은 기간에 유럽의 증가율은 8%에 그쳐 2002년 의약품 연구개발 비용은 단지 210억 불이었다.

이런 현상이 발생한 것은 유럽 국가들이 강력한 약가 통제 정책을 폈기 때문이다. 일방적이고 무차별적인 정부의 약가 통제는 신약의 연구개발에 필요한 이익 축적이 이루어지는 것을 원천적으로 봉쇄했다. 결국, 유럽에 있던 제약기업의 의약품연구개발본부*headquarter*가 점차 미국으로 이전됐고, 이는 고부가가치 일자리의 상실로 이어졌다.[36]

---

34 약가 통제 정책에 따른 의약품 저소비가 2002년 한 해에만 유럽에서 1,600억 불의 비용 절감을 가져왔다는 게 이들의 주장이다. 국가마다 약간 차이는 있지만, 실제로 유럽 국가들의 약가는 미국보다 25~35% 정도 낮고, 유럽의 1인당 신약 사용빈도도 미국보다 30% 낮다.

35 Bain & Company, Inc(presented by Jim Gilbert & Paul Rosenberg). *Addressing the Innovation Divide* Imbalanced innovation, Annual Meeting 2004. Governors of the World Economic Forum For Healthcare. January 22, 2004, Davos.

36 대표적인 예가 스위스에 근거를 둔 노바티스사의 연구개발 본부가 미국으로 이전된 사실이다.

예를 들어 그림 3은 미국보다 1인당 약제비 지출이 40% 낮은 독일의 경험을 도시한 것이다. 철저한 국가 주도의 약가 통제에 힘입어 2002년 독일은 190억 불의 약제비 비용을 절감할 수 있었다. 하지만 여타 관련 분야의 손실이 220억 불이 되면서 결국 30억 불의 순손실을 기록했다.

이러한 손실은 매우 광범위한 영역에서 발생했으며, 어떤 것은 전혀 예상하지 못한 손실이었다. 의약품연구개발본부의 이전에 따른 연구개발 투자기회의 상실(30억 불), 연구개발 투자기회 상실에 의한 파급효과(9억 불), 특허출원기회 상실(2억 불), 고부가가치 고용창출기회 상실 및 세수원 박탈(40억 불), 연관된 공급supply 및 서비스 산업의 직종 미창출(37억 불), 고부가가치 일자리에 대한 정부의 훈련기회 상실(2억 불), 기업 본부의 상실, 기업 세수원 박탈, 그리고 지역의 신규창업 기회 박탈(50억 불), 혁신적 신약에 대한 접근이 허용되지 않아 초래된 건강 상실(50억 불) 등이 손실의 주요한 원인이었다.

그림 3. 독일의 약가 통제 파장 [출처: Bain & Company. 2004.]

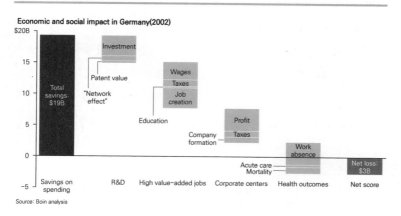

요컨대, 혁신을 고무하고 지원하는 사회적 하부구조를 구축하는 데 실패하고 약가 통제와 같이 대증적인 처방에 의존할 때, 결국 사회적·경제적·보건의료적 손실을 고스란히 감당해야 하는 이들은 해당 국가의 국민이라는 것이다. 결국 약가 통제는 정부(건강보험공단), 국민(환자), 그리고 산업계 모두를 패자로 만드는 정책이다.

>> 비용-효과성은 '전가(傳家)의 보도(寶刀)'인가?

비용-효과성cost-effectiveness에 대한 본격적 논의에 앞서, 이 쟁점을 둘러싸고 서로 경쟁 관계에 있는 철학적 관점을 정리해보자.[37]

먼저 한 개인과 그 존재의 존엄성에 초점을 맞춘 시각이 있다. 칸트의 '의무론deontology'이 여기에 해당한다. 칸트의 정언명법定言命法, Categorical Imperative은 '네 자신이나 타인이나 언제라도 동시에 인간성humanity을 목적으로 대해지, 결코 수단으로 대해서는 안 된다'고 주장한다. 우리의 목적을 달성하기 위한 수단으로 다른 사람들을 사용하는 것은 옳지 않다. 언제나 그들에게 최선이 되도록 목적으로 대해야 한다는 것이다.

이러한 관점은 아무리 큰 효용이 있다고 하더라도 한 사람을 다른 사람의 이익을 위한 수단으로 이용하는 것을 정당화해주지 않는다. 의무론은 행동의 결과보다는 의도에 더 많은 역점을 둔다. '비결과론non-consequentialism'이라는 이름으로도 불리는 이유가 여기에 있다.

의무론은 한 사람과 또 다른 사람의 존엄성이 서로 맞부딪히는 경우

---

37   Neutel CI. "The Dilemma of Using Humans as Research Subjects: An Assessment of Risks and Benefits". *Drug Info J* 2004;38:113-126.

처럼 이해가 상충되는 상황에서는 대답이 궁해지기도 한다. 예를 들어, 환자 A에게 필요한 고가의 신약을 쓰는 것은 환자 A의 자율성과 인간적 존엄을 최대한 독려하는 칸트식 의무론적 행위이다. 그러나 환자 B 역시 고가의 신약이 필요한데 여러 가지 이유로 환자 A와 B를 다 치료할 수 없는 경우가 발생한다면 의무론만으로 해답을 찾기는 어렵다.

의무론과 반대편에 위치한 철학적 원리는 '공리주의utilitarianism'다. 이것은 어떤 행위의 결과에 초점을 맞춘다고 해서 '결과론consequentialism'으로 불리기도 한다. 공리주의에서는 최대 다수가 최대 행복을 얻도록 결정해야 도덕적으로 타당하다고 주장한다. 따라서 최대의 효용이 얻어진다면 그것이 어떤 식으로 얻어졌는가 하는 것은 그리 중요하지 않다.

공리주의 역시 문제점이 많다. 먼저, 무슨 일이 일어날지 아무도 정확히 예측할 수 없다. 예를 들어 환자 A에게 고가의 신약을 투여함으로써 환자 A 본인, 그리고 주변의 환자 B에게 어떤 영향이 미칠지 모른다. 문제는 또 있다. 무슨 일이 발생할지 사전에 알 수 있고, 그 확률을 비교적 정확히 예측하는 것이 가능하다고 하더라도, 각 결과의 상대적 중요성을 따질 방법이 없다. 예를 들어 값이 싼 약만을 사용함으로써 보험 재정의 개선을 달성했다고 치자. 하지만 고가의 신약에 대한 접근권을 상실함으로써 건강을 잃은 환자도 있었다. 과연 이 둘 중 어느 것이 더 중요하다고 어떻게 확신 있게 말할 수 있는가?

이처럼 상호경쟁적인 철학적 관점을 보건의료의 영역에 대입해보자. 의사를 포함한 보건의료인은 주로 의무론적 입장에, 보험 재정 운용에 신경을 쓰는 정부는 주로 공리주의적 입장에 경도돼 있음을 알 수 있다. 여기까지는 아무런 문제가 없다.

정작 문제는 다른 데 있다. 의식적이든 무의식적이든 외부 요소, 특히 정치적인 의제들을 혼합시켜 본질을 흐리려 한다는 것이다. 앞에서도 살펴보았지만, 정치인 또는 관료들이 〈약제비 적정화 방안〉의 타당성을 강변할 때 '주권'이나 '자주'처럼 감성적 민족주의 용어들이 많이 사용됐다. 예를 들어 다음과 같은 발언은 정치인들이 얼마나 쉽게 쟁점을 섞는지 잘 보여준다.

> "…우리 국민들의 건강이 달려 있는 정책이 결코 다른 나라의
> 이해관계에 따라 좌우돼서는 안 된다는 것…."
>
> — 김태홍(국회 보건복지위원회 위원장)[38]

정치인들이 국가의 자주권을 강조하는 것을 나무랄 수는 없다. 하지만 약제비 지출은 본질적으로 국가 또는 사회 '내'의 보건의료자원 운용 또는 분배의 원칙에 관한 것이다. 물론 분배 자체는 정치적인 행위이나, 적어도 한 나라의 정책이 원칙과 과학적 타당성을 무시한 채 정치적 의제로만 휘둘리는 것은 옳지 않다. 더욱이 대중의 인기에 맞추어 정책을 추진하는 것은 현 참여정부가 정권 초기부터 즐겨 써온 포퓰리즘 활용의 또 다른 예일 뿐이다. 하지만 그 해악은 매우 크다.

결국, 비용-효과성이라는 용어가 자주 또는 주권처럼 국민들의 애국적 감성을 자극하는 언사들과 개념적으로 동치인 양 받아들여지는 상황이 됐다. 어쨌든 정부는 비용-효과성을 의약주권과 결합시킴으로써 일단 국민으로부터 〈약제비 적정화 방안〉의 지원을 이끌어내는 데 어느 정도 성공한 것처럼 보인다.

필자가 이 상황을 해악이라고 지적한 이유는 무엇일까? 비용-효과성이 갖고 있는 각종 과학적·경험적·실용적 논란과 쟁점에 대한 검토

---

38 약가제도 개선을 위한 공청회[국회의원 강기정(주최). 2006.06.26. 국회 도서관 대강당]

없이 많은 사람들이 이를 치료약 선택의 최고 기준인 것처럼 인식하도록 만들었기 때문이다. 그러나 이것은 분명히 오류이다.

사실, 비용-효과성은 그동안 보건의료 분야의 엘리트였던 의료계, 또 미운털이 박힌 다국적 제약기업들에게 일격을 가할 수 있는 좋은 도구처럼 인식된다. 왜냐하면 정치적 포퓰리즘의 구도에서 지식인(전문가)은 평범한 민초들을 현혹시키는 지식과 현란한 언변의 소유자일 뿐이기 때문이다. 따라서 이들은 기피 대상으로 분류된다. 또한 정치적 포퓰리즘이 사회를 지배할 때, 외국 문물에 대한 지식인의 관심은 흔히 애국심의 결여 또는 배신적 행위로 인식된다. 외국 것 또는 외국에 근거를 둔 그 어느 주장도 정치적 포퓰리즘의 구도에서는 배격되고 물리쳐야 할 대상일 뿐이다.

그러나 과연 비용-효과성이 의약품 또는 치료법 선택의 최고 기준이 될 수 있는가? 이 질문에 답하기 전에 먼저 잘못 통용되고 있는 개념의 혼란부터 바로 잡을 필요가 있다. '비용-절감*cost-reduction*'이 마치 비용-효과성처럼 오해되는 것을 이른다.[39] 그러나 이 둘은 절대로 같지 않다. 특히 보건의료 분야에서 비용-효과성은 거의 대부분 비용-상승에 근거한다.

많은 사람들이 약물경제학적 성과변수*outcomes variable*를 이용한 비용-효과 분석이 '정립*established*'된 학문적 진리인 양 잘못 알고 있다. 이는 특히 정부나 전문성이 결여된 시민단체들의 주장 중에서 흔히 발견된다.

그러나 비용-효과 분석의 실효성은 차치하고라도 그 개념과 방법론적 기준에 대한 합의조차 아직 이루어지지 않은 상태이다. 영국 요크대

---

39 Keshavjee S. "Medicine and money: the ethical transformation of medical practice". *Med. Educ* 2004;38:271-275.

학 보건경제학센터의 Drummond는 이 사실을 다음과 같이 표현했다. "(의약품) 경제성 평가의 필요성에 대한 일반적인 합의는 있지만, 방법론에 관한 더 많은 논란이 있다. 무엇보다도 경제성 분석을 어떻게 실시하며 무엇을 넣고 뺄 것인지에 대한 통일된 의견consensus 합치는 지금까지 이루어진 바 없다."[40]

구체적으로 다음과 같은 방법론적 문제점을 해결해야 한다.[41]

- 경제성 분석의 관점
- 의료성과변수의 선택·측정·타당성 입증validation
- 3상 임상시험을 이용한 경제성 분석('piggybag' 연구라고 한다)의 타당성
- 경제성 분석 모델링의 적절성
- 재정효과 분석budget impact analysis의 필요성
- 다른 집단 또는 치료 기간에 대한 일반화의 가능성
- 각종 경제성 분석에 사용되는 모수parameter들의 불확실성uncertainty에 대한 처리 방법

이 중에서도 의약품의 경제성 분석을 실시하는 '관점'은 매우 중요하다. 어느 누구의 비용과 효과를 분석해야 할지가 관점에 따라 결정되기 때문이다. 따라서 비용-효과 분석이 사회 전체의 비용과 효과를 공정하게 고려하지 않았다면 그 결과의 타당성이 제한된다.

---

40 Drummond MF. "The use of health economic information by reimbursement authorities. Rheumatology". *Oxford* 2003;42(3):iii60-iii63.

41 Drummond MF. 2003. 앞의 문헌. 아울러 'Drummond M, Sculpher M. "Common methodological flaws in economic evaluations". *Med.Care* 2005;43:5-14'도 참조하기 바란다.

더 나아가, 비용-효과성은 의약품 허가 유무를 판단하는 유효성 *efficacy*, 안전성*safety*과는 달리 보편타당한 포괄적 기준이 아니다. 다시 말해 시점과 상황이 달라지면 비용-효과성의 결론을 외삽*extrapolation*하거나 일반화하기 힘들다는 것이다. 〈FDA 현대화법*FDA Modernization Act of 1997*〉에서도 약물경제학적 분석에 근거한 비용-효과성은 '적당하고 신빙성이 있는 과학적 증거*competent and reliable scientific evidence*'라고 표현했다.[42] FDA가 유효성 및 안전성 기준을 '상당한 증거*substantial evidence*'라고 정한 것과는 대조적이다. 요컨대, 비용-효과성은 유효성 및 안전성 판단의 기준보다 열등한 것이라는 말이다.[43]

이 외에도 비용-효과성 분석의 결과를 이용해 의약품의 선별등재를

---

[42] FDA Modernization Act of 1997, Section 114. 〈FDA 현대화법〉은 미국의 FDA를 오늘날과 같이 과학적이며 선진적인 규제 행정의 중심으로 만드는 데 큰 공헌을 한 것으로 평가받는다.

[43] 1938년에 통과된 〈식품의약품화장품법〉에 따라 FDA는 제약기업이 사실과 다르거나 현혹시킬 수 있는(misleading) 의약품 정보를 제공하는 경우 필요한 조치를 취할 수 있다. 이러한 조치에는 단순히 정보 제공을 금지하는 것부터 의약품 회수, 심지어는 기소 처분까지 다양하다. 그런데 전통적으로 FDA가 정보의 진위나 오도 여부를 판단할 때 사용한 기준은 '상당한 증거(substantial evidence)'가 있느냐 하는 것이었다. 이때 상당한 증거라 함은 '적절히 고안되고 통제된 조건하에서 실시된 임상시험(adequate and well-controlled trials)'을 통해 얻은 정보 또는 지식을 의미한다. 그러나 대부분 의료성과연구에서 실시하는 보건경제학적 분석(즉, 비용효과 분석)은 FDA가 중요하게 생각하는 '상당한 증거'의 기준에 크게 미달한다. 예를 들어, 의료관리기구의 의료비 지출 정보를 이용해서 과연 보건의료 비용을 산출하는 것이 기타 진료상황으로 일반화될 수 있는지 끊임없는 의문이 제기되었다. 약물경제학적 모델을 사용하는 접근 방식 역시 단기간 비교적 잘 통제된 환경이라고 볼 수 있는 임상시험에서 얻은 정보를 오랜 기간, 그리고 대부분 통제가 불가능한 실제 진료상황으로 일반화시켜야 한다는 난점이 있다. 요컨대 의료성과연구의 결과변수는 가장 객관적이라고 인정하는 경제학적 변수조차도, 의약품 허가의 근거가 되는 안전성과 유효성 변수들에 비해 덜 객관적이고 아직 충분히 검증되지 않았다는 것이다. 따라서 〈FDA 현대화법〉이 통과되기 이전에는 제약기업들이 의약품의 보건경제학적 정보를 제공하는 것 자체가 원칙적으로 불법이 될 수밖에 없었다. 그래서 〈FDA 현대화법〉 114조는 '상당한 증거'라는 말 대신 '적당하고 신빙성이 있는 과학적 증거(competent and reliable scientific evidence)'라는 다소 완화된 표현을 사용해, 보건경제학적 정보들이 판매 촉진을 목적으로 법에서 정한 대상들에게 제공되도록 허용한 것이다. 그러나 여기에서 중요한 것은, 법에서 정한 대상은 주로 의료기관들이며 실제 처방하는 의사는 포함되어 있지 않다는 사실이다. 다시 말해, 의사의 처방 행태를 바꾸기 위해 보건경제학적 정보를 '직접' 의사에게 제공하는 것은 여전히 불법이라는 것이다. [출처: 이형기. 《FDA vs. 식약청. 왜 우리 식약청은 FDA처럼 못 하나》. 청년의사. 2005.] 밑줄은 강조를 위해 첨가.

결정하는 과정에 여러 난제들이 도사리고 있다. 비용-효과성 분석 결과를 제대로 해석해 타당한 급여 결정을 내리는 것 자체가 막대한 비용과 투자가 전제돼야 하는 일이다. 많은 사람들이 이 부분을 놓치고 있다. 예를 들어, 정부에 제출된 비용-효과 분석 결과의 타당성을 검토한 Hill 등은 다음과 같이 이 사실을 지적했다.

> "…호주는 집중적인 평가 시스템이 있었기 때문에 약물경제학적 분석 결과의 문제점을 발견해내고 이를 교정하는 것이 가능했다. 그러나 여기에 필요한 자원은 아마 다른 많은 (나라의) 기관이 보유하고 있는 능력을 훨씬 상회할 것이다…."[44]

정책 효과가 확실하고 이론적·경험적 근거가 확보돼 있다면, 추가 투자를 통해 새로운 정책을 실시하지 말란 법도 없다. 그러나 비용-효과성에 근거해 의약품의 선별등재를 결정하는 것 자체가 많은 문제점을 갖고 있다. 방법론적 문제도 해결되지 않았다. 호주처럼 비용-효과 분석을 타당하게 실시할 수 있는 자원과 경험을 충분히 보유하고 있는지 검증된바 없다. 물론, 정부는 스스로 전문성을 갖추고 있다고 강변했다.[45] 하지만 머리가 좋다라든가 잘생겼다라든가 하는 말처럼 이것은 본질적으로 남들이 해야 의미 있는 주장이다.[46]

---

44 Hill SR, Mitchell AS, Henry DA. "Problems with the interpretation of pharmacoeconomic analyses: a review of submissions to the Australian Pharmaceutical Benefits Scheme". *JAMA* 2000;283:2116-2121.

45 "…전문가로 구성된 담당부서의 의견뿐 아니라, 관련 단체, 학회 등의 의견이 반영될 수 있도록 전문가 위원회를 충분히 활용할 것이기 때문에 평가 및 약가 협상 담당기관의 인프라 구축에는 큰 문제가 없다." [출처: 국민건강보험공단. 〈건강보험 의약품 선별적용에 대한 쟁점〉. 2006.] 밑줄은 강조를 위해 첨가.

46 "칭찬은 남이 하여 주는 것이지, 자기의 입으로 하는 것이 아니다." [출처:《성경》. 잠언27:2.]

이처럼 효용과 실현 가능성이 의심되는 상황에서 정부가 제도 시행을 밀어붙이는 이유는 이해하기 힘들다. 앞에서 지적한 것처럼, 정부의 관료적 재량권을 극대화하려는 게 아니냐는 의심이 그래서 설득력을 갖는다. 비용-효과성을 주장하기에 앞서, 정부부터 먼저 제도 운용의 비용-효과성을 따져야 하는 게 아닌가?

기회 상실의 문제도 있다. 새로운 의약품이 처음 시장에 도입된 시점에 해당 의약품의 진정한 효과와 가치를 다 파악하기란 어림없는 일이다. 처음에는 명백히 문제가 있다고 여겼는데, 나중에 새로운 효용이 밝혀지기도 한다. 예를 들어 심각한 기형을 초래하기 때문에 오래전 시장에서 퇴출된 탈리도마이드는 1998년 나병*Leprosy*의 치료제로 FDA에서 허가를 받았다.

따라서 비용-효과 분석을 전가의 보도처럼 휘둘러 혁신적인 의약품이 환자에게 사용되지 못하게 한다면, 그것은 해당 의약품이 환자에게 가져올 수 있는 긍정적 효과를 원천적으로 봉쇄하는 더 큰 잘못을 범하는 일이다.

≫ 약가 통제는 혁신의 적

자동차산업을 포함해 미국의 대부분 제조업은 이미 국가경쟁력을 상실한 지 오래다. 상대적으로 높은 임금에 낮은 생산성, 창의적 아이디어의 고갈 등이 미국의 제조업을 장기간 불황의 늪에 빠뜨렸다.

이러한 와중에도 미국의 제약산업은 여전히 활황이다. 전 세계 상위의 제약기업은 모두 미국에서 시작했거나 미국에 기업본부를 두고 있다. 미국이 다른 어떤 나라보다 까다로운 의약품 규제제도를 발전시켜

왔다는 사실을 고려할 때, 미국 제약산업의 높은 성장세는 매우 이례적이다. 예를 들어, 우리나라 신약 1호인 선플라는 단 3개의 소규모 임상시험 결과에 근거해 식품의약품안전청으로부터 허가를 받았다. 그러나 이렇게 허술한 개발로 의약품 허가를 받는 것은 미국에서는 상상도 못할 일이다.[47]

의약품의 허가와 사후 관리를 총괄하는 FDA 외에도 국립보건원*NIH*과 CMS*Centers for Medicare & Medicaid Services* 등이 미국민에게 최신 보건의료서비스가 제공되도록 다양한 방식으로 규제하고 있다. 사실, 다른 제조업 분야에서는 이러한 규제의 양과 범위를 찾아볼 수 없다. 다른 나라의 제약산업과 비교해도 마찬가지이다. 따라서 미국 제약산업의 활황과 세계 제약계에서 차지한 선도적 위치를 보면, 어떤 경우는 정부의 규제가 국부 창출과 산업 발전에 매우 중요한—실제로는 절대적인—요소임을 보여준다. 과연 이러한 요소가 무엇일까?

이 질문에 대답하기에 앞서 정부의 무리한 규제로 자국 내 제약산업의 토대가 허물어진 캐나다와 호주의 예를 간단히 살펴보자.[48] 이 두 나라의 공통점은 약가 통제 정책을 지속적으로 펴왔다는 사실이다. 예를 들어, 호주는 의약품 개발에 소요된 비용을 보전해주지 않고 단지 생산비만 인정했다. 캐나다는 강제적인 특허 양도와 제네릭의약품 대치를 실시했고, 나중에는 강력한 약가 통제 정책을 도입했다.[49] 이러한 정책

---

47   FDA의 허가를 받는 신약의 경우, 적게는 50여 건에서 많게는 100건이 훌쩍 넘는 임상시험이 개발 과정에서 실시된다. 그러나 선플라는 단 3개의 임상시험을 소규모로 실시했다. 더 큰 문제는 항암 효과를 공정하게 평가할 수 있는 비교대조군(control group)이 없었고 항암제 허가의 가장 중요한 기준인 생명연장을 입증하는 대신 종양 크기의 감소를 평가했다는 것이다. [출처: 이형기. 《FDA vs. 식약청. 왜 우리 식약청은 FDA처럼 못 하나》. 청년의사. 2005.]

48   Thomas LG 3rd. "Price regulation, industry structure and innovation: an international comparison of pharmaceutical industries". *Pharmacoeconomics* 1992;1(1):9-12.

49   Gross G. "Prescription Drug Prices in Canada Research Report". *AARP Public Policy Institute*. 2003.

은 한 마디로 '산업 말살industry genocide'이라고까지 부를 수 있는데, 결국 제약산업의 기반은 허물어지고 경쟁력이 약화됐다. 그 결과, 외국에서는 거의 국내 생산 의약품의 매출이 발생하지 않기에 이르렀다.

다시 미국의 예로 되돌아오자. 1970년대 중반까지만 하더라도 전 세계 제약 분야에서 미국의 역할은 그다지 두드러지지 않았다. 오히려 전통적으로 화학산업이 강했던 유럽계 제약회사들이 전 세계 제약 매출을 주도했다. 그러던 것이 1980년대 들어오면서 완전히 역전되는 현상이 벌어졌다. 바로 1984년에 통과된 〈해치-왁스만법Hatch-Waxman Act〉 때문이었다. 이 법은 〈의약품가격경쟁 및 특허복구법Drug Price Competition and Patent Restoration Act〉이라고도 불린다.

법 이름이 의미하듯, 〈해치-왁스만법〉에 따라 오리지널 약을 개발한 제약회사에는 FDA가 심의에 사용한 기간을 특허기간에 더해주고[50] 일정 기간 동안 시장독점권리(자료독점권, data exclusivity)를 인정하는 유인책이 주어졌다.[51] 동시에 원 개발사가 실시했던 것과 같은 의약품 개발의 전 과정을 반복하지 않아도 생물학적 동등성bioequivalence을 입증함으로써 제네릭의약품이 허가를 받을 수 있도록 허용했다.

요컨대, 제네릭의약품의 허가가 더 원활하고 빨리 이루어져 특허가 만료된 의약품을 환자들이 싼값에 살 수 있게 됐다. 대신, 연구중심research-based의 원 개발사에도 특허 기간의 연장 및 시장독점 권리 부여와 같은 보상책을 주었다. 이러한 균형이 〈해치-왁스만법〉의 핵심이다. 결국 규제의 질적·과학적 기준은 낮추지 않았지만 후발 주자가 시장에 진

---

50 특허연장 기간은 임상시험과 심의에 소요된 기간의 절반으로 하되, 총 5년을 넘길 수 없게 돼 있다.
51 시장독점권리는 첫 번째로 허가를 받은 제네릭의약품에도 주어진다(180일).

그림 4. 미국 내 연구중심(reseach based) 제약기업의 연구개발비 투자 추이(1970~2000년)

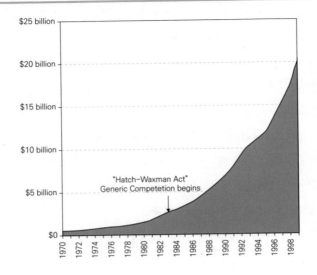

입하기 용이하도록 규제의 양은 줄였다. 또한 지속적인 혁신이 의약품
개발의 결과로 이어지도록 연구중심 제약기업의 지적재산권을 강력히
보호하는 장치도 함께 마련되었다.

그래서 〈해치-왁스만법〉은 가장 성공적인 의약품허가 관련 법안의
하나로 일컬어진다. 혁신에 대한 정당한 보상은 이후 미국 내 제약기업
이 전 세계 신약개발 분야에서 수위를 달릴 수 있는 기반을 마련했다. 예
를 들어, 그림 4에는 〈해치-왁스만법〉이 통과된 1984년을 기점으로 연
구개발비가 급격히 증가하는 양상이 잘 나와 있다.[52] 요컨대, 혁신에 대
한 공정한 보상을 마련한 〈해치-왁스만법〉은 미국의 연구중심 제약기

---

52 Compiled by PRIME Institute. University of Minnesota, based on data in PhRMA Annual
    Survey. 1998.

업이 이후 전 세계 제약 분야에서 신약개발의 수위를 차지하도록 자극했다. 이는 결국 미국 제약업계가 전 세계를 주도하는 기틀을 마련했다.

〈해치-왁스만법〉과 더불어, 미국이 전 세계 제약산업의 선도 국가로 성장하는 데 큰 공헌을 한 요인이 하나 더 있다. 미국 정부가 어떤 형태로든 약가를 통제하려고 하지 않았다는 사실이다. 따라서 특허로 보호를 받는 기간 동안 연구중심의 제약기업은 충분한 수익을 올릴 수 있었고, 이는 또 다른 혁신적 의약품을 개발하는 밑거름이 됐다. 뿐만 아니라 일단 특허 기간이 만료되면 제네릭의약품이 가격을 경쟁적으로 인하해 시장을 공략하므로 시장점유율을 높여갔다. 이에 따라 오리지널 약의 가격 인하도 진행됐다.

많은 실증적 연구들이 〈해치-왁스만법〉의 정책 의도가 매우 성공적으로 달성됐음을 입증한다. 예를 들어 표 7에 제시한 것은 미국을 포함한 아홉 나라에서 250여 개 신물질 의약품의 시장점유율을 판매량 및 매출액의 관점에서 오리지널 약과 제네릭의약품으로 나누어 비교한 것이다.[53] 미국의 제네릭의약품의 시장점유율은 판매량으로는 58%이나 매출액으로는 단지 18%밖에 되지 않는다.

표 7은 약가 통제와 관련해 또 다른 중요한 사실을 말해준다. 즉 강력한 약가 통제 정책을 채택한 나라일수록 '제네릭의약품의 판매량 점유율generic share of unit volume'이 낮다는 것이다. 예를 들어 프랑스(28%), 이탈리아(34%), 일본(40%) 등이 여기에 해당한다. 한편, 약가 통제를 하지 않거나 보다 유연한 약가 정책을 사용하는 미국(58%), 독일(61%), 영국(49%)은 제네릭의약품의 판매량 점유율이 높음을 알 수 있다. 캐나다는

53 Danzon PM, Furukawa MF. "Prices and availability of pharmaceuticals: evidence from nine countries". *Health Aff(Millwood)* 2003;W3-36.

표 7. 1999년 의약품의 판매량 및 매출액 시장점유율, 249개 신물질 의약품 [출처: Danzon PM. 2003.]

Percent of unit volume	Canada	Chile	France	Germany	Italy	Japan	Maxico	U.K.	U.S.
Originator									
Single source	19%	4%	36%	15%	33%	29%	18%	16%	28%
Multisource	22	13	36	24	33	31	45	35	14
Generic									
Brand-name	30	26	21	43	32	32	30	12	14
Unbranded	29	57	7	18	2	8	6	37	44
Percent of sales									
Originator									
Single source	54	13	67	40	50	57	25	54	70
Multisource	21	25	20	26	29	25	49	24	13
Generic									
Brand-name	13	42	11	25	20	16	24	11	8
Unbranded	13	20	3	9	1	2	2	12	10

강력히 약가를 통제하는 나라이지만 제네릭의약품의 판매량 점유율이 59%로 높은데, 이는 전술한 것처럼 강제적인 특허 양도 제네릭 대치 등의 정책을 펴온 사실에 연유한다.

이처럼, 약가 통제를 사용하는 국가에서 제네릭의약품의 판매량 점유율이 떨어지게 되는 것은 제약기업 간의 경쟁이 위축되기 때문이다.[54] 보다 정확하게 말하면 약가, 특히 제네릭의약품의 약가를 정부가 정해줌으로써 추가 가격 경쟁의 유인이 발생하지 않고, 이는 결국 제네릭의약품의 점유율 감소로 이어진다는 것이다.

이러한 관점에서 볼 때, 우리나라 제네릭의약품의 판매량 및 매출액 시장점유율을 미국 등과 비교한 그림 5는 매우 흥미로운 사실을 담고 있다. 즉, 우리나라는 제네릭의약품이 판매량 시장점유율이 70% 정도로 높고, 매출액의 시장점유율은 거의 50%로 '매우' 높다. 이것은 다른 나라

---

[54]   Danzon PM, Chao LW. "Does Price Regulation DriveOut Competition in Pharmaceutical Markets?". *Journal of Law and Economics* 2000;43(2):311-357.

그림 5. 처방약 시장에서 제네릭의약품의 시장점유율 [출처: IMS health. 2004.]

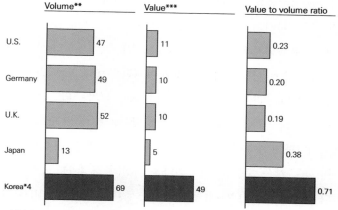

Share of generics in total ethical market; Percent, 2004

* Includes products for which patent is not available
** Based on standard unit
*** Based on manufacturers' price
*4 Following IMS MIDAS's classification and may include some drugs launched as branded drugs by Korean companies in Korea

Source: IMS MIDAS; Deutscher Generikaverband; U.K. Department of Health; Japanese Association of Generic Manufaturers

들의 예로부터 도출한 일반 원칙과 다음 두 가지 관점에서 상이하다.

첫째, 우리나라는 비교적 철저한 약가 통제를 시행해온 나라이다. 따라서 앞에서 말한 일반 원칙이 적용된다고 가정하면 제네릭의약품의 판매량 시장점유율이 낮아야 한다. 그러나 실제로는 미국이나 영국보다 훨씬 높은 제네릭의약품의 판매량 시장점유율을 갖고 있다. 둘째, 판매량 시장점유율이 높음에도 불구하고, 매출액 시장점유율은 오히려 높다. 그래서 그림 5가 보여주는 것처럼 매출액 시장점유율 대비 판매량 시장점유율의 비*value to volume ratio*가 0.7 이상으로 아주 높다.

사실 이러한 결과에 우리나라 의약품 제도의 모든 문제점이 녹아 있다. 그리고 이것이 약가 통제를 위주로 한 정부의 〈약제비 적정화 방안〉이 타당성을 갖지 못하는 이유이기도 하다. 왜 그런지 살펴보자.

매출액 시장점유율이 높음에도 불구하고 판매량 시장점유율이 높다는 것은 우리나라의 제네릭의약품이 자유로운 경쟁이 보장된 시장 원리에 따라 유통되지 않음을 의미한다. 요컨대, 제네릭의약품이 가격 경쟁력을 근간으로 시장을 점유한 것이 아니란 뜻이다. 또한 판매량 시장점유율이 높기는 하지만 미국 등에 비해 아주 높지는 않은 데 반해(47% 대 69%), 매출액 시장점유율은 무려 다섯 배(49% 대 11%)에 달한다는 것은 제네릭의약품의 가격이 상대적으로 매우 높다는 것을 의미한다.

이러한 관찰은 그동안 국내 의약품 시장의 경험과도 일치한다. 무엇보다 정부는 제네릭의약품을 생산하는 국내 제약회사를 지원한다며 지나치게 높은 제네릭의약품 가격, 즉 오리지널 약의 80%를 허용하는 매우 편향적인 선심 정책을 펴왔다. 그러나 이렇게 높은 가격을 받은 국내 제약회사들이 제대로 된 신약을 개발함으로써 국민 건강의 증진에 기여한 바는 없다.

이것은 정말로 심각한 도덕적 해이이다. 즉, 신약을 개발하기 위해 막대한 투자를 감당했던 연구중심의 제약기업과는 달리 이들 국내 제약기업은 거의 무임승차*free rider*해온 것이라고 해도 과언이 아니다.[55] 물론 이러한 무임승차 뒤에는 고가의 제네릭의약품, 그나마 그것도 제대로 된 질관리를 거치지 않은 제네릭의약품을 사용해온 국민과 환자들의 희생이 있었다.[56]

---

55   생물학적 동등성을 입증함으로써 제네릭의약품의 허가받기 시작한 것도 오래되지 않은 일이다. 더욱이 현재 허가제도에서도 직접 생물학적 동등성을 입증하지 않고 허가를 받을 수 있는 방법이 많이 있기 때문에 국내 제약기업의 무임승차는 계속될 것이다.

56   생물학적 동등성시험의 결과 조작, 부정 보고 등은 단지 드러난 예일 뿐이다.

그러나 국내 제약기업은 신약개발을 위한 체질 개선을 시도하거나 정상적인 방법으로 의약품 유통이 이루어지도록 기여한 적이 거의 없다. 바로 이 사실이 국내 제네릭의약품이 고가임에도 불구하고 시장원리에 맞지 않게 판매량 시장점유율을 높일 수 있었던 이유이다. 이들이 대가성 금품 등을 이용한 부적절한 영업 관행으로 시장을 교란해온 것은 더 이상 새로운 사실도 아니다.

따라서 정부의 주장처럼 우리나라의 약제비가 과다하게 지출된 것이 사실이라면, 그것은 경쟁의 원리에 근거한 의약품 유통 및 약가 정책을 펴지 못한 정부의 실책 때문이다. 결코 보건의료계라든가 혁신적 신약을 개발해 국민 건강의 증진에 이바지해온 제약기업 탓이 아니다. 그럼에도 불구하고 마치 의료계와 환자가 무분별하게 의약품을 사용하고, 신약개발을 한 제약기업이 대단한 폭리라도 취하는 것처럼 매도함으로써 타당성이 결여된 약가 통제 위주의 〈약제비 적정화 방안〉을 밀어붙이는 이 정부의 도덕적 해이는 정말 심각한 수준이 아닐 수 없다.

1963년부터 1991년까지 제약기업의 성공적 의약품 개발 사례를 조사한 Thomas의 연구에 의하면, 제약기업이 혁신적 의약품 후보물질을 발견하고 이를 개발하는 능력은 한 국가 내부의 제약 환경이 경쟁을 어느 정도로 진작하느냐에 달려 있다.[57] 다시 말해, 정부가 약가 통제나 각종 규제를 통해 기업 간의 경쟁을 억제하고 일방적으로 기업 환경의 테두리를 정하게 되면 그 상황에 맞게끔 기업들이 체질을 바꾼다는 것이다. 그래서 공정한 규칙에 따라 무한 경쟁을 해야 하는 세계 시장에 나가면 적응하지 못하고 영락없이 주저앉게 된다. 국내 제약기업이 제

57　Thomas LG 3rd. "Price regulation, industry structure and innovation: an international comparison of pharmaceutical industries". *Pharmacoeconomics* 1992;1(1):9-12.

대로 된 신약 하나도 개발하지 못하고, 그나마 제네릭의약품 시장에서
도 두각을 전혀 나타내지 못하는 데 가장 크게 기여한 것은 바로 우리
나라 정부였다는 주장이 설득력을 갖는 이유가 바로 여기에 있다.

예를 들어, 혁신에 대한 전 국가적 지원을 펼치고 있는 미국의 제약
기업이 1963년부터 1991년 사이에 개발한 의약품 중 72%가 '혁신적'이
며 '세계 시장에서 경쟁력을 갖춘global' 것이었고, 단지 28%의 의약품
만이 이러한 기준에 미달했다. 또한, 전통적으로 생의학적 연구에 대한
국가적 지원이 강했던 영국의 제약기업이 개발한 의약품 중 75%가 혁
신적이며 세계 시장에서 경쟁력을 갖춘 것으로 평가됐다.

그러나 경쟁적 제약시장을 육성할 수 있는 정책적 기반이 마련되
지 않은 프랑스나 일본의 제약기업들이 동 기간에 개발한 의약품 중 각
각 39%와 23%만이 혁신적이며 세계적 기준을 만족하는 것이었다. 잘
알려진 대로 일본은 정부 주도의 강한 약가 통제 정책을 펴는 국가로,
1996년 이래 연구를 통해 입증된 혁신적 신약의 임상적·의료경제학
적 가치나 투자된 개발비에 무관하게 임의로 약가를 인하해왔다. 이러
한 무차별적 약가 인하율은 1998년의 경우 약 10%대에 달했는데, 결국
1996년부터 1998년까지 3년 연속으로 일본 제약산업은 마이너스 성장
률을 기록했고, 1996년 한 해 의약품 무역역조가 2천7백억 엔을 초과
했다.[58]

Thomas의 연구는 약가가 너무 높아도 문제지만 국가 간 중간값보
다 높게 유지돼야만 세계 시장에서 경쟁력을 갖는다는 사실도 보여준
다. 이미 앞에서 살펴본 것처럼 미국, 영국, 스위스, 스웨덴 등이 이러
한 고약가국에 해당하는데, 현재 전 세계 제약업계를 선도하고 있는

---

58   http://www.jpma.or.jp/english/library/j_industry.html.

기업들의 원 출발 국가를 생각해보면 이러한 주장은 결코 허언이 아니다. 즉, Pfizer, Merck, Lilly, Bristol-Myers Squibb, Abbott(이상 미국), GlaxoSmithKline, AstraZeneca(이상 영국), Novartis(스위스), Pharmacia, AstraZeneca(이상 스웨덴) 등이 바로 이들 국가에서 시작된 세계적 제약기업들이다.

아울러, 상대적으로 제네릭의약품에 유리하게 돼 있는 약가 구조도 혁신을 방해해 국가 경쟁력을 떨어뜨린다. 왜냐하면 연구개발을 통해 진정한 가치 창출에 애쓰지 않더라도 높은 제네릭 약가에 의존해 기업 활동을 지속할 수 있기 때문이다. 이러한 관점에서 특허와 자료독점권으로 요약되는 지적재산권을 제대로 보호하는 제도 마련이 시급하다.[59] 이는 물론 관련 정책과 법률을 정비함으로써 완성되며, 이와 함께 혁신추구적 문화와 분위기의 형성이 동반돼야 한다.

전략경영으로 잘 알려진 하버드 경영대학원의 마이클 포터*Michael Porter* 교수와 혁신경영을 주장한 전前 엠아이티경영대학원의 스콧 스턴*Scott Stern*[60] 교수는 한 국가의 혁신이 지속되려면 지적재산권의 보호, 공개적이고 왕성한*vigorous* 경쟁에 대한 지원, 호의적인 무역 정책, 강력한 기초연구 인프라, 교육에 대한 투자가 전제돼야 함을 지적했다.[61] 우리가 필요하다면 정당한 대가의 지불 없이 타인의 노력과 창의성이 집약된 결과를 강탈하듯 획득할 수 있다고 공언하는 정치인과 비전문적 시민단체들의 포퓰리즘을 경계해야 하는 이유가 바로 여기에 있다.

---

59 여기에 대한 보다 자세한 논의는 저자의 〈의약품 개발의 규제와 경쟁, 보건정책연구회 토론회 (2005년 6월 24일) 자료집〉을 참조하기 바란다.

60 2003년 국내에서 주최된 차세대 성장산업 국제회의에서 스턴 교수는 "한국은 모방자(imitator)에서 혁신가(innovator)로 탈바꿈해야 한다"고 지적하기도 했다.

61 이 주장은 1998년 초 U. S. Council of Competitiveness가 MIT 대학에서 주최한 국가수뇌회의 (national summit)에서 나온 것이다.

결국 〈해치-왁스만법〉이 정책 목표를 달성할 수 있던 이면에는 정부가 어설프게 시장에 개입해 약가를 통제하지 않았다는 사실이 존재한다. 즉, 연구중심의 제약기업은 강력한 지적재산권의 보호를 통해 혁신을 중단 없이 진행할 수 있었다. 동시에 특허 만료 후 양질의 제네릭의약품이 저가에 공급될 수 있던 것은 시장원리에 충실했기 때문이다. 약가 통제는 혁신의 적이다. 모방에 상대적으로 관대한 차등적 약가 통제는 더욱 큰 적이다.

» 모든 의약품 관련 정책의 중심은 '제품'이 아니라 '환자'가 돼야

호주는 의약품의 선별등재를 실시하는 대표적인 나라다. 호주의 '의약품급여자문위원회*Pharmaceutical Benefits Advisory Committee, PBAC*'는 '보건 및 노령화부*Minster of Health and Ageing*' 장관에게 의약품 등재 등에 관한 권고를 하기 위해 구성된 법적 기관이다. 따라서 보건복지부의 〈약제비 적정화 방안〉이 제안한 '약제급여평가위원회'는 호주의 PBAC와 비슷한 기능을 수행할 것으로 보인다.[62]

Wonder 등은 1999년에서 2003년까지 호주에서 PBAC의 권고를 받아 급여 대상 목록에 포함된 의약품이 실제로 등재되는 데 걸린 기간을 중회귀분석을 통해 검토했다.[63] 그 결과, '신약' 또는 '신적응증'에 해

---

62 보건복지부. 〈국민건강보험 요양급여의 기준에 관한 규칙 일부개정령(안)〉. 제11조의2. 2006.07.26.

63 Wonder MJ, Neville AM, Parsons R. "Are Australians able to access new medicines on the pharmaceutical benefits scheme in a more or less timely manner? An analysis of pharmaceutical benefits advisory committee recommendations, 1999-2003". *Value.Health* 2006;9:205-212.

당하는 의약품의 평균 등재 기간이 각각 28.9주, 28.1주로 나타났다. 이는 '제한사항 변경(restriction change, 기 등재된 의약품의 제한적 어구 등을 변경)'이나 '함량 변경(new strength, 기 등재된 의약품의 신 함량)'의 평균 등재 기간인 20.2주 및 21.2주보다 60일 이상 크게 늘어난 수치였다.[64]

이러한 결과에 대해 Wonder 등은 '정부의 약제비 지출이 크게 늘어날 것으로 보이는 의약품은 심의를 통과한 이후 실제 선별 목록으로 등재되는 데 걸리는 기간이 훨씬 연장되었다'라고 결론을 내렸다. 다시 말해, 우수한 비용-효과성을 갖는 것으로 판단돼 전문 위원회의 등재 권고를 받은 의약품이라 할지라도 비용 증가의 가능성이 있으면 등재 기간의 연장이라는 불이익을 받게 된다는 것이다.

이와 같은 호주의 경험을 우리나라에 적용해보면 어떠한 상황이 전개될지 예측하는 것은 그리 어렵지 않다. 즉, 〈약제비 적정화 방안〉에 따르면 새로 허가를 받게 될 모든 의약품은 건강보험심사평가원의 경제성 평가를 거친 이후에도 건강보험공단과의 약가 협상이 이루어져야 비로소 급여 대상 목록에 등재될 수 있다.[65] 이러한 상황에서 건강보험공단이 어떠한 원칙에 따라 약가 협상에 임할지 짐작하려면 이들이 가장 중요하게 여기는 것, 즉 '사명' 또는 '비전'이라고 내세우는 것이 무엇인지 확인하면 된다.

국민건강보험공단의 웹사이트에 제시된 '공단의 비전'은 다음 그림 6에 요약돼 있다.[66] 여기에서 중요한 것은, '3대 운영 목표' 중 제일 왼쪽에 있는 '보장 범위의 확대'에 예시된 원칙들이다. 즉, 이들은 '보험 재정

---

64 이러한 등재 형태의 차이는 중회귀분석 모형에서 통계적으로 의미있는 변수였다.

65 보건복지부. 〈국민건강보험 요양급여의 기준에 관한 규칙 일부개정령(안)〉. 2006.07.26. 제11조의2, 제4항.

66 http://www.nhic.or.kr/wbi/wbib/wbib_02/706_index.html.

그림 6. 국민건강보험공단의 비전

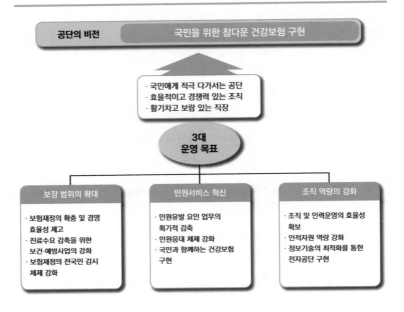

의 확충 및 경영 효율성 제고', '진료 수요 감축을 위한 보건·예방사업의
강화', '보험 재정의 전 국민 감시 체제 강화'와 같다. 한 마디로, '보건의
료서비스에 돈이 지출되는 것을 철저히 막겠다'라는 게 건강보험공단이
자각하고 있는 스스로의 사명이라는 것이다.

사명을 제대로 정립한 개인이나 조직은 상반되는 가치가 갈등을 일
으키고 심지어는 충돌했을 때 항상 기본으로 돌아가 어떤 결정을 내려
야 할지 분명한 지침을 세울 수 있다. 이러한 사명은 평상시, 즉 모든 일
이 예정대로 계획에 따라 진행되고 있을 때에는 잘 드러나지 않는다.
이것이 문제로 불거지는 때는 항상 위기의 순간이다. 예를 들어 2004년
페닐프로파놀아민*PPA* 함유 감기약 파동은 '국민의 건강 증진과 보호'를

분명한 사명으로 인식하지 않았던 식품의약품안전청의 업무 행태가 초래한 사건이었다.[67]

따라서 건강보험공단이 제약기업을 상대로 약가 협상을 진행할 때 보험 재정의 안정적 운용을 가장 중요하게 생각할 것이라는 예상은 근거 없는 추측이 아니다. 요컨대, 국민의 건강 증진을 자신들의 사명이라고 명시적으로 인지하지 않는 한, 그리고 그러한 사명에 충실한 업무 원칙을 수립해놓지 않는 한, 보험 재정의 효율성을 추구한다는 미명 아래 국민의 건강 보호를 열등하게 취급할 개연성이 충분하다는 것이다. 정부의 개정안에도 '의약품 예상 사용량 등을 고려하여 상한금액을 협상'한다는 문구가 삽입된 것은 이러한 의심을 더욱 증폭시키는 부수적 증거들이다.[68]

결국, 건강보험공단과 제약기업의 약가 협상이 매끄럽지 못하면 의약품 등재는 지연되고, 이는 국민(환자)의 의약품 접근권이 제한됨을 의미한다. 아무리 비용-효과성이 입증된 의약품이라 할지라도 보험급여

---

67 식품의약품안전청의 사명에는 '국민의 건강을 증진하고 보호한다'는 내용이 명시적으로 표시돼 있지 않다. 이는 미국 FDA가 〈FDA 현대화법(FDA Modernization Act)〉에서 다음과 같이 FDA의 사명을 분명히 정해놓은 것과는 대조적이다. "…임상연구의 결과를 신속히 그리고 효과적으로 검토하고, 규제 품목의 판매에 대한 적절한 조치를 시기를 놓치지 않고 취함으로써 공공의 건강을 증진한다… 사실을 확인함으로써 공공의 건강을 보호한다(FDA Modernization Act, Secition 406(a))." 예일의대가 주관한 약물역학연구의 결과로부터 PPA가 함유된 식욕억제제 또는 감기약을 복용하면 출혈성뇌졸중의 발생 위험이 3~15배 이상 증가한다는 것이 밝혀져 미국 FDA는 2000년에 이미 모든 PPA 함유 의약품의 판매를 중지시켰다. 이러한 결과에도 불구하고 식품의약품안전청은 자체 역학연구를 실시했고, 그 결과도 마찬가지로 나와 2004년 8월에 동일한 조치를 취하게 됐다. 이 과정에서 식품의약품안전청의 비전문적인 해명과 대응이 이 사건을 파동으로 확대시키게 했다. PPA 함유 감기약은 대부분 국내 제약기업에서 생산-판매되었는데, 당시 주무부서의 책임자는 모 방송 인터뷰를 통해 "제약업체가 망하면 대한민국 국민이 망해요"라는 말을 하기도 했다. 요컨대, 제약기업의 안위와 국민건강 보호를 같은 선상에 올려놓고 상황과 필요에 따라 적당히 선택했던 식약청의 잘못된 사명 인식이 PPA 파동의 한 원인이었던 것이다. 보다 자세한 내용은 拙著 《FDA vs. 식약청. 왜 우리 식약청은 FDA처럼 못 하나》(청년의사)를 참조하기 바란다.

68 보건복지부. 〈국민건강보험 요양급여의 기준에 관한 규칙 일부개정령(안)〉. 제11조의2, 제4항. 2006.07.26.

의 대상으로 최종 등재되는 과정이 매우 험난해질 것이다. 어떤 경우에는 약가 협상이 지연됨으로써 이 기간 동안 모든 약제비가 환자와 그 가족의 부담으로 고스란히 떠넘겨질 수도 있다. 그리고 신약의 경우에 이 상황은 더욱 심각해질 것이다.

이러한 상황이 발생할 수밖에 없는 이유는 바로 정부의 〈약제비 적정화 방안〉이 본질적으로 '제품중심적product-centered'이기 때문이다. 비용-효과성에 근거해 의약품의 선별등재를 판단할 집중 대상은, 역설적이게도 비용-효과성을 판단하기 까다로운 경우marginal cost-benefit이다.[69] 이처럼 비용-효과성 판단이 어려워도 비용 절감의 가치가 환자 치료의 가치보다 우선할 수 있다고 생각하는 것이 바로 제품중심적 사고다.[70] 아울러, 선택 가능한 의약품의 수가 많을수록 맞춤형 치료를 통해 환자의 건강이 개선된다는 사실을 총체적으로 고려하지 않고 약제비 절감에만 초점을 맞춘 것은 제품중심적 사고의 또 다른 단면이다.

반면에 약가 통제와 같은 대對집단 규제 조치가 개개 환자들에게 미칠 영향을 예상하고 검토하려면 환자중심적 사고가 필수적이다. 예를 들어, 만일 이 약이 보험 등재되면—또는 등재되지 않으면—지금 내 앞에 앉아 있는 가상의 환자에게 구체적으로 어떤 영향을 미칠 것인지 분석할 때 제일 중요한 것이 환자중심적 사고라는 말이다. 물론 환자중심적 사고에서도 비용-효과성을 검토할 수 있지만, 이 경우 비용이나 효과는 집단의 평균에 가려 실체가 불분명한 관념적 객체가 더 이상 아니다. 예를 들어, '이 약의 치료율은 49%이기 때문에 비용-효과성이 없다'

69 Keshavjee S. "Medicine and money: the ethical transformation of medical practice". *Med. Educ* 2004;38:271-275.

70 Wilkins RG. "Outcomes research: a definition?". *Nutrition* 1997;13:58-59.

라고 말하는 것은 여전히 제품중심적 사고에 머물러 있음을 의미한다. 그러나 환자중심적 사고에서는 0%(치료 실패) 또는 100%(치료 성공)만이 있을 따름이다.

약가 통제처럼 제품중심적인 사고가 문제가 되는 이유는, 보건의료가 본질적으로 '환자중심적*patient-centered*'이기 때문이다. 세상이 아무리 바뀐다고 해도 이 사실은 변하지 않는다. 어떤 경우에도 환자가 보건의료인에게 기대하는 것은 환자 개개인에 대한 '충실함*fidelity*'이지 결코 한정된 의료자원의 배분을 염려하는 '충직함*stewardship*'이 아니기 때문이다.[71] "다른 환자에게 돌아갈 자원이 낭비되기 때문에, 의료자원의 성실한 관리자로서 이 약을 처방해줄 수 없다"라고 말하는 의사에게 자신의 건강 문제를 맡길 수 있는 정신 나간 환자가 과연 있을까?

따라서 이러한 환자중심적 관점에서 볼 때, A 약이 B 약보다 비용-효과적이라는 사실은 보건의료 제공자에게는 동시에 고려해야 하는 수많은 퍼즐 조각 중 하나에 불과하다.[72] 그럼에도 불구하고 정부의 〈약제비 적정화 방안〉은 이제 모든 보건의료인들이 환자중심적 사고를 버리고 제품중심적으로 사고해야 할 것을 강요하고 있다. 요컨대, 〈약제비 적정화 방안〉은 단순히 약가 통제를 통한 약제비 절감 수준에 그치는 것이 아니라 보건의료인의 직업적 신조를 다시 검토해야 하는 단계까지 연결돼 있는 것이다.

하지만 약가 통제처럼 본질적으로 제품에 집중한 정책은 보건의료 분야에서 실효성을 입증한 적 없다. 예를 들어 Wilson 등은 메디케이드

---

71   Ellis SJ. "Rationing. Fidelity and stewardship are incompatible when attempted by same individual". *BMJ* 1999;318:941.

72   Wilkins RG. 1997. 앞의 문헌.

프로그램에 속해 있는 고혈압 환자들이 선호의약품목록*Preferred Drug List, PDL* 제도에 의해 의약품 접근권이 제한되면 39%나 더 빈번하게 의약품 사용을 중단한다는 실증적 연구결과를 밝힌 적 있다.[73] 고혈압처럼 장기적으로 꾸준히 치료를 받아야 하는 질병에서 급작스러운 치료의 중단이 어떤 치명적 효과를 갖는지 굳이 다시 설명해야 할 필요는 없다. 그럼에도 불구하고 재정보고서의 약제비 지출란만을 보는 정책결정자들은 줄어든 약품비에 기뻐할 것이다. 왜냐하면 치료 기회의 상실이 몰고 올 각종 부정적인 결과들—건강상의 문제는 물론이고 이로 인해 증가된 다른 의료비용도 포함해서—은 의약품 재정보고서에 나타나지 않기 때문이다.[74]

제품중심적인 의약품 정책의 또 다른 문제점은 정책의 효과 또는 문제점이 당대로 그치는 것이 아니라는 사실이다. 예를 들어 Virabhak 등은 PDL 시행 이후에 의사들이 비메디케이드 환자들에게도 메디케이드 환자들에게 한 것과 비슷하게 PDL 목록에 포함되지 않은 의약품 처방을 줄이는 양상이 나타남을 관찰했다.[75] 이러한 현상을 '넘쳐나기 효과*spillover effect*'라고 부르는데, 〈약제비 적정화 방안〉을 통해 의사들의 처방 행태 변화를 기대하는 정부 관료들에게는 반가운 소식일지도 모른다.

그러나 정작 심각한 문제는, '넘쳐난' 효과가 제품중심적인 사고에 기반을 두었다는 데 있다. 그 결과, 실체가 불분명한 비용-효과성이 직

73 Wilson J, Axelsen K, Tang S. "Medicaid prescription drug access restrictions: exploring the effect on patient persistence with hypertension medications". *Am.J.Manag.Care* 2005;11:SP27-SP34.

74 Burroughs VJ. "Why worry about restricting access to medicines in Medicaid?". *Am.J.Manag. Care* 2005;11:SP4-SP5.

75 Virabhak S, Shinogle JA. "Physicians' prescribing responses to a restricted formulary: the impact of Medicaid preferred drug lists in Illinois and Louisiana". *Am.J.Manag.Care* 2005;11:SP14-SP20.

접 환자를 진료하는 의사의 타당한 임상적 판단을 대신할 수 있다는 왜곡된 메시지가 난무할 것이다. 결국 당대는 물론 후대의 보건의료인들의 환자중심적 사고가 훼손됨으로써, 본질적으로 환자중심적이어야 할 보건의료의 전문직 신조가 심대한 도전에 직면할 것이다.[76] 사실, 이 이유 하나만으로도 보건의료계가 정부의 〈약제비 적정화 방안〉을 반대하는 충분한 근거가 된다.

≫ 결론

〈약제비 적정화 방안〉의 실효성이 매우 의심됨에도 불구하고, 이처럼 정부가 약가에 초점을 맞추는 이유는 과연 무엇일까? 그것은 재료비 성격이 강한 약제비를 통제함으로써 정책의 효과를 쉽게 가시화할 수 있다고 믿기 때문이다. 재료비를 깎는 것은 의료서비스의 급여 수준을 줄이는 것보다 훨씬 정치적 부담이 적은 방안이다.

정책 입안자 또는 집행자로서 정부는 상이한 목표들 사이의 균형을 잃지 말아야 한다. 우선순위를 결정하는 과정에서 리더십을 발휘하는 것도 중요하다. 그러나, 어느 한쪽의 일방적 희생을 요구하거나 우선순위 결정 과정의 공정성이 훼손된다면 정책의 성공을 확신하기 힘들다.[77] 모든 정책은 타당한 이유와 함께, 정책 목표가 예상한 대로 달성될 수 있다는 경험적 증거가 뒷받침돼야 한다. 더욱이 이 모든 과정은

---

76   Keshavjee S. "Medicine and money: the ethical transformation of medical practice". *Med.
      Educ* 2004;38:271-275.

77   Klein R. "Puzzling out priorities. Why we must acknowledge that rationing is a political
      process". *BMJ* 1998;317:959-960.

법적 테두리*legal framework*를 벗어나지 말아야 한다.

〈약제비 적정화 방안〉은 다양한 이해 당사자 집단 중에서 공급자인 제약기업에만 초점을 맞춤으로써 출발부터 균형 감각을 상실했다. 더 큰 문제는 성공 가능성이 높지 않은 이 정책으로부터 초래될 각종 부작용의 짐을, 모든 이해 당사자 집단이 멋모르고 나눠지게 생겼다는 사실이다.

약가 통제로 약제비 지출이 감소한다는 근거는 없다. 오히려 다른 나라의 예들은 약가 통제로 약 소비량이 증가하고 결국은 약제비 지출이 증가했음을 보여준다. 약가 통제와 의약품 선별등재는 정부의 관료적 재량권만을 극대화해, 이미 다른 영역에서 진행돼온 보건의료 정책의 실정을 고착화시킨다. 의약품에 대한 접근이 제한돼 국민의 건강 수준은 떨어지고, 반기업적 환경이 조성됨으로써 모두가 패자로 전락하는 구도가 펼쳐질 것이다.

비용-효과성은 보편타당한 포괄적 기준이 아니며, 의약품 선택의 최상위 기준은 더더욱 아니다. 약가 통제는, 모방의 무임승차를 용인하는 허술한 국내 지적재산권 보호제도와 상승작용을 일으켜 혁신의 대가에 대해 정당한 값을 치르지 않는, 염의廉義없는 사회 풍토를 조장할 것이다. 이는 결국 국가 경쟁력의 상실로 이어진다. 무엇보다, 의약품 정책의 중심은 제품이 아니라 '환자'가 돼야 한다.

적절하고 합리적인 의약품 소비를 유도함으로써 국민 건강을 증진하는 것은 필요한 일이다. 그러나 〈약제비 적정화 방안〉은 이러한 목적을 달성할 수 있는 제도로 보이지 않는다. 정부의 〈약제비 적정화 방안〉은 재고돼야 한다.

신약개발이라는 단어 앞에 K자를 붙이려면[78]

코로나19 팬데믹이 발발한 지 일 년도 채 안 되는 기간에 선진 제약바이오기업이 수 개의 백신을 성공적으로 개발했다. 미국의 제약회사도 팬데믹의 게임체인저가 될 가능성이 큰 경구용 치료제를 개발해 FDA의 긴급사용승인을 기다리는 중이다.

팬데믹 이전에는 생각도 못 할 빠른 속도로 성과를 낸 이면에 혁신의 가치를 최고로 삼는 제약 선진국의 비즈니스 생태계가 자리한다. 모든 산업은 연구개발부터 생산, 허가, 가격 결정, 유통을 아우르는 이해당사자가 서로 밀접하게 연결돼 역동적인 관계를 형성하는데, 이를 비즈니스 생태계라고 부른다.

한국은 어떤가? 국내 회사가 항체치료제를 자체 개발하는 개가를 올렸지만 사용에 제한이 많아 시장의 반응은 미지근하다. 3상 임상시

---

78   이형기. 〈[칼럼] 신약개발이라는 단어 앞에 K자를 붙이려면〉.《한국경제》. 2021.11.11.

험에 들어간 백신이 있지만 허가를 받더라도 글로벌 경쟁력과는 거리가 멀다.

그동안 한국은 자동차, 반도체, 스마트폰, 가전제품과 같은 하드웨어 산업에서 전 세계를 리드했다. 최근에는 대중음악이나 영상 같은 콘텐츠 분야에서도 한국의 성장세가 놀랍다. 그런데 왜 신약개발에서는 영 맥을 못 출까? 물론 성과가 아주 없지는 않다. 지난 20여 년 동안 국내에서 총 35개의 신약이 개발됐다. 하지만 글로벌 신약의 반열에 올라 상업적 성공을 거둔 사례는 하나도 없다.

국내 제약기업이 독자적으로 신약을 개발할 자본과 역량이 부족했기 때문에 지금까지 한국 정부는 제네릭 약가를 높게 보전해주는 방식으로 제약산업을 육성해왔다. 따라서 글로벌 신약보다는 내수용 제네릭을 위주로 제약산업이 발전했다. 그 결과 국내 제약기업의 연구개발 집약도(매출액 대비 연구개발 투자비 분율)는 글로벌 상위 제약사의 절반에도 못 미치는 8.9%에 불과하다.

정부는 제약산업을 육성하려고 계속 지원을 늘려왔다. 덕분에 최근에는 기업뿐만 아니라 대학과 연구소, 바이오벤처에서도 신약 후보물질 발굴에 관심이 높아져 2020년 기준으로 559개의 신약 후보물질을 대상으로 활발히 연구를 진행하는 중이다. 국내 제약기업이 해외 제약사에 신약 후보물질을 기술이전하는 경우도 늘었고, 해외 규제기관에 직접 허가를 신청하는 신약의 숫자도 증가했다.

하지만 아직 대부분의 국내 파이프라인이 개발 초기 단계에 머물러 있어 미래를 낙관하기 어렵다. 더군다나 언제까지 해외 제약사에 기술을 이전하는 방식으로는 국내 제약산업의 지속적인 성장을 담보하기 어렵다. 후기 임상시험까지 자체 진행할 수 있는 자본, 경험과 역량을 확보하여 글로벌 블록버스터 신약을 개발하고 시장에서 성공 스토리를 써야 한다.

한국이 성공적으로 신약을 개발하는 국가의 반열에 오르려면 제약 비즈니스 생태계가 다음처럼 근본적으로 바뀌어야 한다.

첫째, 신약개발 관련 정책을 총괄할 컨트롤타워가 상설기구로 설립 돼야 한다. 운영 기간이 한정된 사업단이나 위원회는 장기적인 전략을 수립하고 집행하는 신약개발 컨트롤타워에 적합하지 않다. 또한 독립적인 예산을 갖고 자체 인사권도 행사할 수 있어야 한다. 연구지원뿐만 아니라 바이오클러스터를 포함한 인프라 활용, 인재양성까지 아우르는 광범위한 계획이 신약개발 컨트롤타워를 통해 나오고 전파돼야 한다.

둘째, 신약개발 연구 재원을 획기적으로 확충해야 한다. 제약기업 및 바이오벤처에 투자하는 최소 1천억 원 이상의 펀드를 8개 이상 조성하고, 여기에 투입되는 재원을 정부와 민간이 나누어 부담하는 게 한 방법이다. 또한 투자회사와 바이오벤처, 제약기업 사이에 기술이전과 정보교류가 활발히 이루어지도록 돕는 상설 네트워크도 필요하다. 아울러 국내 제약기업이 선진 해외 기업과 신약개발이나 의약품 판매를 위해 체계적으로 협력하는 '상설 회의체'를 만들고 여기에 국내외 기업들이 참여하도록 독려해야 한다.

셋째, 체계적인 인재양성 및 인력공급이 시급하다. 정부는 최근 반도체산업에서 향후 10년간 필요한 인력을 총 36,000명으로 추산하고 어떻게 부족한 인력을 양성할지 세부적으로 계획했다. 그러나 제약업계에 필요한 인재양성계획을 체계적으로 수립했다는 이야기는 들은 적이 없다. 그나마 제약바이오산업 특성화대학원과 2021년 새로 지정된 규제과학대학원이 있지만, 이 두 과정은 신약개발에 특화된 과정이 아닐 뿐만 아니라 교육과정 계획이나 운영에 제약기업이 적극적으로 참여하지도 않는다. 따라서 현장의 요구가 반영되기 어렵고 학위를 취득한 인재가 관련 산업의 인재로 흡수되지 못할 가능성도 크다. 이러한 문제를 해결하려면 대학과 제약기업이 연계해 신약개발에 집중된 계약학과나 주문식 교육과정을 대학에서 운영하는 방법을 고려할 수 있다.

넷째, 빠르게 발전하는 바이오 과학에 허가제도가 발맞추려면 식약처의 심사체계가 획기적으로 개선돼야 하고 원활한 전문 인력 확보가 가능해야 한다. 식약처의 고질적인 심사인력 부족 문제를 해결하기 위해 각 분야의 전문가로 구성된 외부 심사자문위원회를 상설로 설치하고 임상시험계획서 승인이나 신약허가 결정에 심사자문위원회의 의견을 투명하게 반영하는 시스템 도입을 고려할 수 있다. 또한 신규 심사인력을 양성하고 식약처의 심사 전문가가 빠르게 발전하는 규제과학의 트렌드를 배울 수 있도록 재교육 과정이 마련돼야 한다.

마지막으로, 혁신 신약이 신속하게 허가되고 보험급여가 이루어져 환자의 신약 접근성을 보장해야 한다. 한정된 건강보험 재정에만 의존하는 대신에 별도의 기금을 조성하는 방안도 긍정적으로 검토할 때가 됐다. 예를 들어 이탈리아의 5% AIFA 기금과 같이 병원, 약국, 제약바이오기업, 의료기기업체가 수익의 일정 비율을 출연하여 기금을 조성하는 방법도 고려해볼 만하다. 아울러 매년 증가하는 위험분담제 환급액 전액을 재난적 의료비 지원사업의 재원으로 활용하는 방안도 있다. 당연하지만, 별도의 기금은 기금 마련에 참여한 기관 또는 기업에서 수익이 발생한 질환과 동일한 질환군의 환자를 위해 사용돼야 한다. 같은 논거로, 위험분담제 환급액 또한 환급액이 발생한 질환과 동일한 질환군의 환자가 수혜 대상이 돼야 한다.

전례 없이 빠른 속도로 코로나19 백신과 치료제 개발에 성공한 미국과 달리 한국은 자본력도, 개발의 토대가 될 만한 기초과학 기술력도, 산업계-대학-연구기관의 협력 경험도 아직은 모두 부족하다. 하지만 정부가 장기적인 안목을 갖고 기초연구부터 임상시험, 규제에 이르는 전문 인력 양상에 더욱 힘쓴다면 신약개발이라는 단어 앞에 K자를 붙일 날이 머지않았다.

>> 참고문헌

1부

- 이상원·이의경·신준석. 〈우리나라 제약기업의 개방형 혁신 유형과 특성에 대한 분석〉. 《약학회지》. 2016;60(5):265-271.

- 식품의약품안전처 고시 2021-12호. 〈의약품 임상시험 계획 승인에 관한 규정〉. 2021.02.25.

- Sarapa N. "Exploratory IND: a new regulatory strategy for early clinical drug development in the United States." *Appropriate Dose Selection—How to Optimize Clinical Drug Development* 2007;151-163.

- Kummar, Shivaani, et al. "Phase 0 clinical trials: conceptions and misconceptions." *Cancer journal(Sudbury, Mass)* 2008;14(3):133.

- Valentina Sartori, et al. "Value-driven drug development—unlocking the value of your pipeline". *McKinsey & Company.* 2011.

- Rick A. Vreman, et al. *VALUE HEALTH* 2019;22(11):1275–1282.

- Seigo Kimura, et al. "Current Status and Challenges Associated with CNS-Targeted Gene Delivery across the BBB". *Pharmaceutics* 2020;12(12):1216. doi:10.3390/pharmaceutics12121216.

- 통계청. 〈2019년 사망원인통계 결과〉. 2021.

- 보건복지부·중앙암등록본부·국립암센터. 2019년 암등록통계.

- 질병관리청. 2020 희귀질환 통계 연보.

- 대한당뇨병학회. 《2019 당뇨병 진료지침》. 2019.

- Gjonbrataj J, et al. "Incidence of idiopathic pulmonary fibrosis in Korea based on the 2011 ATS/ERS/JRS/ALAT statement". *The International Journal of Tuberculosis and Lung Disease: the Official Journal of the International Union Against Tuberculosis and Lung Disease* 2015;19(6):742-746. DOI: 10.5588/ijtld.14.0650.

- Zimmer C, "Jonathan Corum, Sui-Lee Wee and Matthew Kristoffersen. Coronavirus Vaccine Tracker". *The New York Times.*

- 한국보건산업진흥원. 〈보건산업브리프 vol.329〉. 2021.

- 식품의약품안전처. 코로나19 백신 임상승인.

- 한국신약개발연구조합. 신약개발 현황. https://www.kdra.or.kr/website/03web02.php. 2022.04.01 접속.

- 국가신약개발사업단 묵현상 단장. 2021 바이오미래포럼. 2021.12.23.

- 신승헌 기자. 〈환호 속에 탄생한 30개 국산 신약 '엇갈린 행보'〉. 《의약뉴스》. 2020.01.08.

- 김태완 기자. 〈2020년 3분기, 국산 신약 성적은?〉. 《e-의료정보》. 2020.11.25.

- 박재붕 기자. 〈보령제약, 고혈압 신약 '카나브정' 중국 진출 쾌거〉. 《이뉴스투데이》. 2014.01.10.

- 안경진 기자. 〈'카나브패밀리' 해외 시장 진출 확대… 수출 반등 기대감〉. 《데일리팜》. 2020.09.14.

- 장원석 기자. 〈국산 대표신약 '카나브' 해외서 '약발' 안 먹히는 이유〉. 《위키리크스한국》. 2020.10.05.

- 보건복지부. 〈2021년 제약산업 육성지원 시행계획(안)〉. 2021.

- 서민지 기자. 〈국산신약 저력 보여준 2021년… 기술수출 33건, FDA·EMA 승인 4건〉. 《메디게이트뉴스》. 2022.01.13.

- Chakravarthy, et al. "Public-and Private-Sector Contributions to the Research and Development of the Most Transformational Drugs in the Past 25 Years: From Theory to Therapy". *Therapeutic Innovation & Regulatory Science* 2016;50. 10.1177/2168479016648730.

- Pharma Intelligence. *Pharma R&D Annual Review. 2021.*

- 범부처신약개발사업단. 〈범부처신약개발사업단 백서 2011-2020〉. 2020.

- 한국제약바이오협회. 〈2020 제약바이오산업 DATABOOK 통계정보(개정판)〉. 2021.

- Takebe T, Imai R, Ono S. "The Current Status of Drug Discovery and Development as Originated in United States Academia: The Influence of Industrial and Academic Collaboration on Drug Discovery and Development". *Clin Transl Sci* 2018;11(6):597-606. doi:10.1111/cts.12577.

- 정보통신산업진흥원. 〈오픈 이노베이션의 개념과 성공사례〉. 《IT R&D 정책 동향(2011-특집 3)》.

- 최순규 유한양행 연구소장. 〈"폐암신약 레이저티닙 '1조 4000억' 대박 주역"〉. 《데일리메디》. 2018.12.26.

- 안경진 기자. 〈"렉라자, 첫 국산 블록버스터될 것…올해 매출 300억 목표"〉. 《서울경제》. 2022.01.23.

- 김지완 기자. 〈랙라자 예상매출 70억? 큰 그림 그리는 유한양행〉. 《이데일리》. 2021.02.25.

- Global Medicine Spending and Usage Trends Outlook to 2025. IQVIA, 2021.

- 한국글로벌의약산업협회 웹사이트.

- The 2020 EU Industrial R&D Investment Scoreboard. European Commission-Joint Research Centre, 2020.

- Pharmaceutical Innovation and Invention Index. *IDEA Pharma.* 2021.

- 한국제약바이오협회. 《2017 한국 제약산업 길라잡이》. 2017.

- Michael Schlander et al. "How much does it cost to research and develop a new drug? A systematic review and assessment". *PharmacoEconomics* 2021;39:1243-1269. https://doi.org/10.1007/s40273-021-01065-y.

- 한국과학기술기획평가원. 〈신약개발 분야 정부/민간 R&D의 역할조정을 통한 효율화 방안 연구〉. 2016.

- 한국제약바이오협회. 〈KPMA Brief: 한국제약바이오협회 정책보고서 2020 vol.20〉. 2020.
- 보건복지부. 〈새정부 미래창조 실현을 위한 제약산업 육성·지원 5개년 종합계획(2013-2017)〉. 2013.
- 관계부처 합동. 〈제2차 제약산업 육성·지원 5개년 종합계획(2018-2022)〉. 2017.
- 국가신약개발사업단. 국가신약개발사업 RFP 발표 및 세부 운영계획 설명회. 2021.
- 정지연. 〈신약개발 분야 정부의 R&D 투자 현황 분석을 통한 전략 발굴〉. 2017 한국기술혁신학회 추계학술대회. 2017.
- 이혜선 기자. 〈'제약산업 콘트롤타워' 설치 등 정부 지원 요구하는 제약협회〉. 《청년의사》. 2017.03.16.
- 김찬혁 기자. 〈9년간 1조 투입 범부처전주기신약개발사업 종료〉. 《청년의사》. 2020.09.02.
- 한국보건산업진흥원. 〈보건산업브리프 vol.318: 2019년 혁신형 제약기업 포트폴리오 성과분석〉. 2020.
- 고준영 기자. 〈혁신형 제약기업을 혁신하라〉. 《더스쿠프》. 2019.12.20.
- 권미란 기자. 〈혁신형 제약기업, 약가인하 특혜 '부익부빈익빈'〉. 《비즈니스워치》. 2019.09.27.
- 안치영 기자. 〈바뀌는 혁신형제약 인증, '인센티브 뭘 줄까?'〉. 《의학신문》. 2021.06.01.
- 매일경제. 경제용어사전.
- 정윤택. 〈[전문가기고] 우리나라의 혁신 바이오클러스터 현황과 개선 방향〉. 한국신약개발연구조합. 2020.10.28.
- 랩센트럴 웹사이트.
- 산업입지정보시스템.
- 문혜선·강민성·이경숙. 〈우리나라 바이오클러스터의 현황 분석 및 발전 방향 연구〉. 산업연구원. 2018.
- 한국보건산업진흥원. 〈보건의료 R&D 동향 vol.15〉. 2015.
- 이명화 등. 《정부 R&D 사업체계 진단 및 정책대안: 바이오헬스 분야를 중심으로》. 과학기술정책연구원. 2020.
- 한국바이오협회. 〈일본 정부의 바이오헬스 중장기 연구개발 추진방향〉. 2021.02.02.
- 한국보건산업진흥원 R&D 진흥본부. 〈일본의 의료 분야 연구개발 거버넌스 일원화 관련 동향 파악을 위한 해외(일본) 출장〉. 2015.11.
- AMED, Objectives / Main projects covered by AMED. https://www.amed.go.jp/en/aboutus/objectives_project.html.
- Citeline Pharma R&D Annual Review 2021.
- Gassmann O, et al. "The Internationalization Challenge: Where to Access Innovation". *Springer*. 2018;135–153.
- 한국제약바이오협회. 〈KPMA Brief: 한국제약바이오협회 정책보고서 2019 vol.19〉. 2019.
- 박지용 기자. 〈전경련 글로벌 바이오제약 기업 유치 정책 내놔〉. 《한우리경제》. 2016.06.03.

- 이상은 기자. 〈제약 R&D 국제화 및 글로벌 제약사 유치 위한 지원 필요〉. 《데일리메디》. 2020.03.09.

- 한국과학기술기획평가원. 〈국가신약개발사업 예타조사보고서〉. 2020.

2부

- Hughes JP, Rees S, Kalindjian SB, Philpott KL. "Principles of early drug discovery". *Br J Pharmacol* 2011;162(6):1239-1249.

- 김미연 기자. 〈바이오 임상 외국업체 '싹쓸이'…국내업계 고사위기〉. 《매일경제》. 2015.08.27.

- 강종구. 〈신약개발의 "히든 챔피언" 비임상 CRO〉. 한국보건산업진흥원 제약산업정보포털. 2016.01.11.

- 국가과학기술지식정보서비스(NTIS) 과학기술통계.

- 한국과학기술기획평가원. 〈2015년 신약개발 정부 R&D 투자 포트폴리오 분석〉. KISTEP 통계 브리프. 2017.

- 한국과학기술기획평가원. 〈2016년 신약개발 정부 R&D 투자 포트폴리오 분석〉. KISTEP 통계 브리프. 2018.

- 한국과학기술기획평가원. 〈2017년 신약개발 정부 R&D 투자 포트폴리오 분석〉. KISTEP 통계 브리프. 2019.

- 한국과학기술기획평가원. 〈2018년 신약개발 정부 R&D 투자 포트폴리오 분석〉. KISTEP 통계 브리프. 2020.

- 한국과학기술기획평가원. 〈2019년 신약개발 정부 R&D 투자 포트폴리오 분석〉. KISTEP 통계 브리프. 2021.

- 유거송. 〈인공지능 기반 국내외 바이오헬스 기술개발 동향 비교분석 연구〉. 한국과학기술기획 평가원. 2021.

- 김지섭. 〈K-제약 바이오 '혁신신약 후보 씨앗' 1,500개 육박〉. 한국제약바이오협회. 2021.09.06.

- 한국과학기술기획평가원. 〈2020년 기술수준평가〉. 2020.

- IP5 website. https://www.fiveipoffices.org/about. 2022.04.01 접속.

- 과학기술정보통신부. 〈2019 생명공학백서〉. 2019.

- Paul S, Mytelka D, Dunwiddie C, et al. "How to improve R&D productivity: the pharmaceutical industry's grand challenge". *Nat Rev Drug Discov* 2010;3(9)203–217. https://doi.org/10.1038/nrd3078.

- 한국벤처캐피탈협회. 〈2020년 Venture Capital Market Brief〉. 2021.

- 중소벤처기업부. 〈벤처기업정밀실태조사: 벤처캐피털 및 M&A 현황-투자유치 경험〉.

- 한국생명공학연구원·과학기술정책연구원·생명공학정책연구센터. 〈2019년 기준 바이오 중소 벤처기업 현황 통계〉. 2021.

- 김효정. 〈국가 신약 파이프라인 발굴 확보 사업 상세 기획 연구〉. 과학기술정보통신부. 2018.
- 과학기술정보통신부. 〈2021년도 바이오·의료기술개발사업 시행계획〉. 2020.
- 국가신약개발사업단. 국가신약개발사업 RFP 발표 및 세부 운영계획 설명회. 2021.04.06. https://www.youtube.com/watch?v=tgVDMX0UbdM. 2021.07.31 접속.
- 조용범. 〈미국 정부의 바이오의약 지원 정책: 바이오의약 최고 경쟁력을 확보한 원동력〉. 산업통상자원부·한국산업기술평가관리원·한국에너지기술평가원·한국산업기술진흥원. 2017.
- 정종훈 기자. 〈"의대·공대·경영대… 모든 학과에 문 열고 바이오의료 연구"〉. 《중앙일보》. 2015.10.04.
- US National Institutes of Health. NIH Research Project Grant Program (R01). https://grants.nih.gov/grants/funding/r01.htm. 2021.08.15 접속.
- Cleary EG, et al. "Contribution of NIH funding to new drug approvals 2010–2016". *Proceedings of the National Academy of Sciences* 2018;115(10):2329-2334.
- 한국보건산업진흥원·R&D 진흥본부 R&D 기획단. 〈보건의료 R&D 동향 vol.30〉. 2017.
- National Center for Advancing Translational Science, CTSA Program Hubs.
- 식품의약품안전처 고시 제2015-82호. 〈의약품 등의 독성시험기준〉. 2015.11.11. 개정.
- 식품의약품안전평가원·의약품심사부 종양약품과. 〈의약품 비임상시험 가이드라인〉. 2015.12.
- Ritskes-Hoitinga M, Wever K. "Improving the conduct, reporting, and appraisal of animal research". *BMJ* 2018;360.
- Freedman LP, Cockburn IM, Simcoe TS. "The Economics of Reproducibility in Preclinical Research". *PLoS Biol* 2015;13(6):e1002165. doi:10.1371/journal.pbio.1002165.
- Cohen D. "Oxford vaccine study highlights pick and mix approach to preclinical research". *BMJ* 2017;360:j5845. doi:10.1136/bmj.j5845.
- Kashangura R, Sena ES, Young T, Garner P. "Effects of MVA85A vaccine on tuberculosis challenge in animals: systematic review". Int J Epidemiol 2015;44(6):1970-81. doi: 10.1093/ije/dyv142. PMID: 26351306; PMCID: PMC4689998.
- 관계부처 합동. 〈제2차 제약산업 육성·지원 5개년 종합계획(2018~2022)〉. 2017.12.
- 이태규 센터장. "Acceleration of Biotherapeutics R&D through OSONG New Drug Development Center. 2020 4th International Forum on Medical Innovation of Cell & Bio Therapy". 재단법인미래의학연구재단. 2020.11.27. https://www.youtube.com/watch?v=JyLY8odDchQ.
- SPARK AT STANFORD. https://sparkmed.stanford.edu.
- Kim ES, et al. "Accelerating biomedical innovation: a case study of the SPARK program at Stanford University, School of Medicine". *Drug Discovery Today* 2017;22(7):1064-1068.
- 이동인 기자. 〈'성공의 불꽃'된 스탠퍼드大 100인 토론〉. 《매일경제》. 2015.11.11.
- SPARK GLOBAL. https://sparkglobal.io/locations.
- KU-Medical Applied R&D Global Initiative Center 의학연구처장 김병조. 〈바이오메디컬분야의 기술사업화 Next Normal 생태계를 혁신 선도하는 KU-MAGIC〉. https://kupa.korea.ac.kr/

kumagic/about/greeting.do. 2022.04.01 접속.

- 김성민 기자. 〈"충남대-美스탠포드대, 바이오텍 창업 프로그램 개설"〉, 《바이오스펙데이터》. 2019.03.13.

- 보건복지부. 〈제1차 제약산업 육성·지원 5개년 종합계획〉. 2013.

- 범부처신약개발사업단. 〈범부처신약개발사업단 백서 2011-2020〉. 2020.

- 한국보건산업진흥원. 〈바이오의약품 산업 분석 및 정책 연구〉. 2020.

3부

- 국가임상시험지원재단. 〈'20년 한국 임상시험 산업 정보 통계집〉. 2020.

- 국가임상시험지원재단. 〈'18년 한국 임상시험 산업 정보 통계집〉. 2018.

- Pharma Intelligence. *Pharma R&D Annual Review*. 2021.

- 국가임상시험지원재단. 〈한국임상시험백서 제2호〉. 2019.

- 국가임상시험지원재단. 〈국내 의약품 임상시험 현황〉. 2021.

- 안경진 기자. 〈국내 신약 파이프라인 559개...60%는 개발 초기단계〉. 《데일리팜》. 2020.09.21.

- 보건복지부 보도자료. 〈2030년까지 연 매출 1조원 블록버스터 신약개발 목표, 제약강국으로의 도약 위한 임상시험 인프라 확충〉. 2021.

- 홍숙 기자. 〈임상 3상 많이 했다, 이젠 '신약개발용' 1, 2상 하자〉. 《히트뉴스》. 2019.07.09.

- 서울대학교병원 의생명연구원 웹사이트.

- 서울아산병원 암병원 웹사이트.

- 삼성서울병원 임상의학연구소 웹사이트.

- 세브란스병원 임상시험센터 웹사이트.

- 식품의약품안전처 웹사이트. 의약품통합정보시스템-임상시험정보 검색.

- 박찬하 기자. 〈한국 오던 글로벌 임상, 중국·인도로 빠져나가〉. 《히트뉴스》. 2019.10.08.

- Konwar M, Bose D, Gogtay NJ, Thatte UM. "Investigator-initiated studies: Challenges and solutions". *Perspect Clin Res* 2018;9(4):179-183.

- 한국임상시험산업본부. 〈연구자 주도 임상시험 활성화 방안 연구〉. 2016.

- 식품의약품안전처. 〈의약품등 임상시험실시기관 지정현황 공고〉. 2021.

- 임상시험글로벌사업단. 임상시험 글로벌선도센터.

- Association for the Accreditation of Human Research Protection Program.

- Forum for Ethical Review Committees in Asia and the Western Pacific.

- 국가임상시험지원재단. "Directory of Korean Contract Research Organization". 2021.

- 국가임상시험지원재단. 〈CRO 인증제 소개〉.

- 국가임상시험지원재단. 〈국내 CRO 기관 인증사업 및 인증결과〉. 2019.

- 박홍용 기자. 〈CRO 인증에 인센티브 준다는 정부… 임상 경쟁력 폭풍 성장할까〉. 《서울경제》. 2019.11.09.

- US Food and Drug Administration. "Guidance for Industry Clinical Studies Section of Labeling for Human Prescription Drug and Biological Products — Content and Format". 2006.

- 천승현 기자. 〈"믿을 건 주주들 뿐"… 매출 수십 배 조달하는 바이오기업〉. 《데일리팜》. 2020.10.15.

- Martin L, Hutchens M, Hawkins C, et al. "How much do clinical trials cost?". *Nat Rev Drug Discov* 2017;16:381–382.

- 박진규 기자. 〈국내 제약사 글로벌 3상 수행 가능토록 임상시험 인프라 확충한다〉. 《라포르시안》. 2021.06.10.

- 노병철 기자. 〈'메가펀드·컨소시엄', 한국형 신약개발 열쇠로 부상〉. 《데일리팜》. 2020.12.03.

- Kim SK, Lim JY. 〈임상시험코디네이터 간호사의 근무환경, 직무만족, 조직몰입이 이직의도에 미치는 영향〉. 《한국콘텐츠학회논문지》. 2018;18(5):175–190. https://doi.org/10.5392/JKCA.2018.18.05.175.

- 〈근로기준법〉. 법률 제15513호.

- Park, Jeaeun, Kim, Shinmi. "Role Performance and Related Factors of Clinical Research Nurses in New Drug Development". *Journal of Korean Biological Nursing Science* 2020;22(2):213-221.

- 진주영 기자. 〈간호사 임금수준 기관별로 천차만별〉. 《의학신문》. 2020.01.09.

- 최저임금위원회. 최저임금액 현황.

- Browning SM. "The clinical research coodinator: perception of roles, responsibilities, and competence[dissertation]". *Washington D.C.: Georgetown University* 2019;1-2.

- Yanagawa H, et al. "Role of clinical research coordinators in promoting clinical trials of drugs for surgical patients". *International Archives of Medicine* 2008;1(1):26. https://doi.org/10.1186/1755-7682-1-26.

- 식품의약품안전처 고시 제2016-133호. 〈임상시험 및 생물학적 동등성시험 종사자 교육 및 교육실시기관 지정에 관한 규정〉. 2016.11.30 일부 개정. 2017.01.01 시행.

- 의약품안전나라 의약품통합정보시스템. 임상시험교육 실시기관 현황.

- 질병관리청 교육시스템.

- 보건복지부. 〈2021년도 제약산업 육성·지원 시행계획(안)〉. 2021.

- 김건우·문병기. 〈한국 반도체 산업의 경쟁력, 기회 및 위협요인〉. 《Trade focus》. 한국무역협회 국제무역연구원. 2019;12.

- 산업통상자원부 보도자료. 〈종합 반도체 강국 실현을 위한 「K-반도체 전략」 수립〉. 2021.05.12.

- 관계부처 합동. 〈제2차 제약산업 육성·지원 5개년 종합계획(2018-2022)〉. 2017.

- 과학기술정보통신부·한국과학기술기획평가원. 〈2019년도 국가연구개발사업 성과분석 보고서〉. 2021.
- 한국보건산업진흥원 웹사이트. 연구중심병원-사업내용-육성사업-지원내용.
- 보건복지부 보도자료. 〈연구중심병원, 기술사업화 기반(플랫폼) 구축 가속화〉. 2020.
- 차지연 기자. 〈홍남기 BIG3 산업에 내년 5조원 이상 재정지원〉. 《연합뉴스》. 2021.07.29.
- 관계부처 합동. 〈BIG3 산업별 중점 추진 과제. 혁신성장 BIG3 추진회의〉. 2021.
- 메디데이터. 〈메디데이터가 바라보는 COVID-19와 임상시험(Release 6.0)〉. 2020.
- Won Jung-Hyun, and Howard Lee. "Can the COVID-19 Pandemic Disrupt the Current Drug Development Practices?". *International Journal of Molecular Sciences* 2021;22(11):5457.
- 식품의약품안전처 고시 제2015-22호. 〈의약품 임상시험 계획 승인에 관한 규정〉. 2015.4.30. 일부 개정.
- 식품의약품안전처 의약품통합정보시스템. 임상시험 승인 절차
- 정부24 민원안내 및 신청. 임상시험계획 승인(변경).
- 김명환 기자. 〈신약개발 발목 잡는 '거북이 행정'〉. 《매일경제》. 2017.12.13.
- 홍숙 기자. 〈식약처 패싱?…"pre-IND 없는 것도 고려해야"〉. 《히트뉴스》. 2019.11.20.
- 고재우 기자. 〈"국내 제약사, 식약처 패싱하고 미국 FDA 직행"〉. 《데일리메디》. 2019.10.06.
- 주한유럽상공회의소. 〈주한유럽상공회의소 백서 2019〉. 2019.
- 식품의약품안전처·임상시험 제도 발전 추진단. 〈임상시험 발전 5개년 종합계획〉. 2019.
- 정민준 기자. 〈식약처, 임상시험승인 30일 → 7일·15일로 단축〉. 《의학신문》. 2021.01.02.
- 이승우 기자. 〈"의약품 임상심사 전문성 강화… 내·외부 인력 활용"〉. 《의협신문》. 2019.04.25.
- 손수경 기자. 〈신약허가 임상실험, 자진철회 5년간 297건…'식약처 패싱'〉. 《메디컬투데이》. 2019.10.16.

4 부

- PriceWaterhouseCoopers. "Pharma 2020: Marketing the future - Which path will you take?". 2009.
- 신승헌 기자. 〈<8>의약품 선별등재제도〉. 《의약뉴스》. 2018.04.27.
- 오윤현 기자. 〈'약제비 적정화 방안' 시행하지 말라!〉. 《시사저널》. 2006.12.26.
- 김경애 기자. 〈"환자가 치료받을 때 비로소 신약은 가치가 있다"〉. 《HIT NEWS》. 2019.09.07.
- Hogerzeil HV. "The concept of essential medicines: lessons for rich countries". *BMJ* 2004;329:1169–1172. doi: 10.1136/bmj.329.7475.1169.
- Karin Wiedenmayer. *Managing Pharmaceuticals in International health*. Springer Basel AG. 2004.

- World Health Organization. *Monitoring the Building Blocks of Health Systems: A Handbook of Indicators and Their Measurement Strategies*. 2010.

- Frank R. Lichtenberg. "The Health Impact of, and access to, New Drugs in Korea". *East Asian Economic Review* 2020;24(2)127-164.

- Yoo SL, Kim DJ, Lee SM, et al. "Improving Patient Access to New Drugs in South Korea: Evaluation of the National Drug Formulary System". *Int J Environ Res Public Health* 2019;16.

- Ha D, Choi Y, Kim DU, Chung KH, Lee EK. "A comparative analysis of the impact of a positive list system on new chemical entity drugs and incrementally modified drugs in South Korea". *Clin Ther* 2011;33:926-32.

- Kim ES. "The effect of policies for improving the access to new medicine: A retrospective analysis in 2007-2016". *Ph.D. Thesis for Sungkyunkwan University*. 2016.

- Pharmaceutical Research and Manufacturers of America. "PhRMA analysis of IQVIA Analytics Link and FDA, EMA and PMDA data". 2020.

- Andersson F. "The drug lag issue: the debate seen from an international perspective". *Int J Health Serv* 1992;22:53–72.

- 식품의약품안전처. International Harmonization.

- Okabayashi S, Kobayashi T, Hibi T. "Drug Lag for Inflammatory Bowel Disease Treatments in the East and West". *Inflamm Intest Dis* 2018;3(1):25-31.

- Lee SW, Park SH, Song I, et al. "Notable Differences in Drug Lag Between Korea and Japan of New Drugs Between 2009 and 2017". *Ther Innov Regul Sci* 2020;54(2):418-423.

- Kwon HY, Kim H, Godman B. "Availability and Affordability of Drugs With a Conditional Approval by the European Medicines Agency; Comparison of Korea With Other Countries and the Implications". *Frontiers in pharmacology* 2018;9:938.

- 강승지·홍숙 기자. 〈신약 허가 300일 뒤에 숨겨진 '보완처리'…〉. 《히트뉴스》. 2019.11.27.

- US Food and Drug Administration. "The Drug Deveolpment Process – Step 4: FDA Drug Review". https://www.fda.gov/media/96654/download.

- 박찬하 기자. 〈유저피까지 인상, 식약처 허가심사인력 '87+α' 충원〉. 《히트뉴스》. 2019.10.15.

- 식품의약품안전처 웹사이트. 우수인재채용시스템. https://employ.mfds.go.kr/main.do.

- 식품의약품안전처 융복합혁신제품지원단 허가총괄팀. 〈2020년 의약품 허가보고서〉. 2021.

- 식품의약품안전처·한국법제연구원. 〈첨단바이오의약품 규제체계 마련을 위한 법·제도 개선 연구〉. 2018.

- 염현주 기자. 〈첨단재생바이오법 8월부터 시행 "새로운 치료기회 제공"〉. 《Bio Times》. 2020.04.20.

- Choi H-Y, Lee J-H. "Study on New Drug Application Timeline in Korea between 2011 and 2017". *Yakhak Hoeji* 2020;64(1):47-53.

- US Food and Drug Administration. Prescription Drug User Fee Amendments.

- European Medicines Agency. Fees payable to the European Medicines Agency.

- Japan Pharmaceuticals and Medical Devices Agency. Fees for regulatory review and face-to-face consultation.

- 식품의약품안전처 보도자료. 〈의약품 허가심사 인력 확충으로 전문성 높인다〉. 2020.10.20.

- 한민수 기자. 〈제2의 인보사 막으려면… "식약처 심사비용 높여 전문성 키워야"〉. 《한국경제》. 2019.05.28.

- 한국보건사회연구원. 〈기술변화에 따른 의약품의 미래 전망과 중장기 보건정책 및 거버넌스 연구〉. 2019.

- 유수인 기자. 〈너무 긴 항암제 급여등재 기간, '선등재·후평가' 제도가 대안될 수 있을까〉. 《이코노믹리뷰》. 2017.11.11.

- 건강보험심사평가원. 〈2018 급여의약품 청구현황〉. 2019.

- 건강심사평가원 약제관리실. 〈신약 및 제네릭 의약품 등재제도 제약회사 교육자료〉. 2013.

- 건강보험심사평가원. 〈신약 등 협상대상 약제의 세부평가기준〉. 2017.

- Kim E, Kim Y. "Review of Programs for Improving Patient's Access to Medicines". *Korean J Clin Pharm* 2018;28:40-50. https://doi.org/10.24304/kjcp.2018.28.1.40.

- 최은택 기자. 〈신약 세부평가기준서 '1인당 GDP 참고범위' 문구 삭제〉. 《뉴스더보이스》. 2021.09.24.

- 이혜경 기자. 〈신약 경평 ICER 임계값 1인당 GDP 참고기준 '삭제'〉. 《데일리팜》. 2021.09.24.

- 건강보험심사평가원. 〈신약 등 협상대상 약제의 세부평가기준〉. 2021.09.23. 개정 전문.

- 최은택 기자. 〈ICER 임계값, GDP 활용 적절한지 고민… 대체방안 없나〉. 《뉴스더보이스》. 2021.06.21.

- Kaitin KJ. "Deconstructing the Drug Development Process". *Clin Pharm Ther* 2010;87:356-361.

- Cameron D, et al. *Global Health Action* 2018;11:1447828.

- 한국보건사회연구원. 〈보건복지 ISSUE & FOCUS〉. 2020;

- 백성주 기자. 〈대체 가능 후발 약(藥), 위험분담제로 급여화 추진〉. 《데일리메디》. 2019.12.20.

- Seung-Lai Yoo, et al. "Improving Patient Access to New Drugs in South Korea: Evaluation of the National Drug Formulary System". *Int. J. Environ. Res. Public Health* 2019;(16)288.

- 박도영 기자. 〈위험분담제, 신약 빠른 급여권 진입에 적극 활용돼야〉. 《메디게이트》. 2018.01.17.

- Kim S, Kim J, Cho H, Lee K, Ryu C, Lee JH. "Trends in the pricing and reimbursement of new anticancer drugs in South Korea: an analysis of listed anticancer drugs during the past three years". *Expert Rev Pharmacoecon Outcomes Res* 2021;21(3):479-488. doi: 10.1080/14737167.2021.1860023. Epub 2020 Dec 17. PMID: 33275463.

- Campbell SM, Roland MO, Buetow SA. "Defining quality of care". *Social Science & Medicine* 2000;51:1611-1625.

- 박으뜸 기자. 〈[초점] 신약 등재 제도 'RSA'…왜 제대로 활용하지 못하나〉. 《메디파나뉴스》. 2019.03.12.
- 건강보험심사평가원. 〈희귀질환치료제 등 환자 접근성 제고를 위한 신약평가 규정 개정안 사전예고 실시〉. 2015.02.02.
- 건강보험심사평가원·김애련 약제관리실장. 〈코로나19 시대, 신약의 환자 접근성 강화를 위한 비대면 토론회〉. 2020.09.23. https://www.youtube.com/watch?v=0GlX3O_OZ1s.
- 원종혁 기자. 〈위험분담제 5년차 "이중가격구조, 불확실성 문제 키워"〉. 《메디컬타임즈》. 2018.08.20.
- 한국보건의료연구원. 〈건강보험 진료상 필수 약제 사후관리 연구〉. 2019.
- 최은택 기자. 〈제약 "신약 신규 등재 때도 선별급여 적용해 달라"〉. 《뉴스더보이스》. 2021.03.22.
- 이혜경 기자. 〈"국내 현실 반영한 'RWE 활용 가이드라인' 마련 목표"〉. 《데일리팜》. 2021.02.23.
- 변지혜. 〈의료기술평가(HTA)에 있어서 Real World data의 활용 현황〉. 《건강보험심사평가원 정책동향》. 2018;12(1).
- 김정일 기자. 〈건보공단, 제약회사와 약가합의율 91.2%〉. 《헬스조선》. 2018.05.16.
- 최은택 기자. 〈약제 '독립적 검토' 전무…약사회 추천 재검토 지적도〉. 《히트뉴스》. 2019.08.22.
- 최은택 기자. 〈'독립적 검토절차' 신청 쏟아지고 있지만…〉. 《히트뉴스》. 2019.09.05.
- 대한민국 정책 브리핑. 〈독립적 검토절차, 상설 이의신청기구 두는 것 아냐〉. 보건복지부. 2011.11.25.
- 한국제약협회. 《한국제약협회 70년사》. 2015.
- 김우현·한은아. 〈국민건강보험 지출 효율화를 위한 약제비 관리 방안〉. 한국조세재정연구원. 2019.
- 보건복지부·보험약제과. 〈약제 실거래가 조사에 따른 약제 상한금액 조정기준 세부운영지침〉. 2019.
- 김진현. 〈약제비 총액관리제 도입 방안〉. 국민건강보험. 2017.
- 양보혜 기자. 〈韓·日, 약제비 급증 '골머리'…돌파구 '약가 재평가'〉. 《데일리메디》. 2019.07.17.
- 강예림·고소희·이종혁. 〈우리나라의 건강보험 약가 사후관리제도 고찰 및 발전 방안〉. 《약학회지》. 2017;61(1)55-63.
- 이혜재 등. 〈합리적 약품비 관리를 위한 사용량-약가 연동 협상 개선 연구〉. 건강보험정책연구원. 2018.
- 보건복지부 고시 제2017-80호. 〈약제의 결정 및 조정 기준〉. 일부 개정.
- 최은택 기자. 〈(1)급여확대 약제 4개 중 1개, 약값 더 인하됐다〉. 《뉴스더보이스》. 2020.06.22.
- 최은택 기자. 〈(2)사전약가인하, '기준 따로, 요구하는 인하율 따로'?〉. 《뉴스더보이스》. 2020.06.22.

- 보건복지부·국민건강보험공단·건강보험심사평가원. 〈약가인하 가이드북〉. 2012.

- Patented Medicine Prices Review Board, Canada. Generics 360 - Generic drugs in Canada, 2018.

- 김동숙·손효정·박소영. 〈약가 일괄인하 정책 관련 의약품 처방행태 변화 연구〉. 건강보험심사평가원. 2016.

- Hae Sun Suh, et al. "Effects of a price cut reform on the cost and utilization of antidiabetic drugs in Korea: a national health insurance database study". *BMC Health Services Research* 2018;18:429.

- Kwon HY, Hong JM, Godman B, Yang BM. "Price cuts and drug spending in South Korea: the case of antihyperlipidemic agents". *Health Policy* 2013;112(3):217-226.

- 유대영 기자. 〈"제네릭 개발 제한, 실효성 없다"…'공동생동성시험 규제' 원점으로〉. 《헬스조선》. 2020.04.27.

- 보건복지부 고시 제2019-278호. 〈약제의 결정 및 조정 기준〉 일부 개정안. 2019.12.19.

- 박실비아 등. 〈건강보험 약제비 지출 효율화 방안 최종보고서〉. 건강보험심사평가원·한국보건사회연구원. 2020.

- 양보혜 기자. 〈심평원 메스 예고 제네릭…"사용량 적은데 약제비 높다"〉. 《데일리메디》. 2019.06.17.

- 보건복지부 고시 제2018-75호. 〈혁신형 제약기업 인증 등에 관한 규정〉.

- Kearny AT. "Pricing and Market Access: Landscape Assessment and Implications". *Final report.* 2019.

- Lichtenberg FR. "The Health Impact of, and access to, New Drugs in Korea". *East Asian Economic Review* 2020;24(2):127-164.

- Morgan S. "Summaries of National Drug Coverage and Pharmaceutical Pricing Policies in 10 Countries: Australia, Canada, France, Germany, the Netherlands, New Zealand, Norway, Sweden, Switzerland and the U.K." *Working Papers for the 2016 Meeting of the Vancouver Group in New York. NY.*

- Jørgensen J, Kefalas P. "The use of innovative payment mechanisms for gene therapies in Europe and the USA". *Regen Med* 2021;16(4):405-422. doi: 10.2217/rme-2020-0169. Epub 2021 Apr 13. PMID: 33847163.

- IQVIA Pharma Pricing & Reimbursement Country Guide – USA. September 2019.

- 한국제약바이오협회. 〈KPMA Brief: 한국제약바이오협회 정책보고서 2016 vol.10〉. 2016.

- US Food and Drug Administration. KYMRIAH(tisagenlecleucel) Package Insert.

- 이종태 기자. 〈첨바법 1호 '킴리아' 조건부 대신 전제 단 이유?〉. 《약사공론》. 2021.03.22.

- 임도이 기자. 〈원샷 항암제 '킴리아' 급여등재 첫 관문부터 좌절… 환자들 "목숨 걸고 싸울 것"〉. 《헬스코리아뉴스》. 2021.07.16.

- Stephen J. Schuster, et al. "Tisagenlecleucel in Adult Relapsed or Refractory Diffuse Large B-Cell Lymphoma". *N Engl J Med* 2019;380:45-56. DOI: 10.1056/NEJMoa1804980

- Maude SL, et al. "Tisagenlecleucel in Children and Young Adults with B-Cell Lymphoblastic Leukemia". *N Engl J Med* 2018;378:439-48. DOI: 10.1056/NEJMoa1709866

- 이정환 기자. 〈"킴리아 등 초고가 첨단약, 1년 내 보험적용 트랙 필요"〉. 《데일리팜》. 2021.07.09.
- 서윤석 기자. 〈식약처, 노바티스 CAR-T '킴리아' "드디어 국내 허가"〉. 《바이오스펙데이터》. 2021.03.07.
- Jørgensen J, Hanna E, Kefalas P. "Outcomes-based reimbursement for gene therapies in practice: the experience of recently launched CAR-T cell therapies in major European countries". *J Mark Access Health Policy* 2020;8(1):1715536. Published 2020 Jan 15. doi:10.1080/20016689.2020.17 15536.
- 김은영 기자. 〈CAR-T 치료제 '킴리아' 급여 첫 관문부터 '제동'〉. 《청년의사》. 2021.09.02.
- 이승덕 기자. 〈CAR-T 세포치료제 '킴리아' 암질심 통과〉. 《의학신문》. 2021.10.13.

5부

- 교육부. 〈산업교육진흥 및 산학연협력촉진에 관한 법률 제8조(계약에 의한 직업교육훈련과정 등의 설치·운영)〉, 2021.06.23
- 식품의약품안전평가원 공고 제2021–19호. 〈규제과학 인재양성사업(R&D) 주관연구기관 공모 공고〉. 2021.
- 국가임상시험재단 웹페이지. 임상시험전문인력 인증제 안내. https://lms.konect.or.kr/web/intro/authenticationInfo.do.
- 국가임상시험지원재단. 〈한국임상시험백서 제2호〉. 2019.
- 한국벤처투자 웹페이지. 모태펀드 출자펀드 찾기.
- 권홍순·윤병섭. 〈벤처캐피탈의 투자성과 분석: 정부벤처캐피탈과 민간벤처캐피탈의 비교〉. 《金融工學硏究》. 2019;18(1):167-192.
- 강지남 기자. 〈미국 보스턴 인재-자본-플랫폼 삼박자 갖춘 세계 최대 바이오 클러스터.〉《주간동아》. 2019.12.27.
- Kim S, Jung S, Kim D-S. "The Opinion of Experts and Stakeholder on Introduction of Orphan or Anticancer Drugs Funding Program". *Korean Journal of Clinical Pharmacy* 2020;30:177-184.
- 건강보험심사평가원. 〈4대 중증질환 약제 접근성 향상 방안-희귀질환치료제와 항암제 재원마련을 중심으로〉. 2016.